实用皮肤镜学
PRACTICAL DERMOSCOPY

顾 问 晋红中　H. Peter Soyer　Aimilios Lallas

主 编 刘 洁　邹先彪

副主编 朱晨雨　舒 畅

编 委（以姓氏汉语拼音为序）

池 诚　北京协和医院

刘 洁　北京协和医院

刘兆睿　北京协和医院

罗毅鑫　北京协和医院

舒 畅　北京协和医院

王钧程　北京协和医院

王诗琪　北京协和医院

王煜坤　北京协和医院

谢凤英　北京航空航天大学

徐晨琛　中国中医科学院广安门医院

杨怡光　北京航空航天大学

朱晨雨　北京协和医院

邹先彪　中国人民解放军总医院第四医学中心

人民卫生出版社

·北京·

图书在版编目（CIP）数据

实用皮肤镜学/刘洁，邹先彪主编. —北京：人民卫生出版社，2021.1（2024.12重印）

ISBN 978-7-117-30787-1

Ⅰ.①实… Ⅱ.①刘…②邹… Ⅲ.①皮肤病-镜检 Ⅳ.①R751.04

中国版本图书馆 CIP 数据核字（2020）第 208708 号

| 人卫智网 | www.ipmph.com | 医学教育、学术、考试、健康，购书智慧智能综合服务平台 |
| 人卫官网 | www.pmph.com | 人卫官方资讯发布平台 |

实用皮肤镜学
Shiyong Pifujingxue

主　　编：刘　洁　邹先彪

出版发行：人民卫生出版社（中继线 010-59780011）

地　　址：北京市朝阳区潘家园南里 19 号

邮　　编：100021

E - mail：pmph @ pmph.com

购书热线：010-59787592　010-59787584　010-65264830

印　　刷：北京盛通印刷股份有限公司

经　　销：新华书店

开　　本：889×1194　1/16　印张：17

字　　数：539 千字

版　　次：2021 年 1 月第 1 版

印　　次：2024 年 12 月第 6 次印刷

标准书号：ISBN 978-7-117-30787-1

定　　价：228.00 元

打击盗版举报电话：010-59787491　E-mail：WQ @ pmph.com

质量问题联系电话：010-59787234　E-mail：zhiliang @ pmph.com

序　一

皮肤镜是皮肤影像学中目前发展最为完善的辅助诊断方法,过去的数十年间,已被世界各国皮肤科医师广泛接受和使用,并有大量专业书籍出版及论文发表。这项技术引入我国较晚,但发展迅速。华夏皮肤影像人工智能协作组于 2018 年 5 月成立,旨在与全国各级医院、大学及研究所的医生和研究团队合作,共同推进皮肤影像及相关人工智能领域的发展。

由刘洁教授和邹先彪教授带领华夏皮肤影像人工智能协作组青年医师团队编写的这本《实用皮肤镜学》全面翔实地介绍了皮肤镜的基础理论、术语体系、分析思路,以及皮肤肿瘤、炎症性皮肤病、感染性皮肤病、毛发和甲病等众多疾病的皮肤镜表现及特点,特别讨论了皮肤镜与临床特点和组织病理的相关性,最后还添加了皮肤镜相关设备的介绍和皮肤镜图像智能辅助诊断的章节。本书为相关专业的医生提供了一部深入了解、学习皮肤镜应用的专著,将成为他们的重要参考书和案头书。

在本书的编写过程中得到了国际皮肤镜协会执委会的支持,在此对国际皮肤镜协会创始主席 H. Peter Soyer 教授、国际皮肤镜协会秘书长 Aimilios Lallas 教授和其他国际执委表示由衷的感谢。

衷心祝贺书籍编写团队的工作,期待中国皮肤影像学事业更上一层楼。

北京协和医院皮肤科主任
中国医疗保健国际交流促进会皮肤科分会主任委员
华夏皮肤影像人工智能协作组组长
2020 年春

序　二

　　本人作为国际皮肤镜协会的前任主席和联合创始人,此次受邀为《实用皮肤镜学》作序,我感到十分荣幸。此前,我们编著的书籍——《皮肤镜临床应用》已有中文译本,但本书的诞生更加说明了中国皮肤科医师对于将皮肤镜知识应用于日常临床工作的浓厚兴趣。我本人作为国际客座讲者在苏州和广州参加中国皮肤科医师年会期间也深刻地感受到了中国皮肤科医师对皮肤镜知识的这份热爱。

　　本书主编刘洁教授是我在国际皮肤镜协会的同事,也是协会执委会的成员。现今,中国皮肤镜专家参与到了人工智能辅助诊断和决策这一令人兴奋的新兴领域中,我也有幸受邀成为了华夏皮肤影像人工智能协作组的顾问。

　　《实用皮肤镜学》充分体现了皮肤镜适应证的不断扩充,由最初用于黑色素细胞性皮损、色素性和无色素性皮损的检查,扩展到更广阔的使用范围,特别是炎症镜、感染镜、甲镜和毛发镜。每位对皮肤疾病感兴趣的中国医师都应将这本内容翔实的皮肤镜著作作为一本必备的参考书。总而言之,我由衷地称赞刘洁教授、邹先彪教授和他们的同事们编著的这本图文并茂而且全面的皮肤镜教科书。

MD FACD FAHMS
国际皮肤镜协会创始主席
昆士兰大学迪亚曼蒂纳研究所皮肤病研究中心
亚历山德拉公主医院皮肤科
澳大利亚　昆士兰　布里斯班
2020 年 3 月

Perface 2

In my role as founding President and past President of the International Dermoscopy Society, it's my honour and pleasure to write a foreword to the Chinese dermoscopy textbook. While our own book, *Dermoscopy: The Essentials* has been translated into Chinese, the production of a Chinese text illustrates the keen interest of our Chinese colleagues in adapting dermoscopy to serve the needs of China's people. I have seen for myself this interest during my recent dermoscopy workshops at the Annual Meetings of the Chinese Dermatologist Association in Suzhou and Guangzhou, where I have participated as invited international guest speaker over the last few years.

I'm very pleased to serve alongside this volume's author, Professor Jie Liu, on the executive board of the International Dermoscopy Society. I've also been honoured to be invited to be a consultant for Huaxia Skin Image and Artificial Intelligence Cooperation, as Chinese dermoscopists expand into the exciting new area of AI-assisted diagnosis and management.

Practical Dermoscopy follows the expanding role of dermoscopy, originally developed to examine melanocytic lesions and pigmented and non-pigmented skin lesions, to investigate uses in wider skin disease diagnosis, particularly inflammoscopy, entomodermoscopy, nail dermoscopy and trichoscopy. This fully illustrated guide to dermoscopy should become an essential to any Chinese clinician with an interest in skin disease. In conclusion, I would like to compliment Prof. Jie Liu, Prof. Xianbiao Zou and colleagues for authoring this very well illustrated and comprehensive text book on dermoscopy.

MD FACD FAHMS
Founding President of the International Dermoscopy Society
Chair in Dermatology
The University of Queensland Diamantina Institute, The University of Queensland,
Dermatology Research Centre
Dermatology Department, Princess Alexandra Hospital
Brisbane, Queensland, Australia
2020. 3

序 三

我很荣幸能为刘洁教授和邹先彪教授主编的《实用皮肤镜学》新书作序。这本书的内容涵盖了皮肤镜的历史、仪器设备、皮肤肿瘤和炎症性皮肤病的诊断方法和思路，我相信对于不同经验水平的临床医生，本书都会有所帮助，能够成为他们皮肤镜应用的全面指南。我相信这本书将极大地促进皮肤镜在中国同道中的推广，激发众多青年学者深入探索尚需研究领域的兴趣。

皮肤镜不仅彻底改变了我们的日常工作，也改变了皮肤病学。作为一个以形态学研究为主的领域，当先前未被探索的亚宏观世界浮出水面时，皮肤病学被重新定义了。除此之外，皮肤镜的研究激发了新的想法，质疑了先前建立的概念，推翻了之前存在的"教条"。最经典的例子是有关恶性黑色素瘤起源和色素痣生物学意义的观点被彻底改变。以往的理论认为恶性黑色素瘤源于痣的恶变，这与我们如今的看法有很大不同。当然，这种改变不仅仅是应用皮肤镜的结果，但我们能在早期"看到"恶性黑色素瘤，极大地质疑了之前占主导地位的"前恶性黑色素瘤"理论。

毫无疑问，我们能够早期诊断皮肤癌是皮肤镜的最重要的作用，但不是唯一的作用。针对大量炎症性和感染性皮肤病开展的研究显示，这些疾病的形态特征需要在结合宏观和亚宏观水平观察下重新思考、重新确立和重新撰写。

最后，皮肤镜吸引了越来越多充满热忱的教师和研究人员，展示了临床医生如何通过不断努力自我提升，以期为患者提供更好的服务。

本书的撰写团队是极富热情的教师和研究人员的代表，我在这里诚邀您深入学习和阅读本书。

致以我最美好的祝愿！

国际皮肤镜协会秘书长
2020 年 3 月

It is with my great pleasure that I write the preface on the new book of Prof. Jie Liu and Prof. Xianbiao Zou on *Practical Dermoscopy*. Including information on the history of the method, the instrument itself, criteria seen in tumors and inflammatory diseases and diagnostic methods and algorithms, I strongly believe that it represents a complete guide that will be useful for all clinicians, irrespectively of their level of experience. I am confident that this book will significantly enhance the dissemination of dermatoscopy among our chinese-speaking colleagues and motivate numerous young researchers to generate ideas for future research on areas that it is still much needed.

It is true that dermatoscopy radically changed not only our daily practice, but dermatology itself. As a field dealing mainly with morphology, dermatology was literally re-defined when the previously unexplored world of sub-macroscopical structures came to light. In addition to that, research in dermatoscopy generated novel ideas, questioned previously established concepts and demolished pre-existing "dogmas". The most characteristic example is the radical change in the concepts of melanoma genesis and the biologic significance of nevi. Our perception today is very much different from the "old-world" theory that melanoma represents a malignant transformation of nevi. Of course this modification was not a result of dermatoscopy only, but our ability to "see" melanoma at early stages significantly contributed in questioning the previously predominant theory of "pre-melanomas".

While there is no doubt that our ability to diagnose skin cancer earlier is the most important impact of dermatoscopy, it is not the only one. Numerous cutaneous inflammations and infections have been dermatoscopically investigated and their morphologic characteristics need to be re-considered, re-established and re-written in a combined macroscopic plus sub-macroscopic context.

Finally, dermatoscopy continuously generates more and more passionate teachers and researchers and exemplifies how clinicians continuously struggle for self-improvement in order to provide a better service to their patients.

Bright examples of passionate teachers and researchers are the Editors of this book, which I invite to you to acquire and read in depth.

With my best wishes!

General Secretary of the International Dermoscopy Society
2020. 3

　　皮肤镜(dermoscopy)又称皮肤表面透光式显微镜,是皮肤影像学中发展最为完善,研究也最为深入的技术和辅助诊断方法,具有便利、无创、实时和有效的特点,已被世界各国皮肤科医生广泛接受和使用,被誉为"皮肤科医生的听诊器"。皮肤镜的诊断思路、模式及专业术语已基本确立,皮肤镜的应用范围也从最早的色素性肿瘤逐步扩展到非色素性肿瘤、炎症性皮肤病、感染性及免疫性皮肤病、毛发及甲病、面部损容性皮肤病,以及治疗疗效和副作用的随访观察。近期,随着基于影像的人工智能(artificial intelligence,AI)技术的发展,皮肤镜与 AI 的结合也成了皮肤科领域的研究热点,皮肤领域权威期刊发表论文数量迅速增多。

　　皮肤镜引入我国较晚,但发展迅速,成立了包括中国中西医结合学会皮肤性病专业委员会皮肤影像学组、中国医疗保健国际交流促进会皮肤科分会皮肤影像学组,以及中国医学装备协会皮肤病与皮肤美容分会皮肤影像学组等多个学术组织,并成立了华夏皮肤影像人工智能协作组(Huaxia Skin Image and Artificial Intelligence Cooperation,HSIAIC)、中国人群皮肤影像资源库(Chinese Skin Image Database,CSID)、皮肤病人工智能发展联盟等皮肤影像及人工智能协作组织,这些学会和协作组成员发表了大量有关皮肤镜的研究论文、专著,编写皮肤镜专家共识及指南。北京协和医院皮肤科、北京大学第一医院皮肤科、空军特色医学中心皮肤科、中国人民解放军总医院第四医学中心皮肤科等多家国内皮肤影像学基地举办了全国性的皮肤镜诊断学习班,极大地推动了皮肤镜在中国的应用和发展。其中华夏皮肤影像人工智能协作组(HSIA-IC)通过建设华夏皮肤影像云学院这一皮肤影像在线教育体系,开启了皮肤镜线上教育的历程。国内多款皮肤镜智能辅助决策系统先后上线,开启了我国基于皮肤镜及皮肤影像 AI 的应用。

　　近年来,皮肤镜相关国内学术组织和国际皮肤镜协会(International Dermoscopy Society,IDS)等国际皮肤镜研究组织联系日益密切,国际国内皮肤镜学者学术交流日渐增多。2018 年,在希腊举办的第五届国际皮肤镜大会上刘洁教授当选为 IDS 理事和亚洲唯一的 IDS 执委,并领衔中国团队首次参加了世界最大规模的"皮肤镜世界杯",荣膺八强佳绩,可见我国皮肤影像事业在国际影响力的逐步扩大。2019 年 3 月,由国际皮肤镜协会-华夏皮肤影像人工智能协作组(IDS-HSIAIC)联合国内十家相关单位共同开展了首次"中国皮肤影像及人工智能状况调研"。该调研覆盖了国内 32 个省及直辖市,在短短 3 周内便顺利回收了千余份有效问卷,这一卓有成效的工作获得 IDS 主席 Iris Zalaudek 教授和秘书长 Aimilios Lallas 教授高度赞誉,并发来致贺视频。调研数据显示了中国皮肤科医生普遍对皮肤镜秉持认可的态度,愿意在工作中使用皮肤镜来辅助诊断及疾病随访,但培训情况尚不能满足所有医生及医学生的需要,从调研中也可以看出国内皮肤镜在临床应用、教学和研究层面尚有很大的进步空间。

　　2015 年北京协和医院皮肤科团队撰写了《协和皮肤镜图谱》,是一本全面介绍皮肤镜基础知识和疾病表现的入门书籍,帮助我国皮肤科医生在临床工作中更好地使用皮肤镜,这本书出版之后受到全国同道的支持与认可,特别是受到了广大青年医生的喜爱,前期发售近 10 000 册,推动了我国皮肤镜领域的发展和规范建设。在随后的 5 年中皮肤科同道们不断实践、学习、思考,对这项技术有了更深层次的认识,国际上对于皮肤镜技术的认识也在不断更新。2016 年、2020 年国际皮肤镜协会组织世界范围的皮肤镜专家,规范了皮肤肿瘤的皮肤镜术语,并提出了非肿瘤皮肤病的皮肤镜术语和参数。对皮肤肿瘤分析方法中的模式分析法、两步法进行修订,产生了修订的模式分析法、top-down 两步法。为了便于临床实践和应用,另有学者在 2016 年和 2017 年分别提出了 TADA 法及色盘法等新的分析方法。本书对最新发表的术语及分析方法逐一进行了介绍。通过前三章的学习，大家能够对皮肤镜的历史、工作及成像原理、术语及分析思路等基础知识有一个概括的认识。第四章至第十章基本遵循两步法的思路，对良性黑色素细胞源性肿瘤、恶性黑色素瘤、基底细胞癌、脂溢性角化病及其相关疾病、脉管组织疾病、鳞状细胞肿瘤及其他肿瘤进行介绍，章节设置及病种选择，考虑了我国皮肤科临床实际的需求，临床照片、皮肤镜及组织病理图片全部来自于我们的临床实践，阐述方式贴近临床医生的实际工作，简要介绍疾病临床特点，突出皮肤镜下特征，结合大量图片对特征及成因进行介绍。第十一至十三章分别介绍了炎症性皮肤病、感染性和寄生虫性皮肤病、毛发及甲病的皮肤镜下表现，这部分内容是皮肤镜的拓展应用，在临床实践中能够为医生提供肉眼观察不到的信息，皮肤镜作为无创、实时、可重复的临床检测工具，使用起来具有很大的优势，需要强调的是，这几类疾病的皮肤镜下特征大部分不具有疾病特异性，因此所有皮肤镜特征都需要结合病史和临床特征进行综合分析，必要时活检，以避免误诊。"工欲善其事，必先利其器"，近年来国内外厂家不断推陈出新，开发多种类型的皮肤镜，成为推动这一领域发展不可或缺的力量，第十四章对目前了解的部分设备进行了介绍，相信未来随着科技创新，还会有更多更好的设备涌现。基于皮肤影像的智能辅助系统研发是近年来大家关注的热点，本书邀请到在这一领域深耕多年的北京航空航天大学宇航学院图像处理中心教授为我们撰写了相关章节，深入浅出地介绍了皮肤镜图像智能辅助诊断的过去、现在和将来，希望能为大家打开一扇跨领域的知识之门。

由衷感谢本书各位青年编委的热情和付出；感谢国际皮肤镜协会执委会给予我们的支持；感谢国际皮肤镜协会创始主席 H. Peter Soyer 教授和秘书长 Aimilios Lallas 教授为本书撰写序言；感谢国内专家和同道给予我们的帮助和关爱；感谢北京协和医院皮肤科晋红中教授在本书编写过程中给予的全力支持，感谢皮肤科全体同仁对这本书的厚爱！

我们希望本书能够为北京协和医院建院 100 周年献上一份小小的礼物！

皮肤镜诊断学是一门新兴的亚专业学科，理论尚待充实和完善，经验尚待积累和总结，故本书内容难免存在疏漏之处，敬希读者不吝赐教，以便我们不断地完善和更新，共同助力中国皮肤影像学事业的发展。

2020 年春

目 录

第一章

概　述

皮肤病诊断多以形态学为基础,随着科学技术与临床应用的密切结合,皮肤影像学作为皮肤性病学一个新兴的亚专业应运而生,皮肤影像学是无创性影像学技术与皮肤性病学的有机融合,涉及皮肤病手工与电脑绘图、摄影与摄像、伍德灯、反射式共聚焦显微镜、VISIA 皮肤分析仪、皮肤高频超声、光学相干断层扫描成像等,其特点是通过对皮损组织进行在体、无创、实时、快速、动态地观察,帮助医护人员诊断和评估病情的严重程度,亦可用于皮肤美容评估。皮肤镜作为皮肤影像学的重要组成部分,因其使用方便、快捷而备受皮肤科医生的关注,在临床实践中呈现越来越广泛的应用前景。

一、皮肤镜的历史及命名

皮肤病是以视觉诊断为主的一门学科,既往皮损的检查主要依靠医生裸眼检查和评估。1590 年荷兰眼镜制造商 H. Jansen 和其子 Z. Jansen 发明了显微镜;1663 年用 JC. Kohlhaus 首次使用显微镜观察甲襞毛细血管并以"skin surface microscopy"表述皮肤镜这一术语;1893 年 G. Unna 首次使用"diascopy"表述皮肤镜;1923 年 J. Saphier 首次用德语"dermatoskopie"表述皮肤镜;1925 年德国学者 Hans Hinselmann 发明了阴道镜(colposcope),1933 年 Hans Hinselmann 用阴道镜诊断皮肤溃疡和肿瘤;1951 年 L. Goldman 用单目皮表透光显微镜分析了恶性黑色素瘤和色素痣,并于 1958 年发明了第一台便携式皮肤镜观察色素性皮损并以"dermascopy"表述皮肤镜这一概念;1971 年 Rona MacKie 首次证实了皮肤镜在色素性皮损良恶性鉴别诊断上具有很好的实用价值。1981 年 P. Fritsch 和 R. Pechlaner 用皮肤镜观察了良恶性黑色素皮损的色素网特征;1987 年 H. Pehamberger 等以"epiluminescence microscopy(ELM)"表述皮肤镜并建立了色素性皮损的皮肤镜模式分析法;1989 年 HP. Soyer 等诠释了皮肤镜特征与皮肤病理的关联性;1989 年第一届国际皮肤镜会议在德国汉堡召开并首次规范了皮肤镜诊断用语,后续又建立国际皮肤镜协会的网站;1991 年 J. Kreusch 和 G. Rassner 联合主编了第一部《皮肤镜图谱》专著。2001 年美国研制出了第一台偏振光皮肤镜。2003 年国际皮肤镜协会发表了第一个色素性皮损皮肤镜诊断的国际专家共识(详见第五章)。2007 年又发表了皮肤镜报告的规范化建议,具体如下:①病人的年龄,皮损相关病史,有关的个人和家族史(推荐);②病变临床描述(推荐);③皮肤镜两步法鉴别诊断黑色素细胞源性与非黑色素细胞源性肿瘤(推荐);④使用标准化术语描述皮肤镜下所见结构,对于新的术语,宜给出定义(推荐);⑤应提及所使用的皮肤镜诊断方法(可选);⑥应提供成像设备名称及放大倍数(推荐);⑦应同时出具肿瘤的临床和皮肤镜图像(推荐);⑧诊断或鉴别诊断(推荐);⑨关于疾病处理的建议(建议);⑩需切除和进行组织学检查时,应为病理科医生提供具体建议(可选)。2016 年又发表了皮肤镜标准化术语国际共识(详见第二章)。随着时间的推移,皮肤镜设备不断推陈出新,皮肤镜诊断技术和流程也日臻完善。

中国的皮肤镜临床应用虽然较欧美国家起步晚,但发展势头十分可喜,近些年来相继成立了包括中国中西医结合学会皮肤性病专业委员会皮肤影像学组(邹先彪教授任组长)、中国医疗保健国际交流促进会皮肤科分会皮肤影像学组(刘洁教授任组长)等多个学术组织,并以各大皮肤影像中心牵头成立了华夏皮肤影像人工智能协作组(HSIAIC)、中国人群皮肤影像资源库(CSID)、皮肤病人工智能发展联盟等皮肤影像及人工智能协作组织。2014 年中山大学附属第一医院皮肤科章星琪教授主编并出版了《色素性和毛发疾病皮肤镜图谱》;2015 年北京协和医院皮肤科孙秋宁和刘洁教授联合主编并出版了《协和皮肤镜图谱》,

1

全面介绍了皮肤镜的临床应用;全国多个皮肤影像学学组发布了十余篇皮肤镜诊断的专家共识;多位专家翻译出版了数部国外皮肤镜学专著。其间北京协和医院皮肤科、北京大学第一医院皮肤科、空军特色医学中心皮肤科、中国人民解放军总医院第四医学中心皮肤科等多家国内皮肤影像学基地举办了全国性的皮肤镜诊断学习班,多个国内生产厂家也研发了国产的皮肤镜诊断设备,2018 年北京协和医院皮肤科刘洁教授当选国际皮肤镜协会理事及亚洲唯一执委,同年 5 月成立的华夏皮肤影像人工智能协作组,专注于推动这一领域发展,并与国际接轨。同年 11 月华夏皮肤影像云学院上线,其中《协和皮肤影像在线课程》介绍了皮肤镜的基础及应用。近几年,国内皮肤科专业学术会议上均设有皮肤影像学专场,皮肤镜诊断亦被纳入 2019 年全国高等学校教材第 9 版《皮肤性病学》中,以皮肤镜诊断和临床诊断为主的皮肤病 AI 诊断雏形 APP 也面世,相信未来的中国皮肤镜诊断临床实践发展必将更为广泛和普及。

历经百年发展,皮肤镜的英文命名有许多种,如"epiluminescence microscopy,amplified surface microscopy,dermascopy,dermoscopy,surface microscopy,incident light microscopy,diascopy,cutaneousmicroscopy,dermatoscopy,diascopy 和 skin microscopy"等。尽管皮肤镜的名称众多,但就目前已经发表的文献而言,多用"dermoscopy"和"dermatoscopy",Friedman 等于 1991 年首次使用"dermoscopy"来表述皮肤镜并得到了绝大多数皮肤科医生的认同。Juliana Berk-Krauss 等用 PubMed 检索"dermoscopy"和"dermatoscopy",发现使用前者 3 900 篇,而使用后者仅 500 篇,2016 年第三届国际皮肤镜会议上,与会专家未就这两个名词的规范化使用达成　致性的意见,故在皮肤镜共识中将两词并列使用。此外,由皮肤镜的诊断病种或作用的不同还衍生出了不少新的命名,如用于炎症性皮肤病诊断的皮肤镜称之为炎症镜(inflammoscopy),用于寄生虫检查的皮肤镜称之为昆虫镜(entomodermoscopy),用于头皮和毛发的皮肤镜称之为毛发镜(trichoscopy),用于指甲检查的皮肤镜称之为甲镜(onychoscopy),用于甲襞毛细血管镜检查的皮肤镜称之为毛细血管镜(capillaroscopy,通常需具有放大 50 倍和 200 倍以上的功能),用于口腔或生殖器黏膜检查的皮肤镜称之为黏膜镜(mucoscopy),用于互联网远程医疗诊断的皮肤镜称之为远程皮肤镜(teledermoscopy)。但使用最多的名称依然是"dermoscopy"。

二、皮肤镜的工作原理及分类

皮肤镜作为无创性、可视化的皮肤病诊断工具,具有便携、快捷和图像可储存的优点,其作用类似于检耳镜、检眼镜、喉镜的功能,具有放大的功能,是裸眼的延伸,同时能够滤掉反射光,比普通放大镜的观察能够更为深入,可以观察到表皮、真皮网状层的色素改变及真皮浅中层血管的改变。因此,皮肤镜有皮肤科医生的"听诊器"的美誉。

尽管最新研究显示人眼极限分辨率可以检测到光的最小单位是光子,但一般意义上说,正常视力的人眼在明视距离 25cm 处的分辨率为 0.1mm,即人眼在 1mm 单位内可以分辨出 10 个像素。通常情况下,人眼分辨率一般在 0.25~0.30mm,即 1mm 单位距离内人眼能分辨 3~4 个像素,而色素痣中典型色素网的网格线及皮肤毛细血管袢的宽度则在 0.05mm 以下,肉眼无法观察到这些亚微观结构。而借助皮肤镜的放大功能可以观察到这些细微结构,则可对临床诊断和防治策略提出有益的指导意见。

皮肤表面的角质层具有一定的透光性,在结构上呈层叠状紧密排列,而表面的角质细胞和油脂膜对照明光线可产生镜面反射效应,角质层的折射率(1.55)比空气高(1.0),大部分入射光被皮肤表面反射掉,故仅凭裸眼无法观察到表皮深层及真皮的颜色和结构改变。光线可以通过光滑有油性的表皮,而达到更深层次的真皮,利用这一原理,早期的非偏振光(浸润式)皮肤镜(nonpolarized dermoscopy,NPD)需要橄榄油、矿物油、耦合剂、乙醇和甘油,甚至水作为介质以便消弭反射光,改善皮肤的透光性,深度可达 0.05~0.1mm(图 1-1)。但也因需接触皮损的缘故,有交叉感染的可能性,而偏振光皮肤镜的问世很好地解决了这一问题。

我们知道光是一种电磁波,和所有的电磁波一样是一种横波。而振动方向和传播方向构成的平面叫做振动面,光的振动面只限于某一个固定方向的称为平面偏振光或线偏振光。一般的光源发出的光,其振动面不限于一个固定方向而是方向均匀分布的,这种光叫做自然光。偏振光皮肤镜(polarized dermoscopy,PD)是通过两个偏振片来实现交叉极化的,偏振片对自然光的作用是将具有各方向均匀分布的振动面的

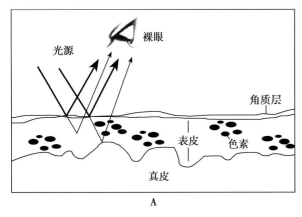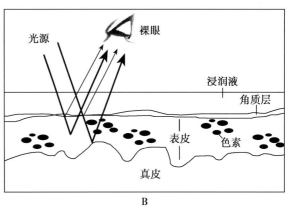

图 1-1 皮肤镜成像原理
A. 裸眼观察;B. 浸润式皮肤镜观察

自然光变成只有一个振动方向的偏振光。偏振光皮肤镜观察深度可达表皮下层、真表皮交界和真皮乳头层,而皮表至 60~100μm 是偏振光皮肤镜观察的盲区。偏振光皮肤镜在不接触皮损的情况下让光线透过偏振片以防止交叉感染,但存在光照强度降低和分辨率差的缺点。偏振光皮肤镜又有接触式(polarized contact dermoscopy,PCD)和非接触式(polarized noncontact dermoscopy,PNCD)之分。偏振光皮肤镜同时使用浸润液,可以达到更好的成像效果,日前多数皮肤镜设备支持多种模式观察。非偏振皮肤镜和偏振皮肤镜成像各有优势,能够展示不同的皮肤镜下特征(表 1-1),由于作用机制所致观察深度及层次不同,同时使用非偏振及偏振模式进行观察,可以更多地获取表皮、真表皮交界及真皮乳头层信息,便于做出准确诊断。

表 1-1 非偏振皮肤镜与偏振皮肤镜的差异比较

	NPD	PCD	PNCD
颜色			
黑色素	+	++	++
红或粉红	+	++	++++
蓝白幕	+++	++	+
结构			
胡椒粉样	+++	++	+
亮白条纹	+/-	+++	++
血管	+	++	++++
粟粒样囊肿	++++	+/-	+/-
粉刺样开口	++++	+/-	+/-
模式			
蓝痣的均质蓝模式	均质蓝	混杂的蓝色	混杂的蓝色

注:NPD:非偏振皮肤镜(nonpolarized dermoscopy);PCD:偏振接触式皮肤镜(polarized contact dermoscopy);PNCD:偏振非接触式皮肤镜(polarized noncontact dermoscopy);加号越多观察效果越好

皮肤镜的优势是可以提高对恶性黑色素瘤的诊断准确性,皮肤镜诊断恶性黑色素瘤的敏感性为89.7%,特异性为 92.0%,同时减少了对良性皮损不必要的活检或外科手术切除。美国全科医生皮损活检率为 30%,不使用皮肤镜的皮肤科医生皮损活检率为 15%,而使用皮肤镜的皮肤科医生皮损活检率仅为5%。此外,皮肤镜的使用逐渐拓展至非色素性皮肤病、毛发性疾病、甲病、免疫性疾病等领域,可以使临床诊断率提高 5%~30%,具有重要的临床实用价值。

皮肤镜设备的分类尚无国际统一的标准,按结构可分为经典型手持式皮肤镜、可连接数码相机的手持式皮肤镜、自带图像采集配件的皮肤镜、可连接智能手机的皮肤镜、台式皮肤镜系统及全身偏振照相系统等六类(详见第十四章),大体上分为便携式和台式皮肤镜。便携式皮肤镜的基本构造由目镜、接触板、内置光源(卤素灯或 LED 灯)、电池、相机卡环等组成(图 1-2),接触板由多硅涂层玻璃构成,有内置的刻度线以观察皮损大小。较小的接触面板便于观察指蹼、褶皱部位和甲床毛细血管。台式皮肤镜可连接工作台和影像数据存储分析系统。

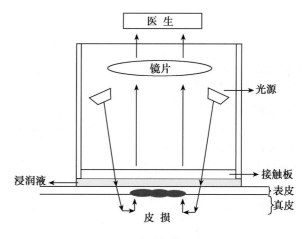

图 1-2 皮肤镜基本构造

三、皮肤镜的诊断方法

皮肤镜早期使用始于恶性黑色素瘤的辅助诊断与鉴别诊断,相继发表不同诊断法则(详见第三章),如两步法(包括经典两步法和 top down 两步法)、模式分析法、ABCD 法、Menzics 法、七分列表法、二分测评法、CASH 法、修订的模式分析法、混乱和线索法、TADA 法、无色素皮损预测法及色盘法。其中混乱和线索法是以简单的流程层层递进加以分析皮肤镜下的特征,具有实用性强、易于操作的特点和优势,具有较大的发展潜力。以上方法都以皮肤镜下的色泽、结构或血管等参数为分析要素。皮肤镜下色泽有黑、红、白、褐等之分(表 1-2,图 1-3);皮肤镜下结构有整体特征和局部特征之分(表 1-3);皮肤镜下的血管形态有点状、团块、线状、盘绕状、袢状、蛇形、螺旋状、弯曲、单一形态、多形态之分;血管排列有皇冠状血管、串珠样、分支状血管、靶样血管之分(详见第二章)。皮肤镜下特征结合临床表现和病史特点可以使皮肤科医生快捷地获得临床诊断。

表 1-2 皮肤镜下的色泽与色素所在位置

颜色	色素所在位置	颜色	色素所在位置
黑色	棘层	蓝色	真皮网状层
浅褐色或深褐色	真表皮交界处或角质层	白色	纤维组织或退行性结构(比皮损周围颜色浅)
灰蓝色	真皮乳头层	红色	血管中血红蛋白

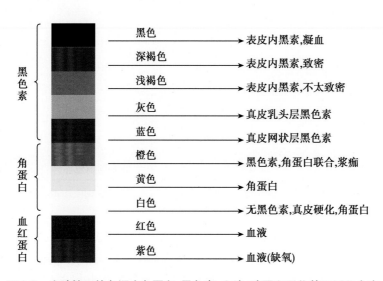

图 1-3 皮肤镜下的色调由角蛋白、黑色素、血液、胶原和异物等不同组合产生,同时与色素所在位置深浅有关

表 1-3 皮肤镜结构特征分析

整体特征	黑色素细胞源性皮损局部特征	非黑色素细胞源性皮损局部特征
网状模式（reticular pattern）	色素网（pigment network）	粟粒样囊肿（milia-like cysts）
球形模式（globular pattern）	点和球（dots and globules）	粉刺样开口（comedo-like openings）
鹅卵石样模式（cobblestone pattern）	条纹（streaks）	外生性乳头状结构（exophytic papillary structures）
均质模式（homogenous pattern）	蓝白幕（blue-whitish veil）	
星爆状模式（starburst pattern）	色素沉着（pigmentation）	红色腔隙（red lacunas）
平行模式（parallel pattern）	色素减退（hypopigmentation）	叶状区域（leaflike areas）
多重模式（multicomponent pattern）	退行性结构（regression structures）	中央白斑（central white patch）
非特异模式（unspecific pattern）	血管结构（vascular structures）	

四、皮肤镜与皮肤组织病理的联系与区别

皮肤镜和皮肤组织病理是两种不同性质的诊断方法。皮肤镜具有快捷辅助诊断、简便易学、实时无创、用途广泛的特点，可广泛地应用于色素性与非色素性、肿瘤性与非肿瘤性皮肤病的诊断。而皮肤组织病理则是皮肤肿瘤诊断的金标准，皮肤镜的诊断标准来源于对皮肤组织病理结构的对比分析，如皮肤镜下常见的色素网在皮肤组织学上对应于真表皮交界处的角质形成细胞或黑色素细胞内的黑色素颗粒。网络中色素较少的"孔"相当于真皮乳头顶部和上覆表皮的乳头。典型的色素网是延长的表皮突的基底细胞层有增多的黑色素细胞和黑色素颗粒形成的，表皮突的色素、宽度和间距大体一致。而不典型色素网增厚增宽的表皮突含有不典型的黑色素细胞孤立存在或沿着真表皮交界处排列成巢，表皮突的色素、宽度和间距不均匀。即真皮乳头横径越大、色素网的"孔"就越大，反之，真皮乳头横径越小、色素网的"孔"越小。但因皮肤镜诊断近年来在我国发展迅速，部分医生误认为可以取代皮肤病理，其实二者在皮肤病诊断上存在一定的区别（表 1-4），也有一些相似之处，如描述形态时，都或多或少会用到一些形象化的隐喻性术语，如病理上的"气球样变""海绵水肿"等，皮肤镜上的"脑回状模式""粉刺样开口"等。皮肤镜提高了临床可疑皮损筛查的准确性，指导临床决策，有助于优化临床处理流程，但其观察皮损的深度有限，仅达真皮浅层或乳头层，而皮肤组织病理可深达皮下组织和脂肪层，故皮肤镜诊断并不能取代皮肤组织病理，皮肤肿瘤诊断的金标准依然是皮肤组织病理。

表 1-4 皮肤镜与皮肤组织病理的区别

特点	皮肤镜	皮肤组织病理
是否有创	无	有
实时动态	是	否
操作设备	简单	复杂
操作人员	单人	多人
检测数量	可数十或更多	一般不超过 3 个
难易程度	易	难
诊断时间	1~5 分钟	数小时至数天
方便程度	方便，适合随诊	不方便，需术前化验
与表皮方向	水平	垂直
观察病变深度	真皮浅层或乳头层	深达脂肪层
显示精度	色素细胞巢、血管	细胞水平
诊断价值	筛查作用	金标准

五、皮肤镜的应用

1. 可用于恶性黑色素瘤的早期诊断及与色素痣的鉴别诊断。

2. 动态随访图像监测疑似恶性黑色素瘤皮损,必要时可行活检证实。

3. 辅助诊断非色素细胞来源皮肤良恶性肿瘤,如基底细胞癌、鳞状细胞癌、光线性角化病、附属器肿瘤、血管瘤和脂溢性角化病等疾病。

4. 辅助诊断炎症性疾病,如扁平苔藓、银屑病、毛囊角化病(Darier病)、荨麻疹性血管炎等疾病。

5. 辅助诊断寄生虫及感染性疾病,如阴虱、疥疮、虫咬皮炎、传染性软疣、皮肤疣、微小尖锐湿疣等。

6. 辅助诊断和鉴别诊断毛发疾病,如斑秃、梅毒性脱发、头癣、拔毛癖、雄激素源性脱发等,可以观察毛囊密度和毛发质地及疗效评估。

7. 辅助诊断和鉴别诊断色素性甲病变以区分甲下出血、甲黑色素瘤、甲扁平苔藓、甲周疣、甲真菌病等,对甲襞毛细血管的检查可资早期诊断和鉴别诊断风湿性疾病及其转归。

8. 辅助确定皮肤肿瘤切除的边缘,动态监测术后复发情况。

9. 监测皮炎、湿疹、银屑病等需要长期外用激素制剂的不良反应。

10. 可用于建立人工智能辅助诊断和远程皮肤病会诊体系,有利于提高边远地区或基层医疗机构的皮肤病诊断水平。

参考文献

[1] BRAUN RP, RABINOVITZ HS, OLIVIERO M, et al. Dermoscopy of pigmented skin lesions[J]. J Am Acad Dermatol, 2005, 52 (1):109-121.

[2] KITTLER H, MARGHOOB AA, ARGENZIANOR G, et al. Standardization of terminology in dermoscopy/dermatoscopy: Results of the third consensus conference of the International Society of Dermoscopy[J]. J Am Acad Dermatol, 2016, 74(6): 1093-1106.

[3] BAHMER F A, FRITSCH P, KREUSCH J, et al. Terminology in surface microscopy. Consensus meeting of the Committee on Analytical Morphology of the Arbeitsgemeinschaft Dermatologische Forschung, Hamburg, Federal Republic of Germany, Nov. 17, 1989. [J]. J Am Acad Dermatol, 1990, 23(6 Pt 1):1159-1162.

[4] MASSIE D, DE GIORGI V, SOYER H P. Histopathologic correlates of dermoscopic criteria[J]. Dermatol Clin, 2001, 19(2): 259-268.

[5] ARGENZIANO G, SOYER H P, CHIMENTI S, et al. Dermoscopy of pigmented skin lesions: results of a consensus meeting via the Interne[J]. J Am Acad Dermatol, 2003, 48(5):679-693.

[6] MALVEHY J, PUIG S, ARGENZIANOR G, et al. Dermoscopy report: proposal for standardization. Results of a consensus meeting of the International Dermoscopy Society[J]. J Am Acad Dermatol, 2007, 57(1):84-95.

[7] COELHO DE SOUSA V, OLIVERIRA A. Inflammoscopy in the diagnosis of hypertrophic lichen planus[J]. J Am Acad Dermatol 2015, 73(5):e171-173.

[8] TORRES F, TOSTIA. Trichoscopy: an update[J]. G Ital Dermatol Venereol, 2014 Feb, 149(1):83-91.

[9] ZALAUDEK I, GIACOMEL J, CABO H, et al. Entodermoscopy: a new tool for diagnosing skin infections and infestations[J]. Dermatology, 2008, 216(1):14-23.

[10] CUTOLO M, MELSENS K, WIJNANT S, et al. Nailfold capillaroscopy in systemic lupus erythematosus: A systematic review and critical appraisal[J]. Autoimmun Rev, 2018, 17(4):344-352.

[11] KADURINA M, DIMITROV B. Dermoscopy-A New Diagnostic Approach of Pigmented Skin Lesions[J]. Biotechnol Biotec Eq, 2005, 19(2):23-27.

[12] GROVER C, JAKHAR D. Onychoscopy: A practical guide[J]. Indian J Dermatol Venereol Leprol, 2017, 83(5):536-549.

[13] BERK-KRAUSS J, LAIRD M E. What's in a Name—Dermoscopy vs Dermatoscopy[J]. JAMA Dermatol, 2017, 153 (12):1235.

[14] NISCHAL KC, KHOPKAR U. Dermoscope[J]. Indian J Dermatol Venereol Leprol, 2005, 71(4):300-303.

[15] 孙秋宁, 刘洁. 协和皮肤镜图谱[M]. 北京:人民卫生出版社, 2015.

[16] ROLDAN-MARIN R,PUIG S,MALVEHY J. Dermoscopic criteria and melanocytic lesions[J]. G Ital Dermatol Venereol,
     2012,147(2):149-159.
[17] CAMPOS-DO-CARMO G,RAMOS-E-SILVA M. Dermoscopy:basic concepts[J]. Int J Dermatol,2008,47(7):712-719.
[18] BENVENUTO-ANDRADE C,DUSZA S W,AGERO AL,et al. Differences between polarized light dermoscopy and immersion
     contact dermoscopy for the evaluation of skin lesions.[J] Arch Dermatol,2007,143(3):329-338.
[19] 刘洋,辛蕊,孙晓明. 人眼分辨率和卫星数据分辨率与成图比例尺的适用性分析[J]. 黑龙江农业科学,2012(9):
     126-129.
[20] BRAUN RP,RABINOVITZ HS,OLIVIERO M,et al. Pattern analysis:a two step procedure for the demoscopic diagnosis of
     melanoma[J]. Clin Dermatol,2002,20(3):236-239.
[21] MARGHOOB A A,BRAUN R. Proposal for a revised 2-step algorithm for the classification of lesions of the skin using dermos-
     copy[J]. Arch Dermatol,2010,146(4):426-428.
[22] ROSENDAHL C,CAMERON A,MCCOLL I,et al. Dermatoscopy in routine practice-'chaos and clues'[J]. Aust Fam Physi-
     cian,2012,41(7):482-487.
[23] SOYER HP,ARGENZIANO G,CHIMENTI S,et al. Dermoscopy of pigmented skin lesions[J]. Eur J Dermatol,2001,11(3):
     270-276.
[24] 邹先彪,刘华绪,卢漫,等. 皮肤影像学的临床应用[J]. 中华皮肤科杂志,2017,50(7):467-470.

第二章

皮肤镜术语

皮肤镜作为一种广泛使用的非侵袭性诊断技术,在临床应用和研究中,逐步形成了自己独特的语言。皮肤镜语言具有一定专业性,是描述皮肤镜下表现的特定术语,目前存在两种术语模式:一种是隐喻性术语(metaphoric terminology),另一种是描述性术语(descriptive terminology)。随着皮肤镜的应用向新领域不断扩展,以及偏振式皮肤镜能观察到以往非偏振式皮肤镜观察不到的结构,皮肤镜术语量迅速增多。

其中,隐喻性术语是以生活或工作中的实物,形象比喻皮肤镜下所见复杂特征的一类术语,比如"星爆状模式""叶状区域""草莓状模式"。隐喻性术语形象、生动,便于记忆,有助于初学者学习和掌握,但由于数量众多,而且无规律可循,甚至存在一些模棱两可或比喻不当的术语,给学习和交流带来了一定的困难。

描述性术语由5个基本元素构成,即"线""点""团块""环"和"伪足"(图2-1)。如果缺少这5项中任意一项,则称为"无结构"。这5个基本元素,加上颜色,必要时再加上空间分布,足以描述复杂的皮肤镜下结构,所有的隐喻性术语都能以描述性术语加以阐明。描述性术语的主要优点是它们由5项基本元素构建而成,基本元素就如同字母表中的字母一样,是组成任何一个术语的基本模块,因而构成一类规范性的术语。描述性术语相对出现较晚,但因其简洁性和逻辑性越来越受到临床医生的欢迎。描述性术语的缺点是,某些能被隐喻性术语很好地概括的复杂结构,在表达上可能会显得冗长而累赘。

近年来,国际和国内皮肤镜专家就规范皮肤镜术语做出努力,建立了皮肤肿瘤的皮肤镜规范化词典,包含隐喻性术语和描述性术语(表2-1和表2-2)。表2-1列出了描述性术语及隐喻性术语的对应关系,隐喻性术语的定义及主要疾病,表2-2列出了描述皮肤肿瘤血管特征的术语及其定义。

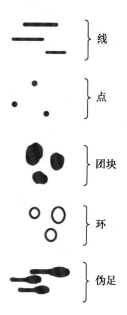

图2-1 描述性术语示意图

隐喻性术语和描述性术语各有利弊,目前的共识认为:①隐喻性术语及描述性术语均适用于描述皮肤镜下特征;②隐喻性术语需要被明确定义;③如果要建立新的皮肤镜标准,应优先使用现有的隐喻性或描述性术语,而不是创造新的术语;④应逐渐减少隐喻性术语的数量,用通俗易懂的术语替换同义词。在日常工作、研究及培训中使用皮肤镜术语时,应注意规范性和一致性。

随着皮肤镜技术的不断发展和研究的不断深入,皮肤镜已被推广用于越来越多的领域,如炎症性、浸润性和感染性皮肤病。2020年国际皮肤镜协会发表了非肿瘤性皮肤病皮肤镜术语和基本参数的标准化共识,共识确定了5个标准化基本参数及31个子项,5个标准化的参数分别包括:①血管(包括形态和分布);②鳞屑(包括颜色及分布);③毛囊改变;④其他结构(包括颜色和形态);⑤特异线索。表2-3介绍了共识中纳入的所有术语和基本参数,以及它们曾用名、组织病理学对应关系和主要涉及的疾病。需要强调的是,每个参数的疾病相关性应根据其在皮损背景中的分布情况而定,其中皮损大部分区域可见的结构和优势结构具有更高的疾病相关性。一般而言,非肿瘤性皮肤病通常有一至两个主要的诊断标准,其对于诊断的准确性需要通过对照研究加以验证。但如果发现参数及其子项与一个或多个疾病的特征有关,并有对应的组织学特征,则需进一步细化子项内容。例如,结节病和盘状红斑狼疮均可存在分支状线状血管,但前者血管较为集中,组织病理显示致密的细胞浸润,将真皮血管推向皮肤表面,故而结节病的分支状线

表 2-1　描述性术语、对应的隐喻性术语、隐喻性术语的定义及常见疾病列表

描述性术语	隐喻性术语	定义	常见疾病[1]
线 lines			
网状线 lines, reticular	色素网 pigment network	由围绕主色素减退的小孔间间相互连接的色素线所组成的网格样模式。典型色素网 (typical pigment network) 色素线颜色、粗纤，间距差异小，分布对称	黑色素细胞性病变、皮肤纤维瘤、日光性黑子
网状粗线 lines, reticular and thick	宽的色素网 broadened network	色素线普宽	黑色素瘤
网状细线 lines, reticular and thin	纤细色素网 delicate network	浅棕色 网线较细	黑色素细胞痣
粗的或颜色不一的网状线 lines, reticular and thick or reticular lines that vary in color	不典型色素网 atypical pigment network	色素线颜色、粗细、间距差异大，分布不对称，呈灰色	黑色素瘤
白色网状线 lines, reticular, white	负性色素网(同义词:反向色素网,网状色素脱失) negative pigment network (former synonyms: inverse network, reticular depigmentation)	围绕在宽而弯曲的小球周围，相互连接的色素减退的甬行性粗线	黑色素瘤、Spitz痣、皮肤纤维瘤
白色垂直线[2] lines, white, perpendicular	亮白条纹(同义词:茧、蛹、晶状体) shiny white streaks (former synonyms: chrysalis, chrysalids, chrystalline)	相互平行或垂直的离散的白色短线，只见于偏振支皮肤镜下	黑色素瘤、Spitz痣、皮肤纤维瘤
分支状线 lines, branched	分支状条纹 branched streaks	扩大或普宽的色素网，断线和不完全接形成	黑色素细胞性病变
放射状线(通常在外周) lines, radial (always at periphery)	条纹 streaks		Reed痣、黑色素瘤、复发痣
节段性放射状线 lines, radial and segmental	放射状条纹 radial streaming	皮损边缘的放射状线性延伸	黑色素瘤、复发痣

续表[1]

描述性术语	隐喻性术语	定义	常见疾病[1]
连接到中心共同基底的放射状线 lines, radial, connected to a central common base	叶状区域(有时形状多变的大团块也称叶状区域) Leaflike areas (sometimes variously shaped large clods have also been termed leaflike areas)	棕色至蓝色离散线或球茎样结构通常聚集于非中心区域,类似叶状模式	基底细胞癌
汇聚于中央点或团块的放射状线 lines, radial, converging to a central dot or clod	轮辐样区域(有时团块中有团块也称轮辐样区域或称同心圆结构) spoke wheel area (sometimes a clod within a clod has also been termed spoke-wheel area/concentric structure)	边界清楚的放射状突起,通常为浅棕色,但有时也可为蓝色或灰色,汇聚于中央颜色较深的深棕色、黑色或蓝色团块	基底细胞癌
弯曲的粗线 lines, curved and thick	脑回状模式(同义词:大脑样外观)描述其模式,沟和嵴(同义词:脑沟脑回,肥指)描述其结构 cerebriform pattern (former synonyms: brainlike appearance) to describe the pattern and fissures and ridges (former synonyms gyri and sulci and fat fingers) to describe the structural components of the pattern	由沟和充满角质的回回组成的弯曲粗线,这些沟回共同构成大脑样外观	脂溢性角化病
平行弯曲的棕色细线 lines, brown, curved, parallel, thin	指纹样 fingerprinting	不相连的浅棕色弯曲细线形成色素网,常呈线形或曲线形,相当于细小的回	日光性黑子
弯曲的粗线与团块组合 lines, curved and thick, in combination with clods	隐窝 crypts	充满角质的凹陷,比粉刺样开口大	脂溢性角化病
穿过皮嵴的平行短线(掌跖皮肤) lines, parallel, short, crossing ridges (volar skin)	纤维状模式 fibrillar pattern	一端起三皮沟并与皮沟成一定角度穿过皮嵴,长度相似的细丝状线性色素沉着	肢端痣
皮嵴上的平行粗线(掌跖皮肤) lines, parallel, thick, on the ridges (volar skin)	皮嵴平行模式 parallel ridge pattern	掌跖色素沉着沿着皮嵴或浅嵴(皮纹隆起的部分)形成不规则的弥散性平行线	肢端黑色素瘤
位于皮沟并穿过皮细线的平行细线(掌跖皮肤) lines, parallel, thin, in the furrows and crossing the ridges (volar shin)	网格样模式 lattice like pattern	掌跖色素沉着在皮沟或浅沟内(皮纹内陷处)形成平行细线并垂直穿过皮嵴	肢端痣
皮沟中的平行细线(掌跖皮肤) lines, parallel, thin, in the furrows (volar shin)	皮沟平行模式 parallel furrows pattern	皮沟内(浅表裂隙或皮纹内陷处)掌跖色素沉着形成的平行实线或虚线,偶尔可为双线,位于皮沟两旁	肢端痣

续表[1]

描述性术语	隐喻性术语	定义	常见疾病[1]
成角或多角线（面部皮肤）lines, angulated or polygonal (facial skin)	菱形/之字形模式 rhomboids/zig-zag pattern	附属器开口周围由灰棕色成角线组成的多边形	恶性雀斑样痣
成角或多角线（非面部皮肤）lines, angulated or polygonal (nonfacial skin)	成角线/多边形 angulated lines/polygons	灰棕色线以一定角度相连或形成多边形	雀斑样黑色素瘤（非面部,非肢端）
团块 clods			
圆形或卵圆形小团块 clods, small, round or oval	小球 globules	规则小球（regular）颜色、大小、形状差异小,不规则小球（irregular）颜色、大小、形状,间距有差异或分布不对称	多种诊断
周围分布的棕色团块 clods, brown, circumferential	周边棕色小球 rim of brown globules	小球分布于皮损外周	生长中的痣
棕色、黄色或橘色团块（很少有黑色）clods, brown, yellow, or orange (rarely black)	粉刺样开口 comedo-like openings	圆形至卵圆形充满角质的裂口	脂溢性角化病
同心性棕色或蓝色团块（团块中有团块）clods, brown or blue, concentric (clod within a clod)	同心性小球 concentric globules	圆形至卵圆形	基底细胞癌
棕色或皮色多边形大团块 clods, brown or skin colored, large and polygonal	鹅卵石样模式 cobblestone pattern	在整个皮损中对称分布的多边形小球	皮内痣
蓝色簇集性大团块 clods, blue, large, clustered	蓝灰色卵圆巢 blue-gray ovoid nests	边界清楚的卵圆形结构,有融合性或近融合性蓝灰色色素沉着	基底细胞癌
蓝色小团块 clods, blue, small	蓝色小球 blue globules		基底细胞癌
团块内有团块（同心性团块）clod within a clod (concentric clods)	轮辐状区域的变形 variant of spoke wheel area	环形、卵圆形白色结构,平行或杂乱排列的较长亮白线形成大片无结构区	基底细胞癌
亮白色团块[2] clods, white, shiny	亮白色斑及条纹 shiny white blotches and strands	界限不清的较长亮白线形成污斑（亮白团块）,只见于偏振皮肤镜下	基底细胞癌

续表

描述性术语	隐喻性术语	定义	常见疾病[1]
粉红色小团块 clods, pink and small	乳红色小球 milky-red globules		黑色素瘤
红色或紫色团块 clods, red or purple	红色腔隙 red lacunas		血管瘤
点[3] dots		规则点(regular)点聚集于皮损中央，或位于色素网的线条上（也称靶形色素网）；不规则点(irregular)除上述规则点分布形态以外的分布模式	
任意颜色的点 dots, any color	颗粒状 granularity or granules	由灰蓝色小点组成	多种诊断
灰点 dots, gray	胡椒粉样 peppering	由灰蓝色小点组成	黑色素瘤，扁平苔藓样角化症
灰点和灰环 dots, gray and circles, gray	环状颗粒状模式 annular-granular pattern	围绕毛孔及附属器开口周围的点及无结构区	恶性雀斑样痣
分散样簇集的白色团块或点 dots or clods, white, clustered or disseminated	粟粒样囊肿，云状或星状 milia-like cysts, cloudy or starry	白色至黄色的圆形乳白色结构，对应于表皮内囊肿；小而亮时称星状，大而暗时称云状	脂溢性角化病
4个白点排列成正方形[2] dots, white, four arranged in a square	玫瑰花状 rosettes	四个亮白点或点图块排列成正方形（或四叶草形）	多种诊断，主要见于光线性角化病，鳞状细胞癌，光损伤性皮肤
外周点排列成线 dots, peripheral, four arranged in lines	线状点 linear dots		色素性 Bowen 病
中心棕色点（色素网线之间色素减退区的中央）dots, brown, central (in the center of hypopigmented spaces between reticular lines)	靶样点 targetoid dots		先天性色痣
环 circles			
白色环 circles, white			鳞状细胞癌

续表[1]

描述性术语	隐喻性术语	定义	常见疾病
同心环 circles, concentric	环中环 circle within a circle		恶性雀斑样痣
不完整的圆环 circles, incomplete	不对称色素性毛囊开口 asymmetric pigmented follicular openings	附属器开口周围色素不均匀围绕整个开口,或弯曲(或新月形)的色素线围绕部分附属器开口	恶性雀斑样痣
伪足 pseudopods		反损边缘通常是扭曲的球根状结构,直接与色素网或实体肿瘤边缘相连	Reed痣
周围伪足或周围放射状线 pseudopods, circumferential or lines, radial, circumferential	星爆状模式 starburst pattern	日周围小球,伪足,条纹或其联合组成,位于整个皮损周围	Reed痣
无结构 structureless			
棕色或黑色无结构区 structureless zone, brown or black	污斑 blotch	深色无结构区。规则污斑(regular)位于皮损中央的1个污斑,周围绕以色素网;不规则污斑(irregular)多个污斑,或污斑不位于中央	中央色素沉着为Clark(发育不良)痣,偏心色素沉着为黑色素瘤
蓝色无结构区 structureless zone, blue	蓝白幕 blue-whitish veil	形状不规则的蓝色污斑,覆盖白色毛玻璃样浑浊	黑色素瘤
粉色无结构区 structureless zone, pink	乳红色区域 milky-red areas	乳白色外观或粉红色无结构区(草莓样皮)冰激凌样,但无明确可分辨的血管	黑色素瘤
白色无结构区 structureless zone, white	瘢痕样色素脱失 scar like depigmentation	较周围正常外观皮肤白(真正的瘢痕)的白色区域,应与单纯色素脱失引起的色素减退或退色区别,退化中无竞灶结构及血管	黑色素瘤
中央白色无结构区 structureless zone, white, central	中央白斑 central white patch	中央白色无结构区	皮肤纤维瘤
多色性无结构区 structureless zone, polychromatic	彩虹模式 rainbow pattern	可显示整个见光谱颜色的局限无结构区	多种诊断

续表

描述性术语	隐喻性术语	定义	常见疾病[1]
红色无结构区，间有毛囊开口 structureless, red, interrupted by follicular openings	草莓状模式 strawberry pattern	毛囊口有凸显的白晕，周围红色假网（红斑和细小的波浪形血管）	光线性角化病
偏心性棕（褐）色无结构区 structureless, brown(tan), eccentric			黑色素瘤
任意颜色无结构区 structureless, any color	均质模式 homogenous pattern	无结构模式，缺乏任何一种明确的色素结构	多种诊断
棕色无结构区，间有毛囊开口（面部皮肤） structureless zone, brown, interrupted by follicular openings(facial skin)	假性色素网 pseudonetwork	无结构色素区夹杂无色素的附属器开口	面部色素性病变
其他 (else)			
边界清晰的圆齿状边缘 sharply demarcated, scalloped border	虫蚀状边缘 moth-eaten border	边缘凹陷或有锐利的穿凿样凹陷	日光性黑子

注：[1] 差异取决于其所处语境；

[2] 只在偏振皮肤镜下才能看到；

[3] 点和团块如同一模一样出现在同一模式中可被很好地区分；点的大小形状一样（都是小而圆），而团块的大小、形状则有差异；通常点的直径不会超过终毛

表 2-2　皮肤肿瘤血管相关术语、术语定义及常见疾病列表

描述性词语	隐喻性词语	定义	常见疾病
血管形态 vessel morphology			
点状 dots		微小的针尖样血管	黑色素细胞性病变、Bowen 病
团块 clods	紫红腔隙 red-purple lacunas	红色、红蓝色、栗色或暗红至黑色，边界清楚或不清楚的圆形或卵圆形区域，由中间基质所分隔，腔隙内无血管	血管瘤
线状 linear		轻微弯曲的线状血管，若大小、形状、曲度不同呈随意或随机分布时为不规则，以细短的线状血管为主时为规则	多种诊断
盘绕状 colied	肾小球状 glomerular	肾小球样紧密盘绕的血管	Bowen 病
袢状 looped	发夹样 hairpin	2 个平行的线状血管形成半环状或发夹样结构	脂溢性角化病、病毒疣
蛇形 serpentine	不规则线状 linear irregular	多处弯曲的线状血管	扁平的基底细胞癌、恶性黑色素瘤
螺旋状 helical	螺旋状 corkscrew	沿中轴多处弯曲扭动的扭曲环状血管	恶性黑色素瘤，转移癌
弯曲的 curved	逗号状 comma	弯曲的短线状血管	皮内痣
单一形态 monomorphous		一种血管形态为主	多种诊断
多形态 polymorphous		呈现出多种血管形态	可能提示恶性，如扁平的黑色素细胞病变
血管排列 vessel arrangement			
放射状 radial	皇冠状血管 crown vessels	位于皮损周围的放射状、蛇形、树枝状血管，向中心放射但不超过皮损中线	皮脂腺增生
匐行状 serpiginous	串珠样 string of pearls	线状排列的盘绕状或点状血管	透明细胞棘皮瘤
树枝状 branched	分支状血管 arborizing vessels	较大或较粗的清晰的亮红色血管分成较小的血管	基底细胞癌
簇集的 clustered		盘绕的或肾小球状血管聚集成群	Bowen 病
中心点 centered dots	靶样血管 targetoid vessels	在网状线之间色素减退区中心的红色点状血管	先天性色痣

注：血管结构的意义取决于其所处语境，意义一般弱于色素性结构

表 2-3 非肿瘤性皮肤病的标准化皮肤镜术语、基本参数及其与组织学改变的对应关系

术语及参数	曾用名	组织学对应关系	主要涉及的疾病
1. 血管 vessels			
1.1 血管形态 vessels morphology			
点状 dotted	点状,针尖样,肾小球样和球状 dotted, pinpoint, glomerular and globular	伸长的真皮乳头中的扩张血管	银屑病(所有分型),皮炎,扁平苔藓,玫瑰糠疹,汗孔角化症,慢性单纯性苔藓,继发性苔藓样变,体癣,急性苔藓痘疮样糠疹,脓疱疮,扁平疣
线状(无弯曲或分支) linear (without bends or branches)			
线状 linear	线性 linear	平行于皮肤表面的真皮扩张血管	蕈样肉芽肿,玫瑰痤疮,扁平苔藓,肉芽肿性皮肤病,急性苔藓痘疮样糠疹,萎缩性皮肤病
分支状 linear with branches	树枝状,分支状,冠状 arborizing, branched and crown-like	分支状真皮血管	盘状红斑狼疮,面部肉芽肿,肉芽肿性皮肤病,传染性软疣和慢性苔藓样糠疹
线状弯曲 linear curved	逗号状,杯状,发支状,不规则线形,扭曲状,螺旋状,精子样和线形螺旋状 comma-shaped, chalice-shaped, hairpin-like, linear-irregular, tortuous, corkscrew-like, spermatozoa-like and linear-helical	卷曲的真皮血管	浆细胞性龟头炎,慢性苔藓样糠疹,肉芽肿性皮肤病,盘状红斑狼疮和持久性发疹性斑状毛细血管扩张
1.2 血管分布 vessels distribution			
均匀 uniform	规则的,均匀的,弥漫的 regular, homogeneous and diffuse	—	银屑病(所有分型),慢性单纯性苔藓,继发性苔藓样变,扁平疣
簇集 clustered	簇集和"成簇" clustered and "in cluster"	—	皮炎,寻常疣,玫瑰糠疹
外周 peripheral	外周 peripheral	—	扁平苔藓,盘状红斑狼疮,玫瑰糠疹,急性苔藓痘疮样糠疹
网状 reticular	规则,"丛状",网状和网格状 regular, "in plexus", net-like and network-like	—	玫瑰痤疮,银屑病,环状弹力纤维溶解性巨细胞性肉芽肿,持久性发疹性斑状毛细血管扩张
非特异 unspecific	片状,不对称,不规则,散在,稀疏和非特异性 patchy, asymmetric, irregular, scattered, sparse and unspecific	—	皮炎,玫瑰糠疹,慢性苔藓样糠疹

续表

术语及参数	曾用名	组织学对应关系	主要涉及的疾病
2. 鳞屑 scales			
2.1 鳞屑颜色 scales colour			
白色 white	白色和灰色 white and grey	角化过度，伴角化不全	银屑病(除脓疱型，生殖器型和反向银屑病外的所有分型)，肥厚性扁平苔藓，盘状红斑狼疮，亚急性红斑狼疮，玫瑰糠疹，蕈样肉芽肿，慢性苔藓样糠疹和体癣
黄色(鳞屑和结痂) yellow(scales and crusts)	黄色 yellow	血清和/或角化过度	皮炎，寻常型天疱疮，毛囊角化病
褐色 brown	褐色 brown	角质+黑色素或外源性色素(如污垢)	硬土样皮病与皮肤垢着病
2.2 鳞屑分布 scales distribution			
弥漫 diffuse	弥漫，规则和均匀 diffuse，regular and homogeneous	—	银屑病和慢性单纯性苔藓
中央 central	中央 central	—	肥厚性扁平苔藓，盘状红斑狼疮，利什曼病，慢性苔藓样糠疹
外周 peripheral	外围，领圈样脱屑和领圈样鳞屑 peripheral，collarette scaling and squamous collarette	—	玫瑰糠疹，体癣，离心性环状红斑，亚急性红斑狼疮
片状 patchy	片状，不规则的，稀疏的和散在的 patchy，irregular，sparse and scattered	—	皮炎，蕈样肉芽肿，毛发红糠疹，扁平苔藓，慢性苔藓样糠疹
3. 毛囊改变 follicular findings			
毛囊角栓 follicular plugs	毛囊角栓，黄色"眼泪"，"蠕形螨尾巴"，"蠕形螨毛囊开口"，粉刺样开口和玫瑰花瓣征 follicular plugs，yellow "tears"，"demodex tails"，"demodex follicular openings"，comedo-like openings and rosettes	单纯毛囊角栓(白色角栓)，或合并血浆(黄色角栓)或黑色素(褐色角栓)	肥厚性扁平苔藓，盘状红斑狼疮，利什曼病，蠕形螨病，硬化萎缩性苔藓

续表

术语及参数	曾用名	组织学对应关系	主要涉及的疾病
毛囊红点 follicular red dots	毛囊红点 follicular red dots	毛囊周围炎	早期盘状红斑狼疮，嗜毛囊性掌跖样肉芽肿及毛囊黏蛋白病
毛周白晕 perifollicular white color	毛囊周围白色晕和毛囊周围色素脱失 perifollicular white halo and perifollicular depigmentation	毛囊周围纤维化或表皮增生及毛囊周围色素脱失	盘状红斑狼疮，肥厚性扁平苔藓，白癜风
毛囊周围色素沉着 perifollicular pigmentation	毛囊周围色素沉着或色素沉着 perifollicular pigmentation or hyperpigmentation	毛囊周围色素沉积	白癜风
4. 其他结构 other structures			
4.1 颜色 colour			
白色 white	白色和白垩色 white and chalk-white	纤维化，黑色素细胞或黑色素减少，表皮增生（棘层增厚或颗粒层增厚），或钙质沉积	硬化萎缩性苔藓，硬斑病，类脂质渐进性坏死，原发性皮肤 B 细胞淋巴瘤，白癜风，特发性滴状色素减少症，无色素性花斑糠疹，光泽苔藓，传染性软疣，结节性痒疹，黄色肉芽肿，钙化，痛风石
褐色 brown		黑色素位于表皮基底层或是真皮浅层	黄褐斑，黑斑，摩擦黑变病，色素性荨麻疹，花斑糠疹，苔藓样淀粉样变，斑状淀粉样变
灰色 grey		真皮乳头层的黑色素或黄褐色色素	色素性苔藓，扁平苔藓，黄褐斑及外源性褐黄病
蓝色 blue		真皮网状层的黑色素或黄褐色色素	灰皮病和外源性褐黄病
橙色 orange	橙色和橙红色 orange and salmon	真皮肉芽肿和其他致密细胞浸润，或含铁血黄素沉积于真皮	肉芽肿性皮肤病，黄色肉芽肿，原发性皮肤 B 细胞淋巴瘤，浆细胞性龟头炎，慢性苔藓样糠疹，毛发红糠疹，丘疹性梅毒疹，色素性紫癜性皮病
黄色 yellow	黄色 yellow	脂质沉积于真皮和脓疱	类脂质渐进性坏死，睑黄瘤，脓疱性银屑病，黄色肉芽肿

续表

术语及参数	曾用名	组织学对应关系	主要涉及的疾病
紫色 purple	紫色,紫罗兰色,出血区和瘀点 purple, violet, hemorrhagic areas and petechiae	红细胞外渗(紫癜)或血栓	色素性紫癜性皮病,血管炎,硬化萎缩性苔藓,寻常疣与胼胝
4.2　形态 morphology			
无结构区(弥漫背景或灶状) structureless(diffuse or focal;background-or focal)	无结构区(弥漫或灶状),背景,无定形,污斑,斑点和不规则 structureless(diffuse or focal), background, amorphous, blots, blotches and irregular	—	肉芽肿性皮肤病,原发性皮肤B细胞淋巴瘤,硬化萎缩性苔藓,慢性苔藓样糠疹,浆细胞性龟头炎,黄色肉芽肿,摩擦黑变病,色素性麻疹,睑黄瘤,花斑糠疹,色素紫癜性皮肤病,孤立性肥大细胞瘤
点,球状 dots/globules	点/球状,彩纸样,云形,花瓣样,粟粒样囊肿,珍珠样,轮辐和球状 dots/globules, confetti-like, clouds, cloud-like, petaloid-like, milium-like cysts, corn pearls, hubs and globular	—	扁平苔藓,色素性苔藓,灰皮病,硬化性苔藓,传染性软疣,硬斑病,苔藓样淀粉样变,斑状淀粉样变,色素性紫癜性皮病
线形(平行的,网状,垂直,成角或非特异排列) lines(parallel, reticular, perpendicular, angulated or unspecifically arranged)	条纹,晶体样/蛹状,晶体叶脉,网格状,网状,流线,投射,辐射条,针状和球状突起 streaks, crystalline-like/chrysalis, crystalline leaf venation, reticular, network-like, streaming lines, projections, radiant strips, spicules and bulb-like projections	—	黑癣,摩擦黑变病,色素性麻疹,结节性痒疹,苔藓样淀粉样变,斑状淀粉样变,黄色肉芽肿,寻常疣
环形 circles	环形,弓形和曲线形——蠕虫样 circles, annular, arciform and curvilinear-worm like	—	黄褐斑,外源性褐黄病,原发性皮肤B细胞淋巴瘤
5. 特异线索 specific clues	Wickham纹,带双游离角的周围角化结构,海绵状水疱,"喷气机尾迹",虮及幼虱,扩张的毛囊开口等 Wickham striae, peripheral keratotic structure with two free edges, spongiotic vesicles, "jet with contrail", nits and lice, dilated follicular openings, etc	易变,但具有高度特异性与敏感性	扁平苔藓,汗孔角化症,慢性手湿疹,疥疮,虱病,面部肉芽肿等

状血管较盘状红斑狼疮显得更为清晰。需强调的是,非肿瘤性皮肤病术语共识存在一定的局限性,因为95%以上的非肿瘤性皮肤病皮肤镜表现研究的证据水平仅为V级(基于2011年Oxford证据水平)。

本章通过介绍最新发表的肿瘤及非肿瘤皮肤病的术语及涉及的主要疾病,以期为规范皮肤镜术语的使用、皮肤镜教育教学和开展研究奠定扎实的理论基础。

参考文献

[1] BENVENUTO-ANDRADE C,DUSZA S W,AGERO A L,et al. Differences between polarized light dermoscopy and immersion contact dermoscopy for the evaluation of skin lesions[J]. Arch Dermatol,2007,143(3):329-338.

[2] PAN Y,GAREAU D S,SCOPE A,et al. Polarized and nonpolarized dermoscopy:the explanation for the observed differences[J]. Arch Dermatol,2008,144(6):828-829.

[3] PELLACANI G,SEIDENARI S. Comparison between morphological parameters in pigmented skin lesion images acquired by means of epiluminescence surface microscopy and polarized-light videomicroscopy[J]. Clin Dermatol,2002,20(3):222-227.

[4] AGERO A L,TALIERCIO S,DUSZA S W,et al. Conventional and polarized dermoscopy features of dermatofibroma[J]. Arch Dermatol,2006,142(11):1431-1437.

[5] WANG S Q,DUSZA S W,SCOPE A,et al,Marghoob AA. Differences in dermoscopic images from nonpolarized dermoscope and polarized dermoscope influence the diagnostic accuracy and confidence level:a pilot study[J]. Dermatol Surg,2008,34(10):1389-1395.

[6] ARGENZIANO G,SOYER H P,CHIMENTI S,et al. Dermoscopy of pigmented skin lesions:results of a consensus meeting via the Internet[J]. J Am Acad Dermatol,2003,48(5):679-693.

[7] ZALAUDEK I,GIACOMEL J,ARGENZIANO G,et al. Dermoscopy of facial nonpigmented actinic keratosis[J]. Br J Dermatol,2006,155(5):951-956.

[8] KITTLER H,MARGHOOB A A,ARGENZIANO G,et al. Standardization of terminology in dermoscopy/dermatoscopy:Results of the third consensusconference of the International Society of Dermoscopy[J]. J Am Acad Dermatol,2016,74(6):1093-1106.

[9] 冉梦龙,孟如松,刘洁.皮肤镜诊断规范用语及硬件参数专家共识(2017)[J].中华皮肤科杂志,2017,50(7):472-477.

[10] 刘洁.《皮肤镜术语规范:第三次国际皮肤镜协会会议共识》解读[J].中华皮肤科杂志,2017,50(4):299-304.

[11] ERRICHETTI E,STINCO G. Dermoscopy in General Dermatology:A Practical Overview[J]. Dermatol Ther(Heidelb),2016,6(4):471-507.

[12] ERRICHETTI E,STINCO G. The practical usefulness of dermoscopy in general dermatology[J]. G Ital Dermatol Venereol,2015,150(5):533-546.

[13] LALLAS A,GIACOMEL J,ARGENZIANO G,et al. Dermoscopy in general dermatology:practical tips for the clinician[J]. Br J Dermatol,2014,170(3):514-526.

[14] LALLAS A,ZALAUDEK I,ARGENZIANO G,et al. Dermoscopy in general dermatology[J]. Dermatol Clin,2013,31(4):679-694.

[15] ERRICHETTI E,ZALAUDEK I,KITTLER H,et al. Standardization of dermoscopic terminology and basic dermoscopic parameters to evaluate in general dermatology(non-neoplastic dermatoses):an expert consensus on behalf of the International Dermoscopy Society[J]. Br J Dermatol,2020,182(2):454-467.

[16] 刘洁,邹先彪.《皮肤科学(非肿瘤性皮肤病)中皮肤镜术语和基本参数的标准化:国际皮肤镜协会专家共识》解读[J].中华皮肤科杂志,2020,53(6):409-414.

第三章

皮肤镜诊断思路

皮肤镜的早期应用始于皮肤肿瘤的辅助诊断与筛查,特别是避免漏诊恶性黑色素瘤,相继建立了多种诊断法则,如两步法(包括经典两步法和 top-down 两步法)、模式分析法、ABCD 法、Menzies 法、七分列表法、三分测评法、CASH 法、修订的模式分析法、混乱和线索法、TADA 法、无色素皮损预测法及色盘法。随着皮肤镜的应用范围拓展至非肿瘤性皮肤病,相应的分析方法也逐渐建立。本章逐一介绍上述皮肤镜分析方法及其应用范畴,帮助临床医生建立诊断思路,临床应用中可以结合具体情况,自身经验和水平,选择适用的分析方法。

一、两步法

(一)修订两步法

2001 年,皮肤镜诊断的两步法(the two-step algorithm)建立,其主要目的是避免漏诊恶性黑色素瘤。两步法的适用范围为有毛或无毛的皮肤,而不包括黏膜、毛发及甲。在经典的两步法中,第一步是判断皮损为黑色素细胞源性或非黑色素细胞源性,如果病变为黑色素细胞源性,则进入第二步,即判断黑色素细胞源性皮损为良性病变或恶性黑色素瘤。

两步法的应用极大地提高了恶性黑色素瘤诊断的敏感性,但由于缺乏对血管模式的描述,经典的两步法不适用于评估非色素性肿瘤等病变。后来,为了扩大两步法的适应证,皮肤科医师们在经典的两步法基础上,添加了对特异性血管模式的评估方法推出了修订后的两步法,为目前皮肤镜诊断中最常用、最主要的思路和方法。

1. 第一步 第一步按次序分为 7 个不同的诊断等级,应用两步法时可对皮损进行逐级分析。

(1)第 1 级:判断黑色素细胞源性皮损的标准。

如果皮损中存在以下皮肤镜表现,则考虑为黑色素细胞源性病变,应进入第二步继续评估,这些表现主要包括:

1)色素网(pigment network):由围绕在色素减退的小孔周围相互连接的色素线所组成的网格样模式。

2)假性色素网(pseudonetwork):面部皮肤无结构色素区夹杂无色素的附属器开口。

3)条纹(streaks):通常包括皮损边缘的放射状线性延伸(放射状条纹)、皮损边缘扭曲的球根状结构,直接与色素网或实体肿瘤边缘相连(伪足)和扩大或增宽的色素网,断线和不完全连接形成(分支状条纹)。

4)簇集状小球(aggregated globules):多发、成簇、大小不一的褐色、灰色或黑色圆形至椭圆形结构。

5)均质化蓝色色素沉着(homogenous blue pigmentation):无结构的蓝色色素,无色素网或其他特征。

6)皮沟平行模式(parallel furrow pattern):掌跖皮肤皮沟内(浅表裂隙或皮纹内陷处)色素沉着形成的平行细实线或虚线,偶尔可为双线,位于皮沟两旁。

7)皮嵴平行模式(parallel ridge pattern):掌跖皮肤色素沉着沿着皮嵴或浅嵴(皮纹隆起的部分)形成不规则的弥散的平行线。

此外,侵袭性恶性黑色素瘤可出现溃疡(ulceration)。

还应特别注意第 1 级中的例外情况,以上皮肤镜表现的出现并不代表皮损肯定是黑色素细胞源性:色素网和类似色素网的模式还可出现在皮肤纤维瘤、脂溢性角化病、日光性黑子及副乳等病变中;点和球结构还可出现在皮肤纤维瘤、脂溢性角化病、基底细胞癌、色素性 Bowen 病及皮肤转移性肿瘤等病变中;条纹和类似条纹的结构还可出现在脂溢性角化病、基底细胞癌、色素性 Bowen 病及皮肤转移性肿瘤等病变中;均质化蓝色色素沉着还可出现在皮肤纤维瘤、某些血管瘤、基底细胞癌等病变中。这些皮肤镜表现在不同病变中的具体形态多有所差异,结合该病变的其他皮肤镜表现可加以鉴别,例如皮肤纤维瘤可见的中央瘢痕样色素脱失(scarlike depigmentation)伴外周色素网模式。

(2) 第 2 级:判断色素性基底细胞癌的标准。

如果皮损中不满足第 1 级诊断,则进入第 2 级,判断是否符合色素性基底细胞癌的皮肤镜下诊断标准。

经典诊断模式:

1 个阴性标准:不含色素网。

6 个阳性标准:

1) 大的蓝灰色卵圆巢(blue-gray ovoid nests):边界清楚的卵圆形结构,有融合性或近融合性蓝灰色色素沉着;

2) 多发的蓝灰色非聚集性小球(multiple blue-gray non-aggregated globules):界限清晰的圆形或卵圆形结构,蓝灰色或褐色,比点人,比卵圆巢小,常呈多发,不聚集;

3) 叶状区域(leaflike areas):褐色至蓝灰色离散线或球茎样结构通常聚集于非中心区域,类似叶状模式;

4) 轮辐状区域(spoke wheel areas):边界清楚的放射状突起,通常为浅褐色,但有时也可为蓝色或灰色,汇聚于中央颜色较深的深褐色、黑色或蓝色团块;

5) 溃疡:常在皮损中央出现的表皮和真皮缺损,有时可覆盖血痂;

6) 树枝状血管(branched/arborizing blood vessels):较大或较粗的清晰的亮红色血管,分成较小的血管。

满足 1 个阴性标准,6 个阳性标准至少具备其一即可诊断为色素性基底细胞癌。

(3) 第 3 级:判断脂溢性角化病的标准。

如果第 1、2 级均不符合,则进入第 3 级,判断是否满足脂溢性角化病的皮肤镜下诊断模式。脂溢性角化病常见的典型皮肤镜表现主要包括:

1) 皮损边界清楚;

2) 虫蚀状边缘(moth-eaten border):部分皮损边缘凹陷或有锐利的穿凿样凹陷;

3) 粟粒样囊肿(milia-like cyst):白色至黄色的圆形乳白色结构,对应于表皮内囊肿,小而亮时称星状(starry),大而暗时称云状(cloudy);

4) 粉刺样开口(comedo-like opening):圆形至卵圆形充满角质的裂口,边界清晰,棕黄色或棕黑色,对应于表皮内假性角质囊肿;

5) 隐窝(crypts):充满角质的凹陷,比粉刺样开口大;

6) 沟嵴模式(fissures and ridges pattern):沟是一种线状的粉刺样开口,表现为褐色或黑色曲线结构,与之对应隆起的部分为嵴;

7) 脑回状模式(cerebriform pattern):由充满角质的沟和回组成的弯曲粗线,这些沟回共同组成大脑样外观;

8) 发夹样血管(hairpin blood vessels):又称为襻状血管(looped blood vessels),为 2 个平行的线状血管形成半环状或发夹样结构。

值得注意的是,粟粒样囊肿不仅可见于脂溢性角化病,在恶性黑色素瘤和基底细胞癌中也可存在,因此在排除恶性黑色素瘤和基底细胞癌后,粟粒样囊肿才可作为脂溢性角化病的诊断标准,且在脂溢性角化病中,粟粒样囊肿常大于 3 个,同时应结合脂溢性角化病其他的典型皮肤镜表现以期提高诊断准确性。

(4) 第 4 级:判断血管性病变的标准。

如果 1~3 级诊断均不符合,则需进入第 4 级,判断皮损是否符合血管性病变的皮肤镜下诊断模式。

血管瘤、血管角化瘤和鲜红斑痣等血管性疾病典型的皮肤镜表现为紫红腔隙(red-purple lacunes),即血管团块,为红色、红蓝色、栗色或暗红色至黑色,边界清楚或不清楚的圆形或卵圆形区域,由中间基质所分割,腔隙内无血管。如果存在紫红色腔隙,则提示皮损为血管性病变,否则需要进入第 5 级继续评估。

(5) 第 5 级:非黑色素细胞源性病变的特异性血管模式。

如果皮损不包含上述黑色素细胞源性病变和常见的 3 种非黑色素细胞源性肿瘤的皮肤镜表现,则应考虑为非色素性疾病或低色素性疾病,该类疾病缺乏常见的色素性疾病的皮肤镜特征,但如果仔细检查,仍可找到一些特异性的血管模式(包括血管的形态和分布等特点),结合各种疾病在皮肤镜下其他的特征性观察要点(包括鳞屑颜色及模式、背景颜色、毛囊异常等特点),与患者病史和临床特点综合分析,可以为诊断提供重要线索。

比如,皮损外周出现血管呈肾小球样盘绕聚集,称肾小球状血管(glomerular blood vessel),应考虑鳞状细胞癌;皮损周围放射状、蛇形、树枝状血管,向中心放射但不超过皮损中线,称皇冠状血管(crown blood vessel),应考虑皮脂腺增生或传染性软疣;盘绕状或点状血管线状排列,呈串珠样(string of pearls)或匍行状(serpiginous),应考虑透明细胞棘皮瘤;前述的发夹样血管被浅白色晕环绕,是角质形成细胞肿瘤的特征,应考虑脂溢性角化病和角化棘皮瘤。

(6) 第 6 级:黑色素细胞源性病变的特异性血管模式。

特异性血管模式同样存在于黑色素细胞源性病变中,尤其是恶性病变,对其加以鉴别可以辅助黑色素细胞源性病变的诊断,提高诊断准确性。

出现多数的弯曲短线状血管,呈逗号状(comma),是皮内痣的典型皮肤镜下表现;恶性黑色素瘤常见的血管形态包括点状血管、不规则线状血管(或蛇形血管)、粉红色背景中不典型的发夹样血管和螺旋状血管等。如果皮损中的血管形态不止一种,则称为"多形性血管",其多与恶性黑色素瘤相关,由中央点状和线状血管组成。此外,乳红色区域(milky-red area),即乳白色外观或粉红色无结构区(草莓样及冰激凌样),也可见于恶性黑色素瘤,其可能代表了血管容量增加,或反映了新生血管形成。

皮损若未显示出第 1~6 级包含的任何结构,则考虑为"无结构"皮损,这些皮损需进入第 7 级进一步评估。

(7) 第 7 级:"无结构"皮损的诊断。

没有第 1~6 级包含的任何结构的皮损通常为"无特征"或"无结构"的肿瘤,进入第 7 级的病变均默认为黑色素细胞源性病变进入第二步继续评估,做此考虑是为了避免漏诊那些缺乏可辨别结构的恶性黑色素瘤。通常,这些皮损均需要活检,或是在短期密切监测来确定其生物学行为。

2. 第二步　经过第一步评估,符合第 1 级、第 6 级和第 7 级诊断的皮损应进入第二步,进一步判断皮损的良恶性。第二步常用的方法包括模式分析法、皮肤镜 ABCD 法、Menzies 法、七分列表法、三分测评法、CASH 法及修订的模式分析法,将在后文中逐一阐述。

(二) top-down 两步法

2018 年,Ralph Braun 等人在过去的经典两步法和修订两步法的基础上提出了一种新的 top-down 两步法,第一步是在可辨识的情况下直接作出某些疾病的诊断,而第二步则是在第一步无法直接诊断时分析皮损以进一步除外恶性黑色素瘤。

1. 第一步　包括以下 9 级,在可能的情况下通过对这些疾病皮肤镜模式的识别直接作出诊断,各级疾病的皮肤镜特征详见相应章节。

第 1 级:良性痣(不包括皮内痣)。

第 2 级:皮肤纤维瘤。

第 3 级:皮内痣。

第 4 级:基底细胞癌。

第 5 级:鳞状细胞癌。

第 6 级:脂溢性角化病和雀斑。

第7级:血管瘤/血管角化瘤。

第8级:皮脂腺增生。

第9级:透明细胞棘皮瘤。

2. 第二步 若第一步不能作出某疾病的诊断,则进入第二步分析。因此,进入第二步分析的皮损包括那些怀疑恶性黑色素瘤以及不能做出明确诊断的皮损。后者主要包括需要予以特别重视的痣以及缺乏常见的结构和颜色不规则分布特征的恶性黑色素瘤。第二步的主要目的是最大限度提升恶性黑色素瘤的探及率,因此,所有进入第二步评估的皮损都要分析恶性黑色素瘤皮肤镜特征的出现或缺失。

原则上,第二步的分析必须结合皮损的整体临床特征,这是因为恶性黑色素瘤皮肤镜特征的有效性是建立在与其他肿瘤鉴别的整体思路上,而通常临床资料可以缩小需要鉴别的疾病范围,如年龄等患者的流行病学特征。因此,第二步对皮损的皮肤镜下评估要根据临床考虑的鉴别诊断来调整,以进一步缩小范围为目标。比如:①一位70岁老年男性新近出现的色素斑,皮肤镜表现为规则分布的褐色小点,该皮肤镜特征可提示良性痣的诊断,然而在这个年龄患者新出现的色素性皮损临床上的鉴别诊断并不包括良性痣,结合该患者的临床病例特点,需要考虑的鉴别诊断包括恶性黑色素瘤和脂溢性角化病/日光性黑子,而在这两种鉴别诊断中,皮肤镜表现为褐色小点更加支持恶性黑色素瘤。②不典型色素网通常被认为是恶性黑色素瘤特征性的皮肤镜表现,然而,对于一个有多发不典型痣的年轻患者,一定程度的色素网不典型性是可以接受的,尤其是有其他痣也表现出相似特征时。然而,单个皮损出现不典型色素网则应高度警惕。③一个色素性皮损,皮肤镜下表现为规则分布的外周条纹结构:儿童患者应该考虑Reed痣的诊断,而一个60岁的患者则应高度怀疑恶性黑色素瘤。④一个非色素性皮损,皮肤镜下显示出点状血管:在儿童患者,鉴别诊断应包括Spitz痣和病毒疣,而在老年患者,鉴别诊断则应包括恶性黑色素瘤、表皮内癌和扁平苔藓样角化病。

(1)需要予以特别重视的痣

1)双重模式和多元模式:在不典型痣综合征患者皮损中常见,然而,如果出现该模式的皮损与患者其他皮损明显不同,则需要考虑活检或密切影像学监测来确定其稳定性。

2)均质棕褐色和粉色模式:为Ⅰ类和Ⅱ类皮肤类型患者的痣常见的皮肤镜表现,然而该模式也出现于无色素或低色素恶性黑色素瘤,因此,如果该皮损与患者其他皮损明显不同,则应引起高度重视。

3)层叠状外周小球模式:与皮肤镜下形态呈Spitz痣样表现的痣有关,Spitz痣样皮损的处理目前仍有争论,如果这样的皮损出现于老年患者,则应该考虑行活检。

4)典型的星爆状模式:与Reed痣相关,虽然该模式多为良性,少数情况下恶性黑色素瘤可伪装为呈星爆状模式的皮损,因此,若典型的星爆状模式出现于<12岁的患者,可考虑随访监测,然而若出现于较年长患者则应予以重视。

(2)恶性黑色素瘤的模式:恶性黑色素瘤常表现出结构和颜色的不规则分布而易于识别,这些皮损常会出现如下列出的一个或多个恶性黑色素瘤特征性结构。少数情况下,恶性黑色素瘤可表现出对称而规则的模式,但这些肿瘤几乎也总会出现以下的结构特征:星爆状模式、负性色素网、蓝黑色或灰色、亮白色结构、血管和溃疡。

(3)恶性黑色素瘤的特征性结构

1)结构:几乎所有的恶性黑色素瘤都会出现不典形色素网、成角线、不规则条纹、负性色素网、不典型点和球、外周褐色无结构区、不规则污斑、多发的不规则形态的小色素区域、皮肤标记加深、突起区域的蓝白幕、退行性结构、胡椒粉样色素、瘢痕样色素减退、平坦区域的蓝白幕和亮白色条纹中的至少一个。

2)不典型血管:主要包括平坦皮损的逗号状血管(非皮内痣)、点状血管、蛇形或线状血管、乳红色区域和小球、多形性血管和螺旋状血管。

3)特殊区域的恶性黑色素瘤模式

手掌或足底:皮嵴平行模式、不典型纤维状模式、弥漫性色素沉着伴多发褐色阴影、多元模式。

面部:环形颗粒状模式、非对称性毛囊开口、附属器开口周围的灰色点状/颗粒状结构、同心圆征、成角线形成菱形结构、污斑。

甲:出现黑色素即认为皮损为黑色素细胞源性,在这些皮损中能见到如黑子的黑色素细胞活动,或如痣和恶性黑色素瘤的黑色素细胞增生。当评估甲板时,要注意不要忽略甲周(微 Hutchinson 征)和甲下皮肤(可见皮嵴平行模式)。不典型条带由颜色和宽度不一的线条构成,条带之间可不平行而出现远处相交,从而形成三角形样外观(近端宽,远端窄)。

黏膜:用于早期诊断黏膜恶性黑色素瘤的特征尚未被完全阐明。所有表现出多元模式的皮损都应引起重视。此外,出现灰色、蓝色或白色的皮损也需要考虑恶性黑色素瘤可能。

二、模式分析法

模式分析法(pattern analysis)是指检查者在评估皮损时,主要依据良性痣和恶性黑色素瘤在皮肤镜下的不同表现模式来进行鉴别的方法。与其他解析式方法相比,模式分析法对检查者专业水平要求更高,但其诊断准确度也更高,适用于经验丰富的皮肤镜使用者。

基于对大量色素痣的评估,大多数良性痣表现为以下 10 种皮肤镜下模式:

(1) 弥漫性网状模式(reticular diffuse):为弥漫的均质网状结构,其线条粗细相对一致,网孔大小相对统一,外周网格逐渐淡化。该模式常见于获得性痣(尤其在深肤色人群中多见)和先天性痣(尤其在下肢者多见)。

(2) 斑片状网状模式(reticular patchy):均质网状结构,其线条粗细和颜色相对一致。该网状结构见于局灶性斑片中,并被颜色较浅的均质无结构区分隔开来,无结构区颜色与背景肤色一致或稍深。该模式常见于分布在躯干部位的获得性痣和浅表性先天性痣(尤其在下肢者多见)。

(3) 中央色素减退伴外周网状模式(peripheral reticular with central hypopigmentation):皮损外周有相对一致的网状结构,中央有均质的色素减退(相对于网状结构的颜色)无结构区,无结构区颜色与背景肤色一致或稍深(但仍浅于网状结构的颜色)。该模式常见于获得性痣(尤其在浅肤色人群中多见)。

(4) 中央色素沉着伴外周网状模式(peripheral reticular with central hyperpigmentation):皮损外周有相对一致的网状结构,中央有均质的色素沉着(相对于网状结构的颜色)无结构区或污斑,污斑颜色比网状结构颜色更深。该模式常见于获得性痣(尤其在深肤色人群中多见)。

(5) 均质模式(homogenous area):可呈黄褐色、褐色或蓝色(有时可为粉色),主要是为弥漫性均质无结构模式,偶可见一些小球和/或局灶性网状片段。黄褐色痣在浅肤色人群中常代表获得性痣,深褐色痣常代表先天性痣,蓝色痣代表蓝痣,痣在肤色非常浅的人群(包括红发人群)中可表现为均质粉色模式(注意:无色素性或低色素性恶性黑色素瘤也可有相似的表现,但多数恶性黑色素瘤同时会显示出不典型的血管模式和/或晶状体结构)。

(6) 中央小球伴外周网状模式(peripheral reticular with central globules):皮损外周有相对一致的网状结构,中央有小球结构,其组织病理学特点常与先天性痣一致。

(7) 中央网状或均质伴外周小球模式/星爆状模式(peripheral globules with central network or homogenous area/the starburst pattern):本模式的中央呈网状结构或均质结构。当整个皮损外周仅围绕一层相对统一的褐色小球时,常提示为生长活跃的色素痣(即尚未老化)。当整个皮损外周由多层小球时称作星爆状模式,常见于 Spitz 痣。典型的星爆状模式由周围小球、伪足、条纹或其联合组成,位于整个皮损周围,形似爆裂的星辰。

(8) 小球模式(globular):整个皮损中对称分布的形状、大小和颜色近似的小球,小球常为圆形或卵圆形,但有时小球较大并呈多边形,形似鹅卵石(cobblestone)外观。该模式最常见于先天性色痣。

(9) 双重模式(two components):皮损显示两种不同的模式(网状-小球、网状-均质或小球-均质),该类皮损一半表现为其中一种模式,另一半表现为另一种模式。

(10) 多元模式(multicomponent):多元模式有两种定义(注意:仅第一种定义适用于良性痣)。其一是有序的和/或对称分布的典型点或小球结构、典型的网状结构和均质区域,为良性痣模式。对称轴仅能有一条;其二是对称分布的小球结构、网状结构、污斑、点状结构、幕状结构、退行性结构和/或无结构区。存在三种以上的结构应归类为多元模式(注意:虽然对称分布的多结构模式倾向于良性痣,但任何表现为多元模式但不符合第一重定义的皮损应引起重视)。

　　熟悉以上常见的良性痣的皮肤镜下模式,有助于鉴别出潜在的恶性黑色素瘤,与上述 10 种良性痣模式相比,恶性黑色素瘤在皮肤镜下多表现出颜色多样(常超过 2 种,超过 4 种颜色或出现红色、白色及蓝灰色的皮损高度提示恶性黑色素瘤,出现 5 种颜色基本可以诊断恶性黑色素瘤)、外观不规则、分布不对称的特点,以下为恶性黑色素瘤常见的 10 种特异性皮肤镜下模式:

　　(1) 不典型色素网(atypical pigment network):指色素网的线条颜色、粗细、间距差异大,分布不对称,呈灰色。病理学上为表皮-真皮交界的雀斑样或巢状不典型黑色素细胞增生。

　　(2) 不规则条纹(irregular streaks):表现为放射状线(radial streaming),即皮损边缘的放射状线性延伸和伪足(pseudopods),皮损边缘通常是扭曲的球根状结构,直接与色素网或实体肿瘤边缘相连。病理学上为外周融合的交界性黑色素细胞巢,为恶性黑色素瘤的放射状生长期。

　　(3) 负性色素网(negative pigment network):围绕在长而弯曲的小球周围,相互连接的色素减少的匍形性粗线。病理学上推测与以下结构有关:细长的表皮突与增宽的真皮乳头内的管状大黑色素细胞巢;邻近表皮突的桥连;由纤维基质包裹的巢状结构。

　　(4) 亮白色条纹/晶状体结构(chrysalis/crystalline):皮损内的亮白条纹,仅在偏振光模式下可见。病理学上推测代表着新生或重塑的真皮胶原。

　　(5) 不典型点和球(atypical dots and globules):为不同形状、大小、颜色和分布的深色点状或圆形至卵圆形结构。典型的点状结构分布在皮损中央,常位于色素网的线条上,而不典型的点状结构常位于皮损外周,且与色素网无明显的位置关系。典型的球状结构分布在皮损中央、外周或整个皮损范围内。此外,如果小球被色素网围绕(称为靶形色素网伴小球结构)或被色晕围绕(称为色晕小球结构)也被认为是典型的小球结构,因为它们均与先天性痣相关。因此,不典型的小球结构由不同大小、形状和颜色的小球组成,且其分布不对称。病理学上为表皮-真皮交界或真皮内的黑色素细胞巢,点状结构也代表 Paget 样痣细胞巢。

　　(6) 不规则污斑(irregular blotches):深色的弥漫性色素沉着区,形状不规则,色彩多样,边缘锐利,或呈偏离中心性分布。相反,规则污斑为位于皮损中央的均质的深色对称性区域。出现多个污斑也被认为是不典型结构。病理学上为整个表皮和/或真皮内的黑色素沉着。

　　(7) 突起区域的蓝白结构(blue-white structures over raised areas):皮损突起(可触及)部分的蓝白色区域。病理学上为致密的正角化过度,重叠于真皮内的噬黑色素细胞、黑色素细胞或游离的黑色素。

　　(8) 扁平区域的蓝白结构(blue-white structures over flat areas):也称作退行性结构(regression structures),包括胡椒粉样(peppering)和颗粒状(granularity)模式,为皮损扁平(不可触及)部分的白色区域(瘢痕样)和蓝灰色区域。病理学上为真皮乳头的纤维化和黑变病(真皮内噬黑色素细胞和游离的黑色素"粉尘")。

　　(9) 不典型血管结构(atypical vascular structures):乳红色区域,点状、线状、匍行性或扭曲的血管。病理学上为肿瘤诱导的新生血管形成。相反,典型的血管模式由逗号状血管组成,见于皮内痣。

　　(10) 周边褐色无结构区(peripheral brown structureless areas):外周分布的浅褐色或黄褐色(浅黄褐色)区域,形态各异,缺乏可辨识的结构。病理学上为表皮突变平,黑色素细胞呈 Paget 样播散。

▍三、皮肤镜 ABCD 法

　　皮肤镜 ABCD 法(the ABCD rule of dermoscopy)是首个用于皮肤镜下鉴别黑色素细胞源性皮损良恶性的方法,最早由 Nachbar 等描述并建立,Binder 等和 Dolianitis 等分别证实了 ABCD 法的有效性,尤其适用于缺乏皮肤镜应用经验的检查者。其中,A 代表不对称性(asymmetry),B 代表边界(border),C 代表颜色(color),D 代表皮肤镜结构(dermoscopic structures)。评估皮损后分别得出四个皮肤镜下特征评分,再根据线性方程式计算该皮损的总皮肤镜评分(total dermoscopy score,TDS),以此来辅助分析病变的良恶性。Kittler 等提出了皮肤镜 ABCD 法的扩展,建议将形态学改变(E)作为第五个参数,患者病史改变的主观证据或客观证据(与皮损基线图像比较)对提高诊断的准确率有意义。以下将对各个标准进行详细解读。

A:不对称性(asymmetry),以两条互呈90°的直线将皮损平分,第一条线尽量以"最对称"的形式将皮损平分,第二条线与之垂直。评估分布在两条线两侧皮损的颜色、结构和轮廓的对称性。病变在两条轴线两侧均对称,得0分;在一条轴线上两侧不对称,得1分;在两条轴线两侧均不对称,得2分。分数为0~2分。

B:边界(border),将皮损边缘平均分为8份,然后评估各个部分的色素性条带在皮损边缘是否清晰、突然中断或逐渐模糊消退。如果8份边缘都清楚、突然中断,得8分;反之,如果8份边界都模糊不清逐渐消退,得0分。分数为0~8分。

C:颜色(color),皮损出现白色、红色、浅褐色、深褐色、蓝灰色和黑色有诊断意义,计数出现的颜色种数。分数为1~6分。

D:皮肤镜结构(dermoscopic structures),计数皮损出现的以下5种结构:色素网、无结构(均质)区、分支状条纹、点和小球(注意:无结构区可为色素减退或沉着;分支状条纹包括伪足、放射状条纹)。分数为1~5分。

$$TDS = (A×1.3)+(B×0.1)+(C×0.5)+(D×0.5)$$

TDS<4.75判断为良性病变;TDS为4.75~5.45为可疑恶性病变,需密切随访或切除活检;TDS>5.45高度怀疑为恶性黑色素瘤。

需要注意的是,ABCD法虽然方便,但也有很多例外情况,比如采用ABCD法分析雀斑样痣时,常被误判为可疑恶性病变,分析含有小球结构的色素痣或有乳头瘤样表面的色素痣时,也常出现假阳性。Spitz痣、蓝痣和先天性色痣等病变,以及位于掌跖、面部和黏膜处的病变也不适用于ABCD法。此外,无黑色素性恶性黑色素瘤和深在的结节型恶性黑色素瘤TDS常<5.45,此时,无关TDS的其他皮肤镜下特征,如出现退行性结构、乳红色区域和不典型血管模式等特征可作为诊断线索。

四、Menzies法

为了简化恶性黑色素瘤的皮肤镜诊断法,让经验不足的检查者也能进行学习和评估,Menzies等于1996年建立了Menzies法(Menzies method),其诊断恶性黑色素瘤的敏感度为92%,特异度为71%。该方法以"有或无"的绝对性判断,减少了不同检查者之间的误差。

被诊断为恶性黑色素瘤的皮损必须不包含2项阴性特征,并包含至少1项阳性特征:

2项阴性特征:

(1)对称的色素性皮损:不要求皮损形状对称,但皮损中所有结构模式均对称,包括沿皮损中央所有轴线的颜色对称。

(2)单一颜色:包括黑色、灰色、蓝色、红色、深褐色和黄褐色,但不包括白色。

9项阳性特征:

(1)蓝白幕(blue-white veil):形状不规则的蓝色污斑,覆盖白色毛玻璃样混浊。组织病理上为真皮中层的黑色素,上方表皮出现致密性角化过度。与蓝痣不同,其并不占据整个病变。蓝白幕见于51%的恶性黑色素瘤,特异度为97%。

(2)多发的褐色点(multiple brown dots):为局灶性、聚集性的褐色点状结构。组织病理上为表皮内(基底层以上)的恶性黑色素瘤细胞。多发的褐色点见于30%的恶性黑色素瘤,特异度为97%。

(3)放射状线(radial streaming):由病变边缘的指样突起组成。这些突起包括色素网或实体肿瘤(更常见)的线性延伸。组织病理上为位于表皮内或表皮-真皮交界的恶性黑色素瘤的融合性放射状瘤巢,一般见于浅表播散型恶性黑色素瘤。放射状结构见于18%的恶性黑色素瘤,特异度为96%。

(4)伪足(pseudopods):为皮损边缘的球形"足样"突起。伪足由色素网或实体色素性肿瘤的边缘发出,形态多样。组织病理上与放射状结构相似。伪足见于23%的侵袭性恶性黑色素瘤,特异度为97%。恶性黑色素瘤中出现的伪足在皮损周边不均匀分布。

(5)瘢痕样色素减退(scar-like depigmentation):为纯白色边界清楚的区域,见于36%的侵袭性恶性黑色素瘤,特异度为93%。瘢痕样色素减退应与良性痣常见的色素减退区相鉴别,前者颜色为纯白色,并且有清楚的不规则状边界。

(6) 外周黑色点/小球(peripheral black dots/globules):在皮损周边或附近的黑色(而非褐色)的点状和小球状结构,但需要与发育不良痣的中央黑色点/小球区别。组织病理学上为角质层的色素聚集,来源于恶性黑色素细胞的 Paget 样播散。外周黑色点/小球见于42%的侵袭性恶性黑色素瘤,特异度为92%。

(7) 多种颜色(multiple colors):在侵袭性恶性黑色素瘤中,黑色素通常存在于角质层至真皮中层的不同水平。由于恶性黑色素瘤的黑色素分布及血管增多,多数恶性黑色素瘤表现出多种颜色。作为重要的阳性特征,在共计6种颜色(红色、黄褐色、深褐色、黑色、灰色及蓝色)中必须至少存在5种。多种颜色(5~6种)见于53%的侵袭性恶性黑色素瘤,特异度为92%。

(8) 多发的蓝灰色点(multiple blue-gray dots):在黑色素细胞源性皮损的退化区域,急性期可出现噬黑色素细胞。通常表现为聚集性的蓝灰色点,称为"胡椒粉样"。大量噬黑色素细胞聚集可形成蓝白幕。多发的蓝灰色点见于45%的侵袭性恶性黑色素瘤,特异度为91%。

(9) 增宽的色素网(broadened network):在黑色素细胞源性皮损中色素网的网格和线条增粗。常呈局灶性,而非均匀分布于整个皮损内。组织病理上为表皮-真皮交界的黑色素细胞巢扩展。见于35%的侵袭性恶性黑色素瘤,特异度为86%。

五、七分列表法

七分列表法(seven-point checklist)是一种基于模式识别的算法,通过鉴别有限的结构来对整个皮损进行量化评分,其中主要标准:①不典型色素网:指皮损内不规则分布的局灶性粗线条的黑色、褐色或蓝白色色素网;②蓝白幕;③不典型血管模式,每项为2分;次要标准:①不规则条纹;②不规则点或小球;③不规则污斑;④退行性结构,每项为1分,将各项得分简单相加,总分≥3分符合恶性黑色素瘤的诊断,反之,<3分则判断皮损为色素痣。

其诊断敏感度为95%,特异度为75%。总的来说,使用七分列表法有82%的恶性黑色素瘤能得到正确诊断。

六、三分测评法

三分测评法(three-point checklist)是专为皮肤镜初学者设计的筛查工具,适用于缺少经验的皮肤镜使用者,其敏感度远高于特异度,可以帮助医师避免漏诊恶性黑色素瘤。其3项标准为:①颜色和结构不对称:即在一条或两条垂直轴线方向颜色和结构不对称;②不典型色素网:指色素网具有不规则的孔洞及粗线条;③蓝白结构:指蓝白幕和退行性结构,即任何形式的蓝色和/或白色。2项或3项阳性即应高度怀疑恶性黑色素瘤,建议进行活检。

七、CASH 法

CASH 法(CASH algorithm)是一种新型的皮肤镜分析方法,其中 C 代表颜色(color),A 代表架构(architecture),S 代表对称性(symmetry),H 代表均质性(homogeneity),其操作相对容易。在一项研究中证实,CASH 法和 ABCD 法、Menzies 法和七分列表法具有相似的敏感度和特异度。

CASH 法引入了一种新的评估元素——架构,一般说来,良性病变的架构相对排列整齐,而恶性黑色素瘤的则架构紊乱。

检查者根据四个评估元素给皮损进行评分,包括颜色数量(1~6分)、架构有序或无序(0~2分)、对称性(0~2分)和均质性(0~7分),然后将各项评分相加得到总分,总分<8分者判断为良性色素痣,≥8分则判断为可疑的恶性黑色素瘤。

(1) 颜色:CASH 法包括6种颜色,即浅褐色、深褐色、黑色、红色、白色和蓝色,在皮损中出现一种颜色计1分,该项分数为1~6分。

(2) 架构:对皮损的架构进行评估时,需要检查者对皮损有序性有一个整体把握,该过程称为"gestalt

（对病变有序性的整体感知）"。架构无或仅轻度紊乱,得 0 分;中度紊乱,得 1 分;重度紊乱,得 2 分。该项分数为 0~2 分。

（3）对称性:方法与 ABCD 法相似,病变在两条轴线两侧均对称,得 0 分;在一条轴线上两侧不对称,得 1 分;在两条轴线两侧均不对称,得 2 分。该项分数为 0~2 分。

（4）均质性:该项是检查者对皮损中特异性皮肤镜结构数量的评估,皮损中每出现 1 种以下列出的结构得 1 分:①色素网（典型或不典型）;②点和小球;③污斑（占皮损总面积 10% 及以上时）;④退行性结构;⑤条纹（包括放射状结构和伪足）;⑥蓝白幕;⑦多形性血管结构（形状和大小不同的血管）。该项分数为 0~7 分。

八、修订的模式分析法

修订的模式分析法（revised version of pattern analysis）是在原模式分析法之上采用皮肤镜描述性术语（而非隐喻性术语）的新形式,适用于描述皮肤镜下的所有结构和特征。原模式分析法涉及大量隐喻性术语,对于初学者尤为困难,且容易发生错误,而将隐喻性术语转换为用固定的基本元素组成的描述性术语后,初学者也能对皮损中出现的模式进行精确地描述,从而基于该描述进行有逻辑地分析,修订的模式分析法正是提出了这样一种思路框架。

构成皮肤镜结构的基本元素包括线、伪足、环、团块和点,由这些基本元素进一步组合成特定的模式。单个基本元素的重复即可构成一种模式,此外,如果没有见到明确的基本元素,则称为"无结构",也可作为一种模式。1~2 次单个基本元素的重复不足以形成一种模式,且某种模式必须占有一个皮损 25% 以上的范围,因此对皮损进行整体扫视时即可探测到。

线的不同排列可以形成 5 种不同的模式,包括网状、分支状、平行、放射状和弯曲状。网状线定义为互相垂直的直线形成的网格状结构;分支状线定义为多条互相成不同角度的直线;彼此不相交的线称为"平行";汇聚于皮损、点或团块中央的直线称为"放射状";如果线不直而弯曲则称为"弯曲状线"。

前述原则也有例外情况:①单个伪足或者两个及以上的放射状线即可构成一种模式;②只要不是由于两个独立皮损互相碰撞而成的网状线,也可构成一种模式。据此,许多术语都可以得到统一简化的表达,如"褐色球状结构"称作褐色团块,"红色腔隙"称作红色团块,"蓝色卵圆巢"称作蓝色团块等。

基本模式可有变异型,实则为形态或基本元素分布上的变异,例如网状线可为粗线或细线,肢端平行线可分布于皮沟、皮嵴或皮沟皮嵴交叉分布。两个或以上的模式的组合也可对称或不对称。

皮肤镜下的颜色是由皮损中所含的角蛋白、黑色素、血液（包括形成痂的血浆）、胶原和异物等共同形成,除了黑色素的颜色受所在表皮或真皮深浅影响较大以外,其他成分的差异较小。为了简化颜色的描述,原则如下:①不去细分褐色、灰色和其他颜色的色度;②颜色的数量仅分为一个或多个两种情况;③如有意义,可仅将颜色分为黑色素主要来源或非黑色素主要来源。

通过对模式和颜色的组合,所有色素性皮损都可以简单、精准、有逻辑且可重复地得到描述。皮肤镜下的诊断应始于对模式和颜色的描述（虽然在实践中描述和分析常常同时进行）,正确的描述非常重要,其目的是用最简单的术语来尽可能地提取与皮损诊断相关的特征信息。

第一步应对皮损的色素模式进行描述。首先要确定模式的数量是一个或是多个,只有一个模式的皮损则进一步考虑其颜色,如果一个皮损只有一种颜色的一个模式,根据定义,其只能为对称的皮损,如果皮损不止一种颜色,则进一步评估其是否对称,然后基于以上信息分析其诊断。有多个模式的皮损也进行相似的分析,首先评估这些模式的组合的对称性,皮损模式越多越不可能对称,对于这些皮损,应首先寻找最具诊断特异性的（而不是最显著的）模式,然后根据模式的特异性进行排序,按照 5 个基本元素的顺序进行逐个分析。例如,有线性模式的皮损应首先分析线性模式的鉴别诊断,只有当没有线性模式时才依次分析环、团块和点的模式。合并有无结构模式的皮损应首先分析合并的其他结构,因为无结构模式是最不特异的。

通过对模式和颜色的评估就可能确定特定诊断,但也可能仅能减少鉴别诊断的个数,在这种情况下,则需要寻找皮损额外的线索,有时模式可能包含线索,比如有偏心区的无结构模式常提示恶性黑色素瘤的诊断,有时线索仅出现于皮损局部,但也能缩小鉴别诊断范围,比如,放射状线在恶性黑色素瘤、Reed痣和基底细胞癌(BCC)中均可见到,如果这些线集中分布或都由同一基底发出则是诊断BCC的线索。然而,线索通常很微弱,有时甚至与诊断相反,此时就需要对线索进行不同的加权来得到最终诊断。一般而言,模式的权重比任一线索更大,皮肤镜分析时最困难之处则是给不同的线索加权以避免过度重视那些不太可靠或有迷惑性的线索,此时使用皮肤镜的经验就显得非常重要。由于每个皮肤镜使用者的性格、培训者、实践风格和地域不同,对同一皮肤镜图像数据的理解也不同,长久以来,每位皮肤镜使用者会形成自己的诊断模式。在修订的模式分析法整体思路框架下,个人经验的使用是被提倡和认同的。

基于修订的模式分析法,目前还总结出了一个较为简单的分析方法,即混乱和线索法,将在后文详述。

九、混乱和线索法

如前述,修订的模式分析法被设计用于以一定的逻辑顺序给予皮损暂定诊断。而混乱和线索法(chaos and clues)则是利用模式分析的方式来指导临床医师决定某色素性皮损是否需要活检,是一种辅助决策的分析方法。

在临床实践中,对患者的所有皮损进行细致的皮肤镜分析是不现实也不必要的。大多数皮损都是良性,且可根据皮肤镜下模式分析来诊断。在日常临床工作中常见的色素性和非色素性良性皮损可被分为5组:良性痣、良性角质形成细胞源性疾病、血管瘤、皮肤纤维瘤和皮脂腺增生,由于这些皮损非常常见,临床医师可在长久的实践锻炼后形成对它们典型变异型的充足辨识能力。

对皮损进行的决策分析主要分为两步。第一步用以判断皮损是否可疑,第二步则用以判断其是否可能是恶性。皮肤镜下的"混乱"是在判断一个色素性皮损是否可疑时最引人注目的因素,综合其他的"危险信号"即可在第一步决定皮损是否可疑。良性皮损倾向于呈现出"对称性",表现为出现可清楚识别的特征性模式,即使可能伴有些许变异,有经验的临床医师在皮肤镜下可通过这些模式轻易辨别出良性痣、脂溢性角化病等。举例子来说,就像我们在日常生活中已充分熟悉了狗和鱼的特征,即使有各种不同种类和亚群,我们仍能辨识出其是狗或是鱼。

"危险信号"是指标志着皮损更为"可疑"的特征,因此出现危险信号即需要对该皮损进行更为详尽的分析。危险信号主要包括:

1. 患者的担心或皮损变化的临床证据 任何患者有顾虑的皮损都应该予以重视,此外,成年患者经监测发现有细微变化的皮损也应进行细致的皮肤镜评估。

2. 临床模式的破坏 恶性皮损常会破坏周围皮肤的正常模式,可能会偶然出现,表现为不规则的颜色或形态并逐渐增大,最后超过周围的良性皮损模式。

3. 皮损变化的皮肤镜证据 外周团块、放射线和伪足都是皮损变化的皮肤镜证据。在青少年患者中,外周团块的出现可能是正常的,但如果其出现于成年患者,则应该予以重视。在中间年龄段患者,则应该以该患者的其他皮损特征作为基准分析。节段性的放射线或伪足在任何年龄段都应被视为危险信号。

4. 皮肤镜下的独特性 即"丑小鸭征",任何皮肤镜下模式和该患者的其他皮损不相同的皮损均应引起怀疑,尤其是在成人患者中出现团块状模式。

若临床和皮肤镜检查发现了上述危险信号,该皮损即应被列为可疑并被谨慎地分析。混乱和线索法在繁忙的临床工作中相对操作简单,并且很容易掌握。此外,该法采用明确定义的几何图形术语来避免了交流时的含混不清(尤其在远程皮肤镜学应用时)。以下为混乱和线索法的简易流程图(图3-1)。

(一)混乱

混乱,指皮肤镜下出现任何模式、颜色的不对称或边界多形性。

不对称模式要求皮损由一个以上的模式(每个模式要求占皮损的20%及以上)构成,且这些模式组合不对称。但是,外周黑色团块/小点和节段性放射线/伪足若在皮损不对称性分布,不需要覆盖皮损20%即已足够证实该皮损混乱。

不对称颜色要求皮损由一个以上颜色(如果分界清楚,浅褐色和深褐色被认为是两种颜色)构成,且这些颜色组合不对称。如果分界清楚,对皮损出现的颜色所覆盖的面积没有要求。

*仍需活检的例外情况:
1. 成人患者出现皮损改变;
2. 结节,或较小(<6mm)皮损(缺乏任何已知的良性皮损形态学表现)出现任何提示恶性的线索;
3. 头颈部皮损(缺乏任何已知的良性皮损形态学表现)出现色素环或皮肤镜下呈灰色;
4. 肢端皮损,出现黑色素沉着的皮嵴平行模式。

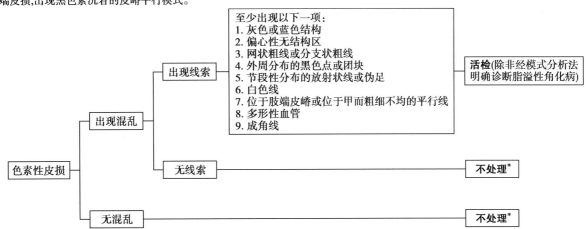

图 3-1　混乱和线索法流程图

首先分析色素性皮损是否出现混乱,若皮损混乱,则进一步判断皮损是否存在一个或多个提示其为恶性的线索,如果出现了至少一个线索,则考虑活检(除非可通过模式分析明确地作出脂溢性角化病的诊断时)。

边界多形性是指皮损边界呈确切且不对称的多种形态。

(二) 线索

1. 灰色或蓝色结构(包括灰色或蓝色无结构区)　灰色对应组织病理学上位于真皮浅层的黑色素,是提示恶性疾病最敏感的线索,常见于原位恶性黑色素瘤、色素性基底细胞癌和色素性鳞状细胞癌。有研究显示,在面部扁平色素性皮损中,灰色的出现对诊断恶性黑色素瘤的敏感度为 95.8%,特异度为 30.6%。蓝色对应组织病理学上真皮深层的黑色素,最常见于黑色素细胞巢和基底细胞癌的肿瘤细胞巢。

2. 偏心性无结构区　为覆盖皮损相当面积、呈偏心性分布、与肤色颜色不同的无结构区,如果呈黑色素的颜色,则应考虑恶性黑色素瘤,若呈粉色,则可能由肿瘤组织中增多的血流造成,如果呈白色,可能与退化后的纤维化有关。

3. 网状粗线　网状粗线线条至少和其围成的孔洞一样粗,多在皮损中呈局灶性分布,本线索特异性地提示恶性黑色素瘤,在色素性皮损中可能与表皮突中丰富的恶性黑色素瘤细胞相对应。网状粗线也常出现于脂溢性角化病中(与含色素的角质形成细胞增殖有关),但在脂溢性角化病中的网状粗线多为广泛分布,结合脂溢性角化病的其他特征不难除外该病。

4. 外周分布的黑色点或团块　组织病理学上与恶性黑色素瘤中色素性 Paget 样黑色素细胞及黑色素细胞巢相对应,因此理论上也特异性地提示恶性黑色素瘤。但在实际情况中,黑色点也常见于色素性基底细胞癌和色素性原位鳞状细胞癌的皮损中,而且有时皮损的灰色也会被当成黑色。作为线索的黑色点和团块应为外周性分布,因为外伤后色素痣也可能出现皮损中央的黑色点。

5. 节段性分布的放射状线或伪足　节段性分布的放射状线可见于全部三种恶性色素性皮损,而伪足特异性出现于恶性黑色素瘤中。在黑色素细胞源性皮损中,这些特征代表着皮损的扩展。在恶性黑色素瘤中,节段性放射状线或伪足多为不对称分布,并由网状线、团块或深浅不一的无结构区延伸而出。

6. 白色线　白色线应该比周围正常皮肤更白,可能仅见于偏振模式(仅见于偏振模式的蓝色线也有相同的意义),或两种模式下均可观察到。仅见于偏振模式的白色线为互相垂直但不交叉的亮白色直线,常见于基底细胞癌,在恶性黑色素瘤和色素性原位鳞状细胞癌中较为少见,此外尚可见于皮肤纤维瘤和 Spitz 痣。

7. 位于肢端皮嵴或位于甲而粗细不均的平行线　为唯一部位限定的线索,需要注意的是,肢端或甲恶性黑色素瘤越长时间不经治疗,就越可能发展出提示恶性黑色素瘤的其他线索。

8. 多形性血管　为提示恶性黑色素瘤和色素性基底细胞癌的线索(但不包括色素性原位鳞状细胞癌)。色素性基底细胞癌多表现出蛇形或蛇形分支状的单一血管结构,但也可出现多形性的线状血管结构,尤其在下肢皮损中。点状血管在色素性基底细胞癌中不常见,但出现溃疡或相关角化现象的皮损可出现包括呈放射状排列的襻状血管和点状血管在内的多形性血管结构。在恶性黑色素瘤中,多形性血管结构可包括在隆起部位的多种线状血管,以及斑片部位的点状和线状血管结构。色素性原位鳞状细胞癌多表现为单一形态的盘绕状血管,有时经放大和视觉效应被判断为点状血管。

9. 成角线　指相互成角90°及以上的直线,不相交、分支或呈网状,但可形成多边形结构。该线索在混乱的皮损中为提示恶性黑色素瘤的有用线索,但也少见于色素性基底细胞癌。

（三）例外情况

研究显示混乱和线索法诊断敏感度为90.6%(基底细胞癌98.5%,鳞状细胞癌86.5%,恶性黑色素瘤79.3%),诊断所有类型的恶性黑色素瘤特异度为62.7%。为了让敏感度进一步提高以接近100%,以下例外情况(即使皮损不混乱),也应该考虑活检:

1. 成人患者出现皮损改变,包括皮损改变的病史、皮损于长期监测中发生改变或出现皮肤镜下改变的线索,如外周团块或放射线/伪足。

2. 结节,或较小(<6mm)皮损(缺乏任何已知的良性皮损形态学表现)出现任何提示恶性的线索。

3. 头颈部皮损(缺乏任何已知的良性皮损形态学表现)出现色素环或皮肤镜下呈灰色。

4. 肢端皮损,出现黑色素沉着的皮嵴平行模式。

十、TADA 法

TADA 是 the triage amalgamated dermoscopy algorithm(即分类合并皮肤镜法)的首字母简写,TADA 法可用于指导针对皮肤恶性肿瘤的决策选择。研究显示 TADA 法识别皮肤恶性肿瘤的敏感度为94%,特异度为72%。

要应用 TADA 法,检查者需要熟悉以下结构、特征或概念:

1. 脂溢性角化病、皮肤纤维瘤和血管瘤的临床和皮肤镜特征。

2. 颜色和结构的规则或不规则分布模式。皮损的颜色和结构分布紊乱度低考虑为规则,反之,若颜色和结构分布不对称、混乱或随机则考虑为不规则。

3. 星爆状模式。

4. 蓝黑色或灰色。

5. 亮白结构(需在皮肤镜偏振光模式下观察)。

6. 负性色素网。

7. 任何血管结构或溃疡。

以下为 TADA 法的简易流程图(图 3-2)。

（一）TADA 法第一步

检查者需要明确诊断出脂溢性角化病、皮肤纤维瘤和血管瘤,此外,经验丰富的检查者也可识别出其他较少见的良性皮损,如皮脂腺增生、透明细胞棘皮瘤和皮内痣。如果皮损被判断为明确的良性疾病,则可消除患者的顾虑,也不必进行进一步评估。如果皮损未出现上述疾病的典型模式,则进入 TADA 法第二步继续分析。

（二）TADA 法第二步

检查者需要判断皮损模式为规则或不规则。若模式不规则,该皮损应引起高度怀疑,进一步可行活检或转诊至专家处处理,皮肤镜下的不对称被认为是辅助判断良恶性最重要、重复性最高的特征。若皮损模式规则,则进入 TADA 法第三步继续分析。

（三）TADA 法第三步

综上所述,进入第三步分析的皮损为未能明确诊断为良性疾病而皮肤镜下表现出规则模式的皮损。第三步被设计来确保不漏诊皮肤镜下表现为规则模式的皮肤恶性肿瘤,帮助判断的特征包括:

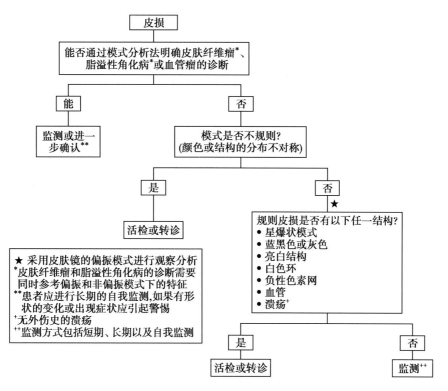

图 3-2　TADA 法流程图

1. 星爆状模式　所有出现星爆状模式的皮损(多见于 Spitz/Reed 痣,偶可出现于恶性黑色素瘤中)均应考虑可疑,尤其是老年患者。

2. 蓝黑色或灰色　皮肤镜下规则分布的蓝黑色应考虑结节型恶性黑色素瘤,灰色也是皮肤恶性肿瘤的重要线索。

3. 亮白结构或负性色素网　亮白结构包括白色线、亮白色斑和条纹以及仅见于偏振模式下的玫瑰花瓣征。亮白结构和负性色素网即使出现于规则模式也提示恶性可能。

4. 血管结构或溃疡　对称性皮损出现血管结构,如点状血管、蛇形血管、肾小球形血管、乳红色小球或分支状血管应警惕恶性肿瘤可能。最后,任何出现溃疡的皮损也应怀疑恶性疾病。

此外,成人患者掌跖部位的皮损出现皮嵴平行模式或出现改变也应引起重视。

十一、无色素皮损预测法

无色素皮损预测法(prediction without pigment)适用于无色素沉着证据的皮损,皮损必须不含有褐色或灰色。若出现黑色、紫色或蓝色,则一定为血管源性而非黑色素源性,虽然前者常仅与红色相关。

无色素皮损的皮肤镜评估往往更具挑战,但应该明白在评估血管线索之前,仍有有用而明确的线索可供辅助判断,因而在无色素皮损中也形成了类似于在色素性皮损中应用的混乱和线索法的分析方法。即,无色素皮损预测法是利用模式分析以一定的逻辑顺序来指导临床医师该皮损是否需要活检。

如混乱和线索法一节所述,良性痣(无色素亚型)、良性角质形成细胞源性疾病(包括病毒疣和光化性角化病)、血管瘤、皮肤纤维瘤和皮脂腺增生这 5 组疾病在临床工作中十分常见,有经验的临床医师可通过模式识别迅速诊断。此外,在无色素皮损中,同样情况的也包括良性囊肿性疾病。恶性疾病,如基底细胞癌,也可由模式识别所诊断,但相对来说,发病率较高的良性疾病的模式识别方法对于皮肤镜检查者来说更容易掌握。

无色素性皮损依然有相应的"危险信号",与色素性皮损类似,包括患者的担心或皮损变化的临床证据以及临床模式的破坏。

溃疡在基底细胞癌中十分常见,因此其是无色素皮损预测法首先需要评估的表现。

其次,在皮肤镜偏振或非偏振模式下白色线的出现是提示恶性色素性皮损的线索,而同时也是这些疾病无色素亚型的有用线索,因此,在评估溃疡之后即对白色线进行评估。

有研究显示,对于隆起性非色素性皮损的评估而言,作为皮表角质线索的白色无结构区和白色环比血管结构有更好的提示意义,因此对这些线索的评估优先于血管结构。

以下是无色素皮损预测法的简易流程图(图3-3)。

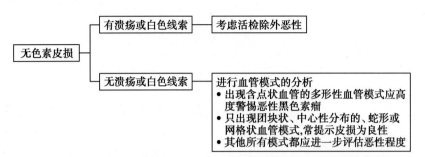

白色线索:白色线或在隆起无色素皮损中的表面角质、白色无结构区或白色环
只出现团块状血管模式不包括在(红色或紫色)团块中存在任何血管的情况
只出现中心性分布的血管模式的血管周围应该为呈正常皮肤颜色的团块

图 3-3　无色素皮损预测法流程图

（一）无色素皮损预测法第一步:是否有溃疡

外伤引起的溃疡应排除在外,另外,如果肉眼即可观察到溃疡,更应该进行皮肤镜检查,因为可能观察到其他的恶性线索。而且,对于微小溃疡而言,皮肤镜可观察到渗出液黏着细小的衣物纤维或环境中的其他物质,如毛发,能作为肉眼难以辨别的溃疡的提示。此外,皮肤镜下还可观察到继发于溃疡的其他可能提示皮损为恶性的特征,如血管增生和皮表角质白色环等。

（二）无色素皮损预测法第二步:是否有"白色"线索

"白色"线索定义为:①无色素皮损中的白色线;②隆起无色素皮损中的表面角质(临床或皮肤镜下)、白色无结构区(皮肤镜下)或白色环(皮肤镜下)。仅在偏振模式下可见的互相垂直的白色直线是无色素性皮损最常见的白色线,尤其在基底细胞癌中,此外还可见于鳞状细胞癌和扁平苔藓样角化病,为了构成诊断,常需结合血管特征。其他可见白色线的良性皮损,如皮肤纤维瘤和Spitz痣,在无色素性皮损中多不考虑,况且,无论患者年龄,考虑Spitz痣的皮损都应切除活检以获得与Spitz样恶性黑色素瘤相鉴别的组织病理学证据。相似地,仅在偏振模式下可见的白色线还见于无色素性恶性黑色素瘤中,此时血管结构常可辅助鉴别基底细胞癌和恶性黑色素瘤,后者常表现为包括点状血管在内的多形性血管模式。瘢痕组织中也有仅在偏振模式下可见的白色线,如冷冻治疗、刮除术后的瘢痕,因此结合患者的临床资料是必要的。隆起皮损定义为有外观上或触诊明确的隆起的皮损,光线性角化病可能有表面角质但这些皮损本身并不隆起,因此并不会被预测为侵袭性的恶性肿瘤,而适合非手术治疗,不必行活检。相似地,扁平的角质性皮损一般不会出现白色无结构区,如鳞状细胞癌/角化棘皮瘤的白色区域对应组织病理学上高度角质化鳞状细胞的显著棘层肥厚,如果有这样的改变,皮损不会扁平。若于隆起皮损出现表面角质、白色无结构区或白色环这三种中任一线索,即应怀疑鳞状细胞癌或角化棘皮瘤的诊断而考虑活检,其中,白色环最有意义,有研究显示其诊断鳞状细胞癌或角化棘皮瘤的特异度达87%,该研究的病例系列中近一半(44%)的鳞状细胞癌或角化棘皮瘤皮损出现了白色环。

（三）无色素皮损预测法第三步:皮损的血管模式是否符合恶性疾病特点

无色素皮损既没有溃疡又不出现白色线索时分析血管模式才是必要的,如果前两步中有阳性发现,血管模式可作为补充特征辅助分析,而不能阻碍决策是否活检。

修订的模式分析法定义了8种血管结构(点状、团块、线状、襻状、弯曲的、蛇形、螺旋状和盘绕状)和8种血管分布模式(随机、簇集状、匍行状、线状、中心点、放射状、网格状和树枝状)。

其中,下列4种血管模式出现于无色素皮损符合良性疾病特点:

1. 只出现红色、紫色和/或蓝色团块状血管模式　在明确稳定的皮损中与血管瘤的诊断相符。然而，血管瘤出现线状血管也并不少见，所以皮损的临床资料若有可疑提示，比如近期皮损有变化，无论皮肤镜表现如何，仍应考虑活检，而且在这样的情况下，线状血管的出现更增加了可疑性。明确的是，任何明确的血管瘤若在红色或紫色团块中见到任何血管都应被切除。

2. 只出现中心性分布的血管　在明确稳定的皮损中与病毒疣、先天性痣和脂溢性角化病的诊断相符。需要注意的是，血管周围的背景颜色不应为暗粉色或红色（见于一些结节型恶性黑色素瘤），粉色背景可能因为过度的压力而褪为肤色，这种情况下应该以临床所见的粉色为准。

3. 只出现蛇形血管　与透明细胞棘皮瘤的诊断相符。

4. 只出现网格状血管　常见于日光损伤的皮肤和持久斑疹性毛细血管扩张症（一种皮肤肥大细胞增生症）。

在可疑皮损中出现任何其他的血管模式都应考虑活检。任何出现含有点状血管的多形性血管模式以及线状分布血管的皮损都应怀疑恶性黑色素瘤。但应注意的是，首先要除外脂溢性角化病和皮内痣，因为以上血管模式在这些皮损中并不少见。此外，恶性黑色素瘤中的点状血管常常为独立的模式，而不只是零星分布在线状血管中。

十二、色盘法

Orit Markowitz 在其著作 *A Practical Guide To Dermoscopy* 中提出，虽然两步法作为一种应用成熟的诊断方法具有不可替代的作用，但其仍不能适用于所有患者或所有皮损，且在不同病变有重复皮肤镜表现的情况下，两步法的第一步较难作出判断。因此，他提出皮肤镜诊断的色盘（color wheel）法，该方法并不强调区分皮损为黑色素细胞源性或非黑色素细胞源性，甚至不强调皮损的最终诊断，作为传统的模式分析法的补充，其更加注重于解决"该皮损是否需要活检来排除恶性病变"这个实际问题，该方法对于早期识别恶性皮损尤为有用，尤其是在缺乏皮肤镜下可识别模式的无色素性恶性黑色素瘤皮损中。

应用色盘法做出判断主要依赖四大特征：临床病史、皮损的颜色、皮损是否隆起，以及必要时进行皮损的皮肤镜下模式识别。

对于患者的临床病史，皮肤科医师需要采集的信息包括但不限于以下几个方面：

1. 患者的年龄和性别。

2. 患者的皮肤类型

（1）总是被晒伤，从不被晒黑；

（2）总是被晒伤，有时被晒黑；

（3）有时被晒伤，总是被晒黑；

（4）从不被晒伤，总是被晒黑；

（5）浅色素性皮肤；

（6）深色素性皮肤。

3. 患者的日晒暴露史。

4. 皮肤科医师评估时的第一印象　该皮损和其周围的皮损相比较起来如何？有什么不同？是更大、更小、不对称还是对称？该皮损在哪个部位？是在头面部、躯干部还是肢体末端？应注意需要尤为怀疑的皮损不一定是颜色最深或最不美观的皮损，而应该是与周围皮损显著不同的皮损（即所谓的"丑小鸭征"）。

在病史采集结束之后，便可进一步应用色盘法对患者的皮损进行分析判断。分析的步骤为：

第一步评估：该皮损是平坦的还是隆起的？

第二步评估：肉眼观察下，皮损的颜色？（一般不超过两种颜色）

第三步评估：皮肤镜视野下，皮损的颜色？

第四步评估：是否需要进一步进行模式识别？该皮损表现出恶性还是良性的皮肤镜模式？

在评估完前三步之后，可能的鉴别诊断就已缩小至一个较窄的范围，如果仍不能做出皮损是否需要活检的判断,则可进一步利用皮肤镜下的模式和结构来辅助决策。

色盘法将临床颜色(clinical color)和皮肤镜颜色(dermoscopic color)分作两个色盘,色盘上每种颜色对应该颜色皮损可能的诊断,分别找出并比对病变在两个色盘上对应的诊断,找出互相契合的疾病,便可作为判断该皮损是否需要活检的依据。

1. 临床颜色色盘

(1) 褐色/黑色:恶性黑色素瘤、墨点状黑子、脂溢性角化病、色素型 Bowen 病、皮肤纤维瘤、良性痣。

(2) 浅褐色:恶性黑色素瘤、黑子、脂溢性角化病、色素型 Bowen 病、皮肤纤维瘤、良性痣。

(3) 紫色:血管角皮瘤、扁平苔藓样角化病。

(4) 红色:血管瘤。

(5) 粉色/透明:无色素性恶性黑色素瘤、鳞状细胞癌、基底细胞癌、汗孔角化症、囊肿/粉刺、皮肤纤维瘤、良性痣、透明细胞棘皮瘤、皮脂腺增生、Spitz 痣。

2. 皮肤镜颜色色盘

(1) 蓝色/灰色/黑色:扁平苔藓样角化病、恶性黑色素瘤、基底细胞癌、先天性色痣、蓝痣、墨点状黑子、脂溢性角化病、血痂、血管角皮瘤。

(2) 褐色:皮肤纤维瘤、良性痣、黑子、脂溢性角化病、恶性黑色素瘤、良性痣、色素型 Bowen 病。

(3) 黄色:脂溢性角化病、囊肿/粉刺、皮脂腺增生、恶性糜烂、鳞状细胞癌、基底细胞癌。

(4) 红色:血管瘤、血管角皮瘤、恶性黑色素瘤的血管模式、鳞状细胞癌、汗孔角化症、透明细胞棘皮瘤、基底细胞癌、皮肤纤维瘤、良性痣、脂溢性角化病、Spitz 痣。

例如,患者皮损平坦,临床颜色为粉色/透明,皮肤镜颜色为红色,且在皮肤镜下可见血管模式,以下我们将用色盘法进行逐步分析:

通过临床颜色色盘中的粉色/透明和皮肤镜颜色色盘中的红色进行比对,我们判断出三种符合的恶性病变:鳞状细胞癌、基底细胞癌、+/-汗孔角化症。

符合的良性病变包括:汗孔角化症、透明细胞棘皮瘤、扁平苔藓样角化病/刺激性脂溢性角化病、+/-汗孔角化症。汗孔角化症虽被认为是良性病变,但因为鳞状细胞癌可能在其皮损之上发生,常以癌前病变处理,比如活检或切除。

由于皮损平坦,我们不考虑皮肤纤维瘤和皮内痣的诊断。

此后,评估的第四步,我们认为该皮损需要进行模式识别。在我们列出的鉴别诊断中,基底细胞癌和鳞状细胞癌都有自己特异性的皮肤镜模式,明显不同于扁平苔藓样角化病等良性病变在皮肤镜下的弥漫性非特异性炎性表现,也不同于透明细胞棘皮瘤等良性病变所有的特异性良性模式(如透明细胞棘皮瘤呈串珠样或蜿行状排列的点状血管)。此外,汗孔角化症在皮肤镜下可见鳞屑的双环样结构,如果双环中央可见弥漫的红色点状或球状血管模式,则与鳞状细胞癌相似。据此,我们就可以判断该皮损是否需要进行活检。

十三、皮肤镜在非肿瘤性皮肤病中的应用

如前所述,皮肤镜最早的适应证为色素性皮肤肿瘤的在体无创辅助诊断,随着研究的不断深入和皮肤镜技术的不断发展,皮肤镜已被推广用于越来越多的领域,如红斑鳞屑性皮肤病、血管性疾病、感染性疾病、毛发和甲病等。在皮肤镜下所呈现的结构和模式能为肉眼难以鉴别的皮损提供重要的诊断线索。

在非肿瘤性皮肤病中应用皮肤镜,要特别注意观察以下几点:

1. 血管的形态和分布。

2. 鳞屑的颜色和分布。

3. 毛囊结构的异常。

4. 其他结构,包括颜色和形态。

5. 某些皮肤病特异性的皮肤镜特征。

此外，虽然有部分非肿瘤性皮肤病在皮肤镜下有特异性的表现，但大多数皮肤病在皮肤镜下所呈现出的非特异性结构只有在和患者的临床信息（如病史、皮损数目、位置、分布和肉眼下的形态等）结合分析才有诊断价值，也只有这样才能真正优化非肿瘤性皮肤病诊断的准确率。

还需要注意的是在评估皮损时检查设备的选择。因为传统的非偏振光接触式皮肤镜可能影响对皮损血管（由于对皮损的压迫）和鳞屑（使用液体浸润时）的观察，通常优先选择偏振光皮肤镜，但某些特征则在非偏振光皮肤镜下显示更好（比如粉刺样开口、粟粒样囊肿等），灵活运用两种皮肤镜模式，可以更大限度地提高诊断准确率。

Enzo Errichetti 等回顾了目前在非肿瘤性皮肤病中应用的文献，并对临床表现相似的多组疾病进行了皮肤镜鉴别诊断的思路分析（表 3-1～表 3-13）。

表 3-1 以红斑、鳞屑、斑片及斑块为主要表现的皮肤病

疾病	皮肤镜表现
斑块型银屑病	①白色鳞屑 ②在浅红色或暗红色背景中对称规则分布的点状血管
湿疹样皮炎	①黄色浆液性痂（急性渗出期更常见） ②斑片状分布的点状血管（慢性期和苔藓样变更常见）
玫瑰糠疹	①边缘分布的白色鳞屑（"领圈征"） ②不规则或斑片状分布的点状血管
蕈样肉芽肿	①橘黄色斑片状区域 ②线状血管，伴或不伴点状血管（"精子样"结构）
亚急性皮肤型红斑狼疮	①白色鳞屑 ②多种血管模式（在点状、不规则线状、线状和分支状血管中至少出现两种）

表 3-2 丘疹鳞屑性皮肤病

疾病	皮肤镜表现
扁平苔藓	Wickham 纹（白色网状条纹）
丘疹鳞屑型结节病	见"面部炎症性皮肤病"
玫瑰糠疹	见"以红斑、鳞屑、斑片及斑块为主要表现的皮肤病"
点滴状银屑病	弥漫分布的点状血管
慢性苔藓样糠疹	①非点状血管 ②局灶分布的点状血管 ③橘黄色无结构区
经典型毛发红糠疹	①圆形或卵圆形黄色区，由点状或线状血管围绕 ②中央角栓
播散性汗孔角化症	外周出现"角质板层"结构
皮肤淋巴瘤样丘疹病	①弥漫性的迂曲不规则（低倍镜下为点状）血管（早期病变） ②中央白色-黄色（角化过度皮损）或褐色-灰色（坏死皮损）无结构区
慢性丘疹鳞屑型移植物抗宿主病（GVHD）	①白色鳞屑 ②点状和线状血管
血管萎缩性皮肤异色病	①少许白色鳞屑 ②红色/橘黄色背景上模糊的分支状血管
Grover 病、Darier 病和 BRAF 抑制剂诱导的棘层松解症	中央星形/多边形/圆形-卵圆形的褐色区域，被白色晕围绕（Grover 病也可表现为红色-黄色背景上覆盖白色鳞屑）

表 3-3 面部炎症性皮肤病

疾病	皮肤镜表现
玫瑰痤疮	线状血管排列成多角形网格状
脂溢性皮炎	①斑片状分布的点状血管 ②细小的黄色鳞屑
盘状红斑狼疮	①毛囊周围白色晕(早期病变) ②毛囊角栓、点状血管(早期病变) ③白色鳞屑(早期病变) ④白色无结构区(晚期病变) ⑤模糊的线状至分支状血管(晚期病变)
结节病、皮肤利什曼病和寻常疮	①弥漫性或局灶性的橘黄色无结构区 ②线状或分支状血管局灶性分布
面部肉芽肿	①扩张的毛囊开口 ②线状至分支状血管
蠕形螨病	①"蠕形螨尾征"(奶油色/白色胶状线样,为放大的从毛囊口伸出的疥螨) ②"蠕形螨毛囊开口"(表现为圆形粗大的毛囊开口,含有浅褐色/灰色的角栓,周围有红色晕围绕)

表 3-4 获得性角化病

疾病	皮肤镜表现
掌跖银屑病	弥漫性白色鳞屑
手部湿疹	①褐色-橘黄色点状或小球状血管 ②黄色鳞屑/痂
蕈样肉芽肿所致角化病	白色至粉色背景上覆盖相对较大的琥珀色鳞屑
毛发红糠疹所致角化病	斑片状分布的橘黄色均质无结构区
手癣	主要分布于皮肤皱褶处的白色鳞屑
掌跖扁平苔藓	黄色圆形区域,常有外周放射状突起
水源性掌跖角化病	①黄白色边界清楚的球状结构 ②汗腺导管开口增大

表 3-5 硬化萎缩性皮肤病

疾病	皮肤镜表现
硬斑病	纤维束
硬化萎缩性苔藓	①"粉刺样开口" ②白色斑片
类脂质渐进性坏死	①橘黄色/粉白色背景 ②逗号状血管(早期病变)、网格状/发夹样血管(病变进一步发展),或长分支状和集中迂曲状血管(晚期病变)

表 3-6　色素减退性斑疹样皮肤病

疾病	皮肤镜表现
外阴外点滴状硬化萎缩性苔藓	见"硬化-萎缩性皮肤病"
色素减退性花斑癣	边界清楚的白色区,皮沟内可见细小鳞屑
点滴状白癜风	①边界清楚的显著或发亮的白色区 ②毛囊周围色素沉着
特发性点滴状色素减少症	①"多云天空样"模式(由多个小区域联合成不规则/多环形的斑疹,伴有多个边界清楚或模糊的白色阴影,围绕有斑片状色素沉着网) ②"云状"模式(由边界清楚或模糊的圆形白色均质区形成,围绕有斑片状色素沉着网)
进行性斑状色素减少症	边界模糊的白色区,无鳞屑
炎症后色素减退	原皮损的典型皮肤镜下表现

表 3-7　色素沉着性斑丘疹样皮肤病

疾病	皮肤镜表现
花斑癣	①细小的白色鳞屑 ②由褐色,条带组成的色素网或褐色,色素沉着
色素性扁平苔藓	①弥漫性褐色色素沉着无结构区 ②细小/粗大的蓝灰色/褐色的点或球
融合性网状乳头瘤病(Gougerot-Carteaud 综合征)	①细小的白色鳞屑 ②褐色"鹅卵石样"或"沟嵴样"模式
Dowling-Degos 病	褐色星形区/中央色素减退伴不规则褐色突起
火激红斑(色素沉着期)	①弥漫性褐色色素沉着 ②毛细血管扩张 ③白色鳞屑
斑状和苔藓样淀粉样变病	白色或褐色中心点,围绕有不同形态的褐色色素区(苔藓样淀粉样变病的中心点可替换为瘢痕样区)
摩擦性黑变病	褐色无结构区呈网状排列
硬土样皮病(terra firma-forme dermatosis,TFFD)	大的多边形板状褐色鳞屑,呈马赛克样排列
色素性荨麻疹	浅褐色均质污点和/或色素网
持久性发疹性斑状毛细血管扩张症	红色或褐色基底上的网状血管

表 3-8　瘙痒性丘疹结节性皮肤病

疾病	皮肤镜表现
肥厚性扁平苔藓	①波纹样表面 ②粉刺样结构 ③圆形角质结构(角珠)
结节性痒疹	白色星爆状模式
结节性疥疮	①疥螨(滑翔伞征) ②隧道(形似喷气飞机伴凝结尾)
获得性穿通性皮肤病	由不同成分和颜色组成的"三同心区"模式(如中央圆形褐色-绿色/黄色-褐色无结构区,周围由白色领圈状角质增厚和红色晕围绕)

表 3-9 红皮病

疾病	皮肤镜表现
红皮病型银屑病	①弥漫性分布的白色鳞屑 ②规则分布的点状/球状血管
红皮病型特应性皮炎	①黄色鳞屑/浆液性痂 ②片状分布的点状血管
红皮病型蕈样肉芽肿	线状血管(包括精子样血管)和点状血管
红皮病型毛发红糠疹	①橘黄色污斑 ②非红斑的正常皮岛显示网状血管
红皮病型疥疮	位于白色无结构波浪线末端的深褐色三角形结构(形似带有凝结尾的三角翼喷气式飞机)

表 3-10 非感染性龟头炎-凯拉增生性红斑

疾病	皮肤镜表现
浆细胞性龟头炎	①局灶性/弥漫性橘黄色无结构区 ②相当集中的弯曲状血管(包括蛇形、卷曲状和高脚杯形)
银屑病性龟头炎	规则分布的点状/球状血管
脂溢性皮炎和非特异性龟头炎	模糊的不规则线状非特异性血管
凯拉增生性红斑	分散的球状血管

表 3-11 炎症性瘢痕性脱发

疾病	皮肤镜表现
盘状红斑狼疮	①毛囊角栓,粗大的分支状血管和红点征(急性期皮损) ②由黄色点状结构发出的细的分支状血管(晚期皮损) ③白色区和分支状血管(迁延性皮损)
毛发扁平苔藓	毛囊周围鳞屑
前额纤维性脱发	①较小的毛囊周围鳞屑 ②孤发/明显的毛囊口但只见一根毛发
秃发性毛囊炎	①毛囊脓疱 ②黄色分泌物/痂 ③包含多于 10 根毛干的毛发簇

表 3-12 非瘢痕性脱发

疾病	皮肤镜表现
斑秃	①黑点征,小感叹号发,断发,毛发尖端变细,念珠状发和结节性脆发病样改变(急性期) ②规则黄点(非活跃期皮损) ③环形和/或猪尾状发(重新生长期)
拔毛癖	①毛发断裂于不同长度 ②短的分叉样毛发 ③其他:不规则圈状发、无定形毛发残留物、黑点、火焰状发、郁金香样发和 V 型征(由同一毛囊中的两根以上毛发在相同水平断裂而成)
雄激素性脱发	①毛干粗细不一 ②细小毫毛比例增多(大于毛发量 10%)
休止期脱发	无其他疾病的典型特征(常见但不特异的表现包括出现空毛囊,大量毛囊口但只见一根毛发,毛囊周围色素减退,垂直新生发、进行性毛发变细;重要的是,在前额部到枕部无明显不同,可以与雄激素性脱发相鉴别)

表 3-13　头皮鳞屑性疾病

疾病	皮肤镜表现
头癣	"逗号状"发、"螺旋状"发、"锯齿状"发和"摩斯密码"状发
头皮银屑病	①点状/球状血管 ②印戒样环状血管、红色圈、白色鳞屑、点状出血及隐藏发(特异度较低)
脂溢性皮炎	①分支状血管 ②黄色鳞屑,红色无结构区,蜂窝状色素网和逗号状血管(特异度较低)
石棉状糠疹	一簇毛发旁紧邻的白色致密角化物(石棉状鳞屑)

参考文献

［1］ ARGENZIANO G,SOYER H,CHIMENTI S,et al. Dermoscopy of pigmented skin lesions:results of a consensus meeting via the Internet[J]. J Am Acad Dermatol,2003,48(5):679-693.

［2］ SCOPE A,BENVENUTO-ANDRADE C,AGERO A L,et al. Nonmelanocytic lesions defying the two-step dermoscopy algorithm[J]. Dermatol Surg,2006,32(11):1398-1406.

［3］ MARGHOOB A A,BRAUN R. Proposal for a revised 2-step algorithm for the classification of lesions of the skin using dermoscopy[J]. Arch dermatol,2010,146(4):426-428.

［4］ AGERO A,TALIERCIO S,DUSZA S,et al. Conventional and polarized dermoscopy features of dermatofibroma[J]. Arch Dermatol,2006,142(11):1431-1437.

［5］ MENZIES S,WESTERHOFF K,RABINOVITZ H,et al. Surface microscopy of pigmented basal cell carcinoma[J]. Arch Dermatol,2000,136(8):1012-1016.

［6］ AHLGRIMM-SIESS V,CAO T,OLIVIERO M,et al. Seborrheic keratosis:reflectance confocal microscopy features and correlation with dermoscopy[J]. J Am Acad Dermatol,2013,69(1):120-126.

［7］ BRAUN R,RABINOVITZ H,KRISCHER J,et al. Dermoscopy of pigmented seborrheic keratosis:a morphological study[J]. Arch Dermatol,2002,138(12):1556-1560.

［8］ STRICKLIN S,STOECKER W,OLIVIERO M,et al. Cloudy and starry milia-like cysts:how well do they distinguish seborrheic keratoses from malignant melanomas? [J]. J Eur Acad Dermatol Venereol,2011,25(10):1222-1224.

［9］ ZALAUDEK I,ARGENZIANO G. Dermoscopy of actinic keratosis,intraepidermal carcinoma and squamous cell carcinoma[J]. Current Prob Dermatol,2015,46:70-76.

［10］ MORALES A,PUIG S,MALVEHY J,et al. Dermoscopy of molluscum contagiosum[J]. Arch Dermatol,2005,141(12):1644.

［11］ ZABALLOS P,ARA M,PUIG S,et al. Dermoscopy of sebaceous hyperplasia[J]. Arch Dermatol,2005,141(6):808.

［12］ MENZIES S W,KREUSCH J,BYTH K,et al. Dermoscopic evaluation of amelanotic and hypomelanotic melanoma[J]. Arch Dermatol,2008,144(9):1120-1127.

［13］ BRAUN R P,RABINOVITZ H,OLIVIERO M,et al. Dermoscopic diagnosis of seborrheic keratosis[J]. Clin Dermatol,2002,20(3):270-272.

［14］ ARGENZIANO G,ZALAUDEK I,FERRARA G,et al. Dermoscopy features of melanoma incognito:Indications for biopsy[J]. J Am Acad Dermatol,2007,56(3):508-513.

［15］ PUIG S,ARGENZIANO G,ZALAUDEK I,et al. Melanomas that failed dermoscopic detection:a combined clinicodermoscopic approach for not missing melanoma[J]. Dermatol Surg,2007,33(10):1262-1273.

［16］ ANNESSI G,BONO R,SAMPOGNA F,et al. Sensitivity,specificity,and diagnostic accuracy of three dermoscopic algorithmic methods in the diagnosis of doubtful melanocytic lesions:the importance of light brown structureless areas in differentiating atypical melanocytic nevi from thin melanomas[J]. J Am Acad Dermatol,2007,56(5):759-767.

［17］ CARLI P,QUERCIOLI E,SESTINI S,et al. Pattern analysis,not simplified algorithms,is the most reliable method for teaching dermoscopy for melanoma diagnosis to residents in dermatology[J]. Br J Dermatol,2003,151(2):981-984.

［18］ NACHBAR F,STOLZ W,MERKLE T,et al. The ABCD rule of dermatoscopy[J]. J Am Acad Dermatol,1994,30(4):551-559.

［19］ BINDER M,KITTLER H,STEINER A,et al. Reevaluation of the ABCD rule for epiluminescence microscopy[J]. J Am Acad

Dermatol,1999,40(2):171-176.

[20] DOLIANITIS C,KELLY J,WOLFE R,et al. Comparative performance of 4 dermoscopic algorithms by nonexperts for the diagnosis of melanocytic lesions[J]. Arch Dermatol,2005,141(8):1008-1014.

[21] KITTLER H,SELTENHEIM M,DAWID M,et al. Morphologic changes of pigmented skin lesions:a useful extension of the ABCD rule for dermatoscopy[J]. J Am Acad Dermatol,1999,40(4):558-562.

[22] MENZIES S W,INGVAR C,CROTTY K A,et al. Frequency and morphologic characteristics of invasive melanomas lacking specific surface microscopic features[J]. Arch Dermatol,1996,132(10):1178-1182.

[23] ARGENZIANO G,FABBROCINI G,CARLI P,et al. Epiluminescence Microscopy for the Diagnosis of Doubtful Melanocytic Skin Lesions:Comparison of the ABCD Rule of Dermatoscopy and a New 7-Point Checklist Based on Pattern Analysis[J]. Arch Dermatol,1998,134(12):1563-1570.

[24] SOYER H P,ARGENZIANO G,ZALAUDEK I,et al. Three-point checklist ofdermoscopy. A new screening method for early detection of melanoma[J]. Dermatology,2004,208(1):27-31.

[25] PETERSOYER H. 皮肤镜临床应用[M]. 2版. 李航,门月华,李薇薇,译. 北京:人民军医出版社,2012.

[26] HENNING J,STEIN J A,YEUNG J,et al. Cash algorithm for dermoscopy revisited[J]. Arch Dermatol,2008,144(4):554-555.

[27] ROSENDAHL C,CAMERON A,MCCOLL I,et al. Dermatoscopy in routine practice-'chaos and clues'[J]. Austr Family Phys,2012,41(7):482-487.

[28] TSCHANDL P,ROSENDAHL C,KITTLER H. Dermatoscopy of flat pigmented facial lesions[J]. J Eur Acad Dermatol Venereol,2015,29(1):120-127.

[29] ROGERS T,MARINO M L,DUSZA S W,et al. A Clinical Aid for Detecting Skin Cancer:The Triage Amalgamated Dermoscopic Algorithm(TADA)[J]. J Am Board Family Med,2016,29(6):694-701.

[30] ROGERS T,MARINO M,DUSZA S W,et al. Triage amalgamated dermoscopic algorithm(TADA) for skin cancer screening[J]. Dermatol Pract Concep,2017,7(2):39-46.

[31] CARRERA C,MARCHETTI M A,DUSZA S W,et al. Validity and Reliability of Dermoscopic Criteria Used to Differentiate Nevi From Melanoma:A Web-Based International Dermoscopy Society Study[J]. JAMA Dermatol,2016,152(7):798-806.

[32] ARGENZIANO G,LONGO C,CAMERON A,et al. Blue-black rule:a simple dermoscopic clue to recognize pigmented nodular melanoma[J]. British J Dermatol,2011,165(6):1251-1255.

[33] BRAUN R P,GAIDE O,OLIVIERO M,et al. The significance of multiple blue-grey dots(granularity)for the dermoscopic diagnosis of melanoma[J]. British J Dermatol,2007,157(5):907-913.

[34] BALAGULA Y,BRAUN R P,RABINOVITZ H S,et al. The significance of crystalline/chrysalis structures in the diagnosis of melanocytic and nonmelanocytic lesions[J]. J Am Acad Dermatol,2012,67(2):194. e1-8.

[35] PIZZICHETTA M A,TALAMINI R,MARGHOOB A A,et al. Negative pigment network:an additional dermoscopic feature for the diagnosis of melanoma[J]. J Am Acad Dermatol,2013,68(4):552-559.

[36] ROSENDAHL C,CAMERON A,TSCHANDL P,et al. Prediction without Pigment:a decision algorithm for non-pigmented skin malignancy[J]. Dermatol Pract Concep,2014,4(1):59-66.

[37] ROSENDAHL C,CAMERON A,ARGENZIANO G,et al. Dermoscopy of squamous cell carcinoma and keratoacanthoma[J]. Arch Dermatol,2012,148(12):1386-1392.

[38] MARKOWITZ OA. Practical Guide To Dermoscopy[M]. Philadelphia:Wolters Kluwer,2017:120-150.

[39] ERRICHETTI E,STINCO G. Dermoscopy in General Dermatology:A Practical Overview[J]. Dermatol Ther,2016,6(4):471-507.

第四章

良性黑色素细胞源性肿瘤

良性黑色素细胞源性肿瘤是一组黑色素细胞来源的皮肤良性肿瘤,也是人类最常见的皮肤肿瘤。皮肤镜最初的适应证即为鉴别恶性黑色素瘤与良性黑色素细胞源性肿瘤(如色素痣等),与肉眼观察相比,皮肤镜能将诊断准确率提高20%~30%,从而减少了不必要的皮肤活检和手术。

第一节　色素痣的常见皮肤镜模式

皮肤镜诊断色素性皮损最常用的方法为2001年建立的两步法(two-step algorithm)。第一步先判定为黑色素细胞源性的损害,第二步判定这些黑色素细胞性病变是良性、可疑恶性或恶性。其中色素痣最常用的皮肤镜诊断方法是模式分析法(pattern analysis)。基于对大量色素痣的评估,发现大多数色素痣表现为以下10种皮肤镜模式,这些良性模式均显示出颜色、结构及模式的对称性。其中,均质模式和外周小球/星爆模式各有三种变异型。均质模式主要为颜色上的变异,包括黄褐色、褐色和蓝色均质模式;外周小球/星爆模式包括外周单层小球、外周叠层小球模式和星爆模式。

色素痣皮肤镜下10种常见模式如下,示意图见图4-1:

1. 弥漫性网状模式(reticular diffuse,图4-2)。
2. 斑片状网状模式(reticular patchy,图4-3)。
3. 中央色素减退伴外周网状模式(peripheral reticular with central hypopigmentation,图4-4)。
4. 中央色素沉着伴外周网状模式(peripheral reticular with central hyperpigmentation,图4-5)。
5. 均质模式(homogenous,图4-6)。
6. 中央小球伴外周网状模式(peripheral reticular with central globules,图4-7)。
7. 中央网状或均质伴外周小球模式/星爆状模式(peripheral globules with central network or homogenous area/The starburst pattern,图4-8和图4-9)。
8. 小球模式(globular),有时小球较大并呈多边形,形似鹅卵石(cobblestone)外观,称为鹅卵石样模式(图4-10~图4-12)。
9. 双重模式(two component)。
10. 多元模式(multicomponent,图4-13)。

小贴士:

色素痣的中央色素沉着组织学上常对应于色素性的角化不全,可能被误认为污斑。胶带可剥去角质层,轻易去除或淡化色素痣皮损的中央色素沉着,污斑则不受影响。

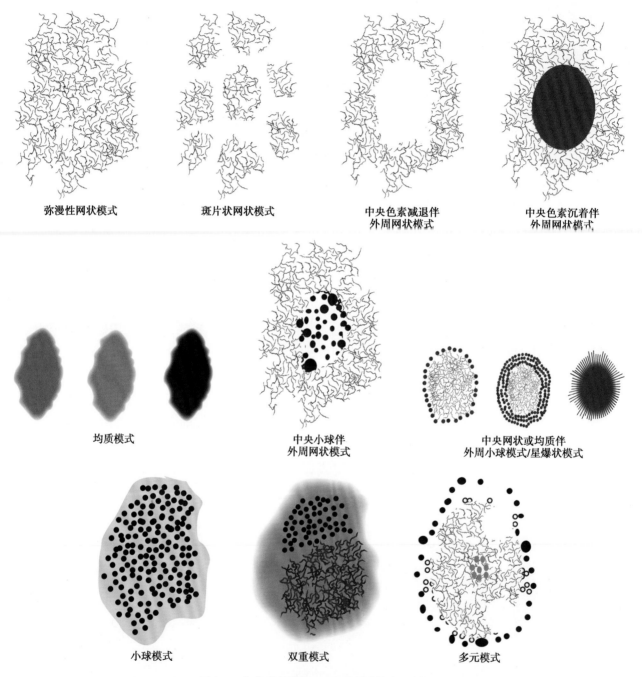

弥漫性网状模式　　　斑片状网状模式　　　中央色素减退伴　　　中央色素沉着伴
　　　　　　　　　　　　　　　　　　　　　外周网状模式　　　　外周网状模式

均质模式　　　中央小球伴　　　中央网状或均质伴
　　　　　　　外周网状模式　　外周小球模式/星爆状模式

小球模式　　　双重模式　　　多元模式

图 4-1　色素痣皮肤镜下 10 种常见模式示意图

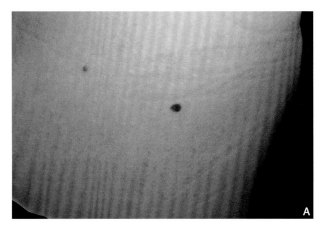
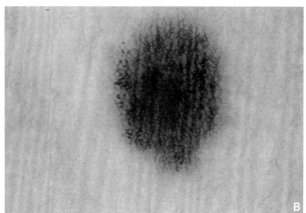

图 4-2　弥漫性网状模式的临床及皮肤镜表现
A.临床上可见躯干部位褐色斑片；B.皮肤镜下为弥漫网状模式(×30)

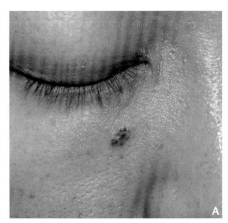
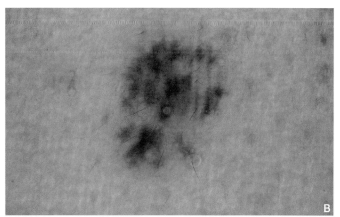

图 4-3　斑片状网状模式的临床及皮肤镜表现
A.临床上可见右面部褐色斑；B.皮肤镜下为斑片状网状模式，表现为线条粗细、颜色、网孔大小相对一致的均质网格，被更浅色的均质无结构区分割(×30)

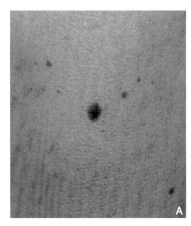
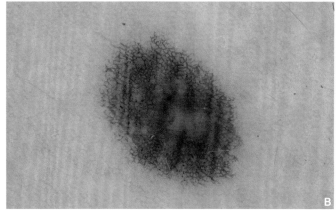

图 4-4　中央色素减退伴外周网状模式的临床及皮肤镜表现
A.临床上可见躯干部位褐色斑片，中央稍隆起；B.皮肤镜下为中央色素减退伴外周网状模式(×30)

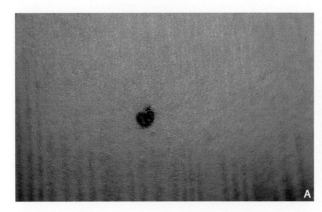
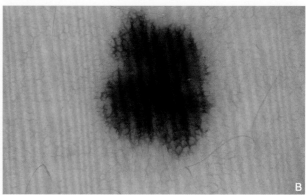

图 4-5　中央色素沉着伴外周网状模式的临床及皮肤镜表现
A. 临床上可见左侧胸壁深褐色斑片；B. 皮肤镜下为中央色素沉着伴外周网状模式(×30)

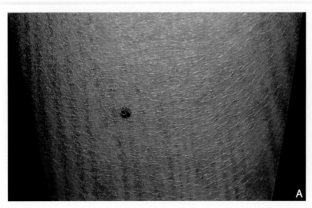
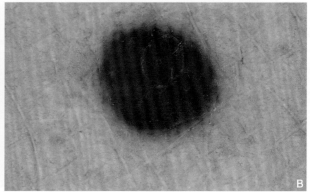

图 4-6　均质模式的临床及皮肤镜表现
A. 临床上可见下肢蓝黑色丘疹；B. 皮肤镜下可见蓝黑色均质无结构区(×30)

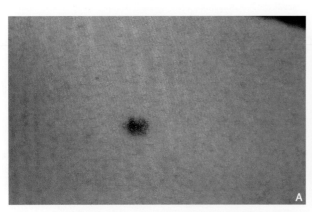
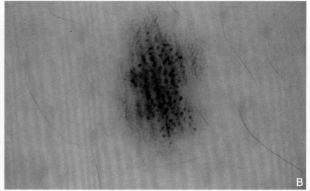

图 4-7　中央小球伴外周网状模式的临床及皮肤镜表现
A. 临床上可见背部黄褐色斑片上褐色丘疹；B. 皮肤镜下可见外周网状模式伴中央球状模式(×30)

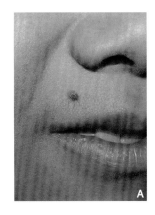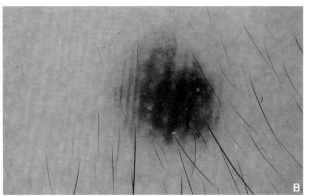

图 4-8　外周小球模式的临床及皮肤镜表现

A.临床表现为面部褐色斑片;B.皮肤镜下可见中央假网状模式伴外周小球模式,提示此皮损处于生长期,尚未成熟(×30)

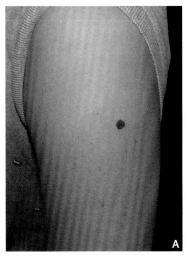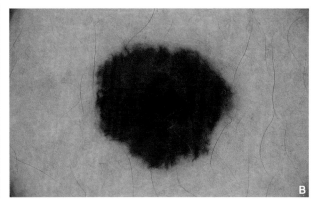

图 4-9　星爆状模式的临床及皮肤镜表现

A.临床表现为上臂蓝黑色斑块;B.皮肤镜下可见中央呈蓝黑色均质模式,外周放射状线,呈星爆状模式(×20)

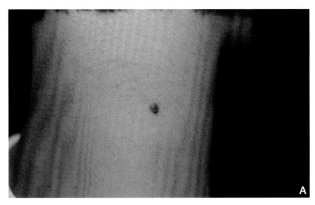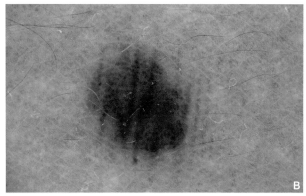

图 4-10　小球模式的临床及皮肤镜表现

A.颈部褐色丘疹;B.皮肤镜下为小球模式(×30)

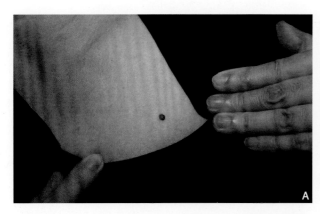
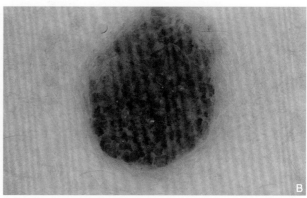

图 4-11　鹅卵石样模式的临床及皮肤镜表现(一)
A. 临床上可见左侧上胸壁深褐色丘疹;B. 皮肤镜下为鹅卵石样模式(×40)

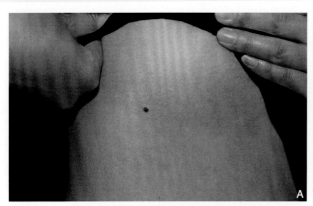
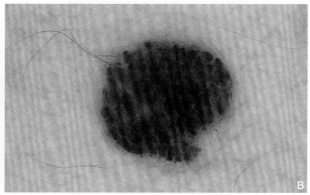

图 4-12　鹅卵石样模式的临床及皮肤镜表现(二)
A. 临床上可见右侧胸壁深褐色丘疹;B. 皮肤镜下为鹅卵石样模式,其上可见毛发穿出(×40)

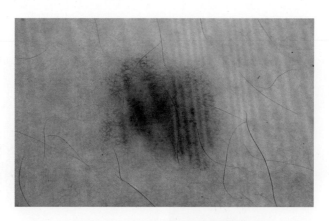

图 4-13　多元模式的皮肤镜表现
皮肤镜下为均质模式、点状模式和网状模式的组合(×30)

第二节　常见色素痣的皮肤镜表现

一、交界痣

根据痣细胞在皮肤组织学上的分布不同可将色素痣分为交界痣、皮内痣和混合痣三型。交界痣（junctional nevus）颜色较深，可为浅褐色、暗褐色或黑色，表面平滑无毛，可发生于任何部位皮肤或黏膜处，掌跖、外阴和甲床等特殊部位的色素痣往往为交界痣。病理上在表皮下部或近真皮处有痣细胞巢，细胞内有大量色素。

交界痣皮肤镜下常表现为：

1. 网状模式　颜色常为褐色，可伴有点和球（提示为生长期），色素网在皮损中央较周围密集（图4-14和图4-15）。

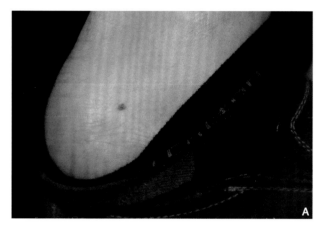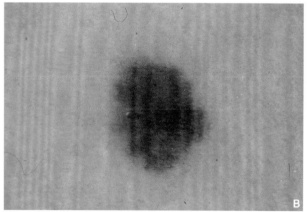

图4-14　交界痣临床及皮肤镜表现（一）
A. 临床上可见足跟上方黑斑；B. 皮肤镜下为网状模式（×30）

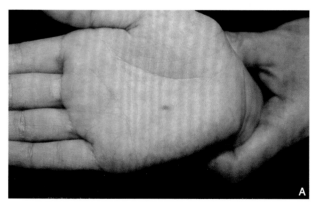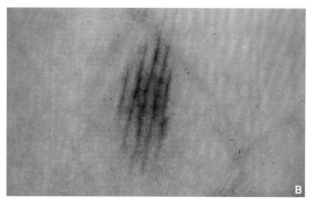

图4-15　交界痣临床及皮肤镜表现（二）
A. 临床上可见右手掌黑斑；B. 皮肤镜下呈典型的皮沟平行模式（×30）

2. 特殊部位皮损因解剖结构不同，在皮肤镜下表现出相应的特征　详见下文"特殊部位色素痣的皮肤镜表现"。

小贴士：

如未见到典型良性模式，当直径≤7mm时，可定期随访；若直径≥7mm，应切除活检。

二、混合痣

混合痣(compound nevus)外观类似交界痣,但稍隆起,痣上可有毛发。病理上痣细胞巢不仅位于表皮-真皮交界部位,还位于真皮内。

混合痣皮肤镜下常表现为:

1. 球状模式,球大小一致(图4-16)。

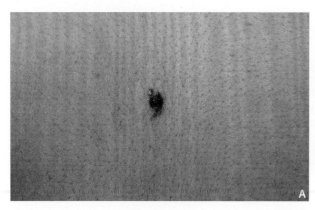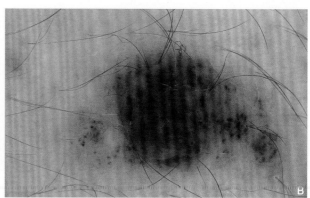

图4-16　混合痣临床及皮肤镜表现

A.临床上可见背部黑斑,中央拱形突起;B.皮肤镜下可见淡褐色背景上球状模式,外周分布散在球状结构及棕色点,为良性皮损的典型模式之一,中央有毛发(×30)

2. 如果球紧密聚集成较大的团块,即为鹅卵石结构。
3. 常见血管模式为线状规则血管或逗号状血管。

三、皮内痣

皮内痣(dermal nevus)在成年人中最为常见,多发生于头、面、颈部,表现为半球形隆起或乳头瘤状的皮肤突起,可以有蒂,表面常有毛发,可由交界痣或混合痣演变而来。病理上痣细胞呈巢状或条索状,位于真皮内。真皮浅层的痣细胞巢内常含有中等量色素,真皮深层细胞形态呈梭性,排列成束,失去色素。

小贴士:

有时皮内痣与脂溢性角化病不易鉴别,可以进行摇摆试验(wobble test),若皮损在皮肤镜下能压缩、可前后摇摆,提示为皮内痣。

皮内痣皮肤镜下常表现为:

1. 通常为淡褐色的均质模式,偶为球状模式(图4-17和图4-18)。
2. 色素减退或无色素色素痣,血管结构是其主要特征,逗号状血管是最常见的类型(图4-19)。

四、先天性色痣

先天性色痣(congenital pigmented nevus)出生时即有,皮损大小不等,小者数毫米,大者可累及整个背部、颈部、头皮或单个肢体。可随年龄逐渐增大,表面有皱褶呈疣状者称疣状色素痣;伴发多毛者称兽皮痣;成年期直径达到20cm或更大者为先天性巨痣,有较高的恶变风险。病理上:可累及真皮网状层下部、皮下脂肪、筋膜或更深的部位。特征性病理表现为:单细胞排列的痣细胞弥漫分布于真皮网状层中下部,

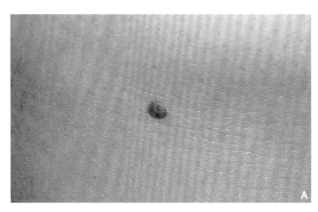
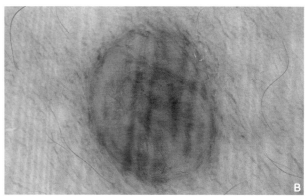

图 4-17　皮内痣临床及皮肤镜表现（一）
A.腹部褐色宽基底无蒂的丘疹；B.皮肤镜下可见淡褐色的均质模式,皮损能压缩、可摇摆,提示为皮内痣(×30)

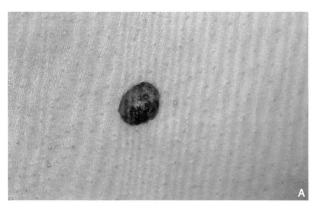
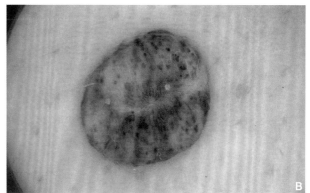

图 4-18　皮内痣临床及皮肤镜表现（二）
A.胸部褐色宽基底丘疹；B.皮肤镜下可见淡褐色背景上球状模式(×20)

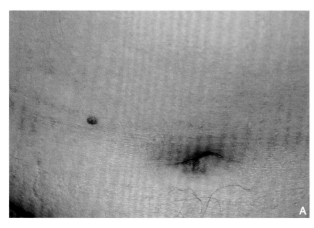
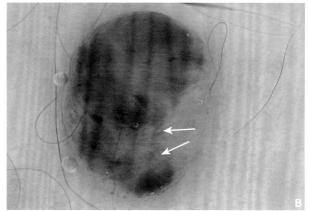

图 4-19　皮内痣临床及皮肤镜表现（三）
A.腹部褐色丘疹；B.皮肤镜下可见淡褐色及深褐色均质模式,散在逗号状血管(白色箭头)(×30)

甚至皮下脂肪间隔。可侵及血管壁、附属器(如毛囊、汗腺)及神经等。下文将对先天性色痣的皮肤镜下常见结构及常见模式进行分别介绍。

小贴士：

巨大型先天性色痣是儿童发生恶性黑色素瘤的重要危险因素,但因恶变常在深部发生,故皮肤镜对早期诊断恶性黑色素瘤的作用有限。

先天性色痣皮肤镜下常见结构(图 4-20 和图 4-21)：

1. 蜂窝状网(honeycomb-like network)　有时表现为菌丝样结构。
2. 球(globules)。
3. 弥漫棕褐色无结构区(diffuse brown structureless areas)。
4. 粟粒样囊肿(milia cysts)。
5. 包含血管的靶形网格(target network with vessels)　血管位于靶形网格的孔内。
6. 多毛征(hypertrichosis)。
7. 毛囊周围色素改变(perifollicular pigment changes)。
8. 多形态血管(blood vessels of varying morphologies)。

先天性色痣皮肤镜下常见模式如下：

1. 球状模式(globular)　常见于头、颈或躯干部位,年龄<12 岁的先天性色痣。
2. 网状模式(reticular)　常见于四肢,年龄>12 岁的先天性色痣。

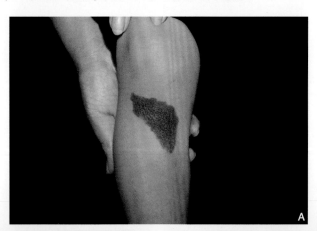

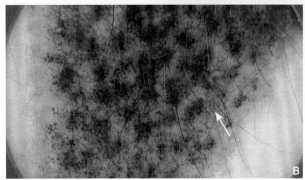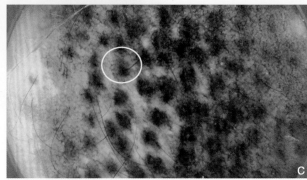

图 4-20　先天性色痣临床及皮肤镜表现(一)

A. 右小腿先天性棕黑色斑片,伴局部毛发增多；B. 皮肤镜下背景呈浅褐色,棕色蜂窝样网状色素沉着,可见菌丝样结构(白色箭头)、大小不同的棕黑色球,多毛征(×20)；C. 皮肤镜下毛囊周围色素改变(白色圆圈)(×20)

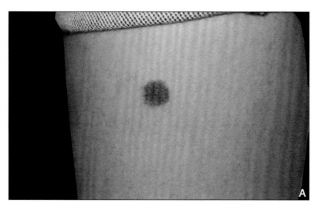
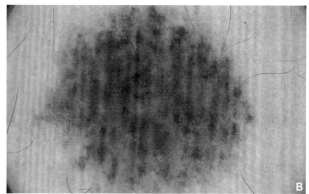

图 4-21　先天性色痣临床及皮肤镜表现(二)

A.临床上可见下肢褐色斑片,出生后即有;B.皮肤镜下表现为浅褐色背景,棕色蜂窝样网状色素沉着、菌丝样结构、蓝灰色无结构区、污斑,呈多元模式(×20)

3. 中央球状外周网状模式(peripheral reticular with central globules,图 4-22)。

4. 均质褐色模式(homogeneous brown,图 4-23)。

5. 多元模式(multicomponent pattern,图 4-24)。

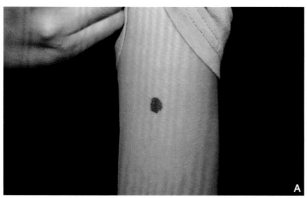
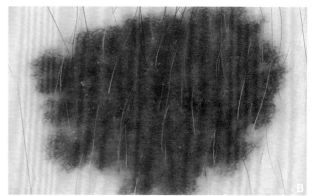

图 4-22　先天性色痣中央球状外周网状模式的临床及皮肤镜表现

A.临床上可见上肢褐色斑片,出生后即有;B.皮肤镜下表现为浅褐色背景,中央见散在小球,外周网状模式(×30)

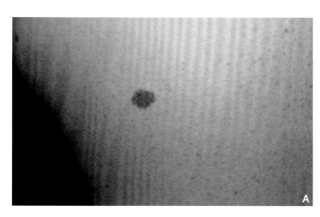
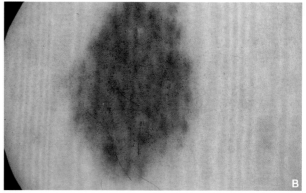

图 4-23　先天性色痣均质褐色模式的临床及皮肤镜表现

A.临床上可见下肢褐色斑片,出生后即有;B.弥漫棕褐色无结构区及蓝灰色无结构区(×20)

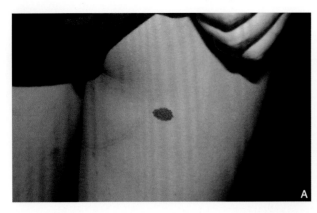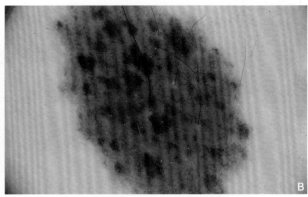

图 4-24　先天性色痣多元模式的临床及皮肤镜表现

A.临床上可见右侧大腿屈侧黄褐色斑片,出生后即有;B.皮肤镜下表现为黄褐色网状背景上可见点/球及均质性黑褐色色素沉着(×20)

五、蓝痣

　　蓝痣(blue nevus)是真皮内黑色素细胞形成的良性肿瘤,常为后天获得,一般出现于儿童或青春期。分为普通蓝痣、细胞型蓝痣及恶性蓝痣(可起源于细胞型蓝痣、太田痣、伊藤痣等)。蓝痣边界清楚,为蓝色或蓝灰色、蓝黑色半球形丘疹,病变可发生于任何部位。组织病理上,普通蓝痣由伸长的、树枝状黑色素细胞组成,其长轴与表皮平行,多位于真皮中上部。细胞型蓝痣为肥大的梭形黑色素细胞,缺乏黑色素颗粒,并呈巢状或束状分布。

小贴士:

　　转移性恶黑可以模仿蓝痣,需警惕。

　　蓝痣常见皮肤镜表现为(图 4-25 和图 4-26):

1. 均质模式,可为蓝色、蓝灰色、蓝褐色或蓝黑色。
2. 边界清楚,边缘色素可逐渐变淡。
3. 局部可出现白色瘢痕样色素减退、点/球、血管、条纹或网状结构。

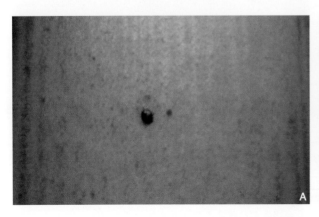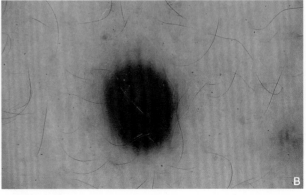

图 4-25　蓝痣临床及皮肤镜表现(一)

A.上臂部蓝色丘疹,边界清晰;B.皮肤镜下皮损呈蓝黑色均质模式(×30)

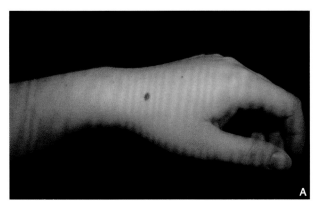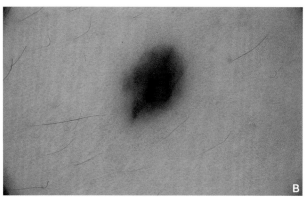

图 4-26　蓝痣临床及皮肤镜表现(二)
A. 左手背类椭圆形蓝色斑片,边界清楚;B. 皮肤镜下皮损呈蓝褐色均质结构(×20)

六、Spitz 梭形和上皮细胞痣

Spitz 梭形和上皮细胞痣(Spitz nevus),又名良性幼年黑色素瘤,儿童常见于面颊部和耳部,成人多发于躯干和四肢,多单发,临床表现为粉红色、褐色或深褐色丘疹或结节,颜色通常均匀一致,表面光滑,可有毛细血管扩张,或呈疣状突出皮面。组织病理学上表现为大的上皮样痣细胞、梭形痣细胞,常从表皮延伸至真皮网状层,呈单个细胞、巢状或丛状分布。痣细胞核大,核仁较明显,胞质丰富,呈长椭圆形,长轴与皮肤表面垂直,可见 Kamino 小体,可见痣细胞成熟现象,有时肿瘤团块与周围组织有明显裂隙。

Spitz 痣常见皮肤镜表现为(图 4-27):

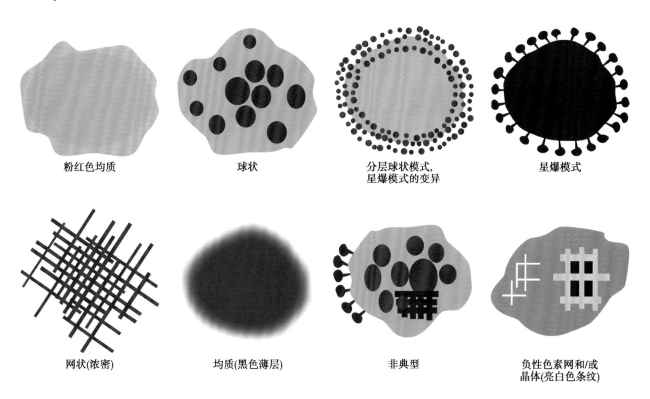

| 粉红色均质 | 球状 | 分层球状模式,
星爆模式的变异 | 星爆模式 |

| 网状(浓密) | 均质(黑色薄层) | 非典型 | 负性色素网和/或
晶体(亮白色条纹) |

图 4-27　Spitz 痣常见皮肤镜表现示意图

1. 皮肤镜若表现为以下三种模式可考虑为 Spitz 痣——星爆状模式(51%)、不规则分布的点状血管模式(19%)和伴网状色素减退的球状模式(17%)(图 4-28)。

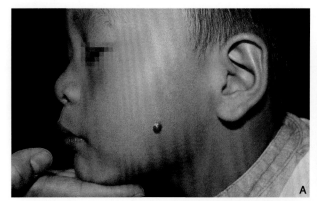
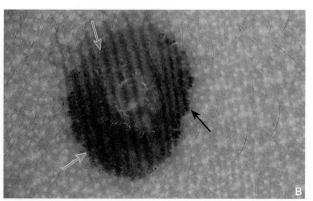
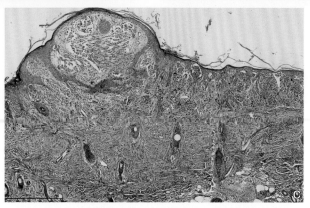

图 4-28　Spitz 痣的临床、皮肤镜及组织病理表现

A. 左颊部红褐色半球形丘疹；B. 皮肤镜下可见星爆状模式（黑色箭头）、球状模式（蓝色箭头）、乳粉色均质模式（绿色箭头）、亮白色条纹及网状色素减退（×20）；C. 组织病理可见角化过度伴灶状角化不全，真表皮交界处及真皮浅层内可见融合性细胞巢，由梭形细胞及上皮样细胞组成，周围见裂隙，真皮乳头层可见淋巴细胞浸润（HE ×100），符合 Spitz 痣

2. 在隆起或结节型 Spitz 痣中可出现卷曲状、发卡状或不规则线状血管，常对称分布且有白色晕或线围绕。

3. 其他模式包括网状模式、均质模式、非典型/多元模式等。

4. 其他特征包括网状色素减退、浅表性黑色网格、蓝白幕等。

5. 皮肤镜下表现为 Spitz 样特征（包括平坦/隆起和结节）的非对称性皮损应切除以排除恶性黑色素瘤。

6. 皮肤镜下表现为 Spitz 样结节的对称性皮损，不管发生于什么年龄，均应切除或密切随访，以排除非典型 Spitz 肿瘤。

7. 皮肤镜下表现为平坦的 Spitz 样对称性皮损，应根据患者年龄选择不同的处理方式。

小贴士：

　　Spitz 痣皮肤镜下若出现非典型/多元模式，需要高度怀疑恶性黑色素瘤，建议切除活检。

七、晕痣

　　晕痣（halo nevus），即痣周围存在色素减退晕，好发于有多发色素痣的儿童或青少年，晕痣可与白癜风发生于同一患者。组织病理上晕痣可为交界痣、混合痣或皮内痣，充分发展的晕痣，中央色素痣内可见淋巴细胞浸润。

晕痣皮肤镜表现：

1. 大于80%的晕痣中央为球状或均质模式,周边为色素减退晕(图4-29)。

2. 中央色痣完全消退后,中央颜色为淡褐色或粉红色均质区伴点状血管。

3. 晕痣的皮肤镜下结构模式较稳定,不随痣和晕的缩小而改变。

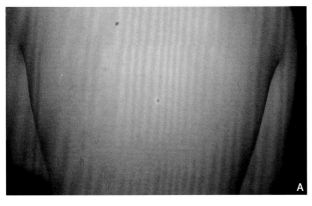
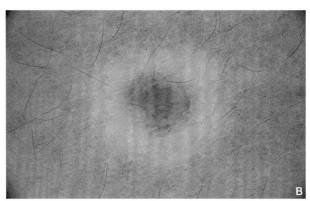

图 4-29　晕痣的临床及皮肤镜表现

A.背部粉红色丘疹,周边绕以色素减退晕;B.皮肤镜下皮损呈淡褐色至粉红色均质区域,散在褐色球,可见点状及线状血管,周边可见色素减退晕(×20)

八、斑痣

临床表现为咖啡色斑片上针头至米粒大小棕褐色斑疹或丘疹,斑痣(nevus spilus)的基础上可发生各种黑色素细胞增生性疾病,包括交界痣、复合痣、皮内痣、蓝痣,甚至恶性黑色素瘤。斑痣变化多样,可为单侧性、局限性或沿 Blaschko 线分布等。

斑痣皮肤镜表现(图 4-30)：

1. 咖啡色斑片皮肤镜下为均质的浅褐色网状结构。

2. 其上的斑疹和丘疹最常见的皮肤镜表现为网状模式,或与均质/球状模式同时存在。

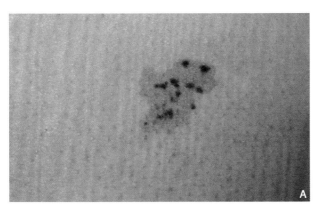
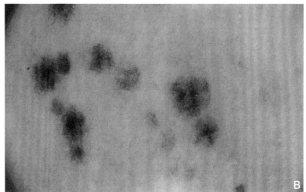

图 4-30　斑痣的临床及皮肤镜表现

A.左大腿外侧浅褐色斑上见多发深褐色斑片;B.皮肤镜下可见浅褐色色素斑上,多发深褐色网状模式,中央色素较深(×20)

九、发育不良痣

发育不良痣(dysplastic/atypical nevus,DN)是介于色素痣和恶性黑色素瘤之间的一种特殊类型的痣,它是否可以作为痣的一种独立亚型一直存在争议。临床表现常常与恶性黑色素瘤"ABCDE"的临床特点有所重叠,即 A,不对称性(asymmetry);B,边界不规则(border irregularity);C,颜色多样性(color variability);D,直径(diameter)大于 6mm;E,呈进展性(evolving)。与恶性黑色素瘤鉴别困难。模式分析法相比其他评分方法,对发育不良痣和恶性黑色素瘤能更好地区分。

发育不良痣常见皮肤镜模式:

可表现为网状模式,球状模式,均质模式或上述模式的组合。

皮肤镜下鉴别发育不良痣和恶性黑色素瘤:

1. 识别整体结构模式,是否为典型色素痣常见皮肤镜模式。

2. 是否存在恶性黑色素瘤特异性局部特征。

3. 模式是否有序排列。

4. 对于超过 5 种颜色的损害要高度怀疑恶性黑色素瘤。

十、复发性痣

复发性痣(recurrent melanocytic nevus)为色素痣刮除、切除或激光术后复发所致,又名假性黑色素瘤。通常局限于手术切除瘢痕处,于术后 6 个月内出现,组织学无特殊改变,需与复发性非典型性色素痣鉴别,后者有明显的细胞异型性。

小贴士:

如出现皮损超出手术瘢痕部位,建议手术切除。否则无需再次切除复发性痣。

色素痣术后可出现反应性色素沉着,皮肤镜对于鉴别复发性痣与复发性恶性黑色素瘤、反应性色素沉着有重要意义。

复发性痣的皮肤镜表现(图 4-31):

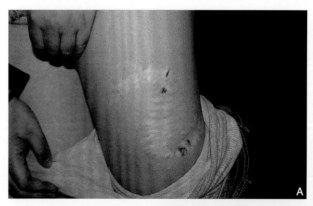
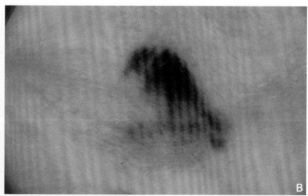
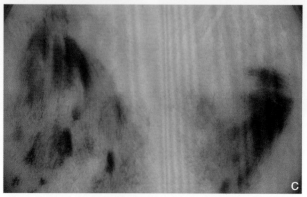

图 4-31 复发性痣的临床及皮肤镜表现

A. 左大腿手术瘢痕上见多发褐色斑片;B. 皮肤镜下可见白色至粉红色均质背景上浅褐色至深褐色不均匀色素沉着,可见放射状条纹(×20);C. 白色瘢痕区域,其上可见网状模式、均质模式及放射状条纹(×20)

1. 在瘢痕的基础上出现球状模式、不均匀色素沉着。

2. 放射状线,对称性,离心性生长模式。

复发性恶性黑色素瘤的皮肤镜表现:环(特别是面颈部),皮损边缘偏心性色素沉着,混乱、不连续的生长模式,瘢痕边界以外的色素沉着。

反应性色素沉着的皮肤镜表现:规则的色素网,纤细连续性条纹或较宽均质性条纹。

第三节　特殊部位色素痣的皮肤镜表现

一、面部色素痣

由于面部皮肤真表皮交界平缓,且有毛囊口的存在,面部色素痣(facial melanocytic nevus)皮肤镜下常表现为假网状模式,即表现为缺乏色素的毛囊、附属器开口周围数量不等的色素沉着(图4-32)。

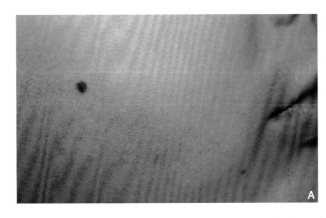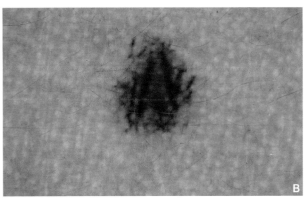

图4-32　面部色素痣假网状模式的临床及皮肤镜表现

A. 儿童面部褐色斑片;B. 皮肤镜下可见无色素的毛囊开口及周围褐色色素沉着,形成假网状模式(×30)

面部色素痣常见皮肤镜模式:

1. 交界痣往往表现为假网状模式。

2. 混合痣及皮内痣可与其他部位痣具有相同的皮肤镜特征。

二、肢端色素痣(acral melanocytic nevus)

掌跖皮肤因其独特的解剖结构,使色素性皮损经常表现为平行模式。掌跖皮肤解剖学特点如下:

(1) 较厚的角质层:由于光的物理特性,即 Tyndall 效应,真皮浅层黑色素在掌跖部位表现为蓝色,而非褐色。

(2) 皮沟及皮嵴(图4-33):根据皮嵴较皮沟宽,及小汗腺导管开口位于皮嵴表面的线索,或借助简便的墨水试验区分二者。良性色素痣常表现为皮沟平行模式,而恶性黑色素瘤常表现为皮嵴平行模式。

(3) 无毛囊开口,在皮肤镜下可见小汗腺导管开口位于皮嵴中央,表现为皮嵴上规则分布的白点征。

肢端色素痣经典皮肤镜模式(经典皮肤镜模式及其亚型示意图见图4-34):

1. 皮沟平行模式　常见于掌跖承重部位皮肤。主要有四种亚型:经典单线皮沟平行模式(图4-35);双线皮沟平行模式(图4-36);单虚线皮沟平行模式(图4-37);双虚线皮沟平行模式(图4-38)。

2. 网格样模式　为足弓部位最常见的模式,也可见于手掌。表现为平行皮沟的色素沉着与跨越皮沟的垂直色素沉着线互相连接,形成网格(图4-39)。

3. 纤维状模式　指无数短而细的色素沉着线条垂直或斜形跨越皮纹。该模式是由于角质层受到水平压力而导致角质层倾斜生长,角质层的黑色素柱倾斜而形成纤维状模式。常见于足底承重易摩擦部位,其线条颜色、粗细较为一致。主要存在两种亚型:经典纤维状模式(图4-40);非典型纤维状模式,表现为"纤维"颜色或粗细不一致。

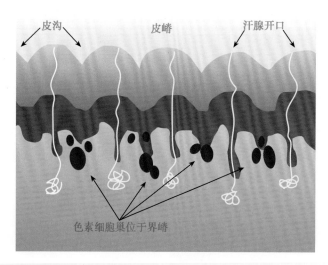

图 4-33 掌跖部位色素痣解剖学特点示意图

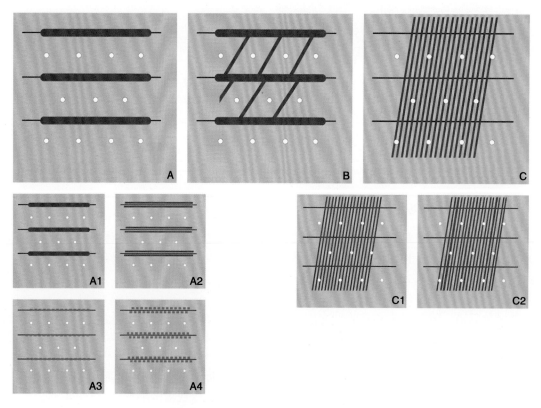

图 4-34 掌跖部位色素痣的经典皮肤镜模式及其亚型示意图

A. 皮沟平行模式;A1. 经典单线皮沟平行模式,A2. 双线皮沟平行模式,A3. 单虚线皮沟平行模式,A4. 双虚线皮沟平行模式;B. 网格样模式;C. 纤维状模式;C1. 经典纤维状模式,C2. 非典型纤维状模式

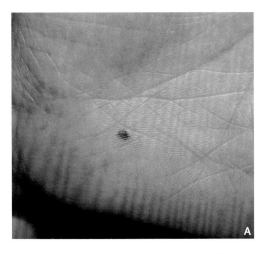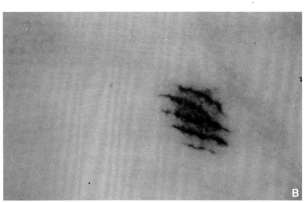

图 4-35　手掌单线皮沟平行模式的临床及皮肤镜表现
A.临床表现为手掌褐色斑片；B.皮肤镜下可见皮沟平行模式(×30)

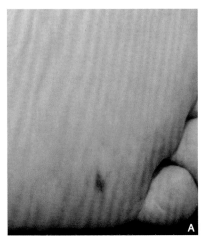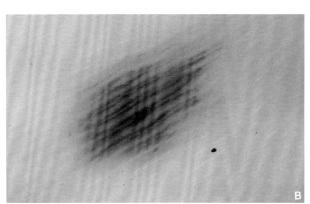

图 4-36　双线皮沟平行模式的临床及皮肤镜表现
A.临床表现为足底黑褐色斑片；B.皮肤镜下可见双线皮沟平行模式(×30)

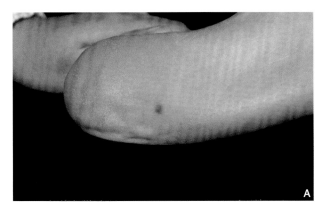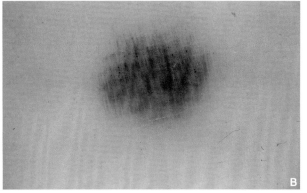

图 4-37　足底单虚线皮沟平行模式的临床及皮肤镜表现
A.临床表现为足底黑褐色斑片；B.皮肤镜下可见单虚线皮沟平行模式及纤维状模式(×20)

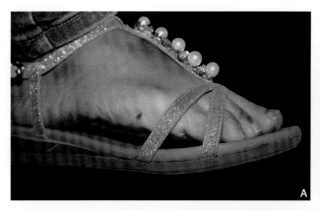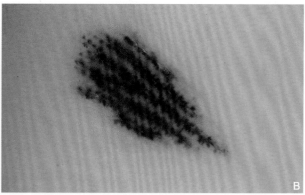

图 4-38　足底双虚线皮沟平行模式的临床及皮肤镜表现
A.临床表现为足侧缘黑褐色斑片；B.皮肤镜下可见双虚线皮沟平行模式(×30)

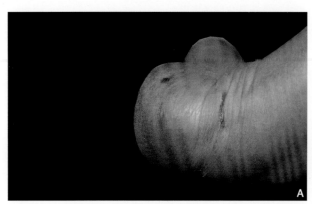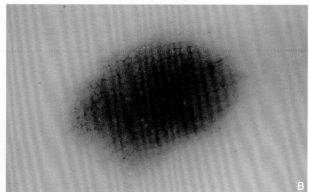

图 4-39　肢端色素痣网格样模式的临床及皮肤镜表现
A.临床表现为足跟部褐色斑片；B.皮肤镜下可见网格样模式(×30)

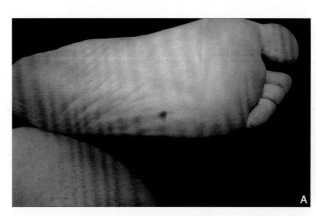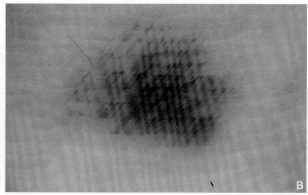

图 4-40　足底纤维状模式的临床及皮肤镜表现
A.临床表现为足底褐色斑片；B.皮肤镜下可见纤维状模式(×30)

小贴士：

　　位于手掌的典型或不典型纤维状模式，均应警惕。

肢端色素痣其他皮肤镜模式(示意图见图 4-41):

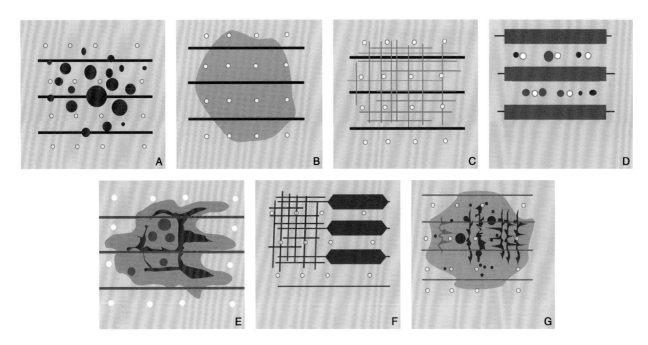

图 4-41　掌跖部位色素痣的其他皮肤镜模式示意图
A.非平行的球状模式;B.均质模式;C.与皮纹无关的网格状模式;D.豆荚状模式;E.非典型良性模式;F.过渡模式;G.非典型良性模式

1. 非平行的球状模式(图 4-42)。

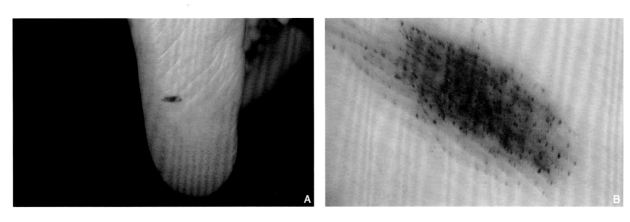

图 4-42　足底球状模式的临床及皮肤镜表现
A.临床表现为足底黑褐色斑片;B.皮肤镜下可见与皮纹方向无关的球状模式(×50)

2. 均质模式　由均匀的黄褐色或褐色区域构成,同时累及皮沟和皮嵴区域,且无色素网、球或其他结构(图 4-43)。

3. 与皮纹无关的网状模式(图 4-44)。

4. 豆荚状模式　即皮沟平行模式与皮嵴的小球形成(图 4-45)。

5. 非典型良性模式(图 4-46)　不符合上述良性特征,同时也无肢端雀斑样痣黑色素瘤的特异性模式。

6. 过渡模式　见于穿越"wallace 线"的皮损。"wallace 线"是无毛(无毛囊)和有毛(有毛囊)皮肤的分界线。通常位于"wallace 线"上方的皮损表现为有毛模式,如网状模式等;而位于"wallace 线"下方的皮损表现为肢端模式,如平行皮沟模式。

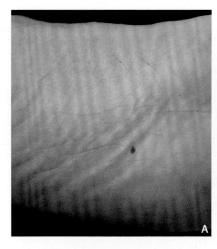
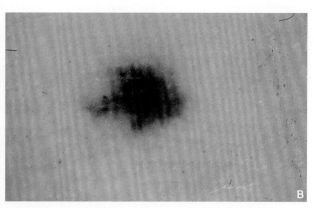

图 4-43 肢端均质模式临床及皮肤镜表现

A. 临床表现为足底褐色斑片;B. 皮肤镜下可见均质模式,皮嵴内可见未受累的汗腺导管开口(×30)

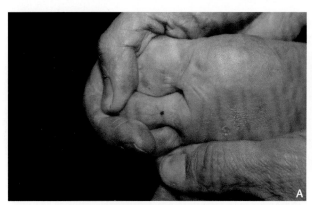
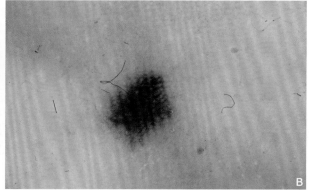

图 4-44 足底网状模式临床及皮肤镜表现

A. 临床表现为足底黑褐色斑片;B. 皮肤镜下可见与皮纹方向无关的网状模式(×30)

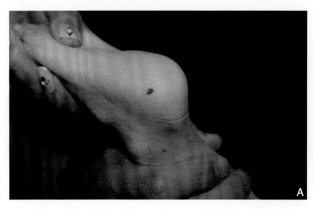
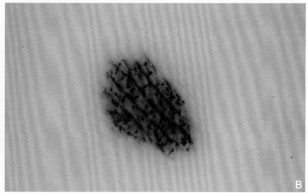

图 4-45 足底豆荚状模式的临床及皮肤镜表现

A. 临床表现为足跟黑褐色斑片;B. 皮肤镜下可见豆荚状模式,即皮沟平行模式与皮嵴点状模式同时存在(×30)

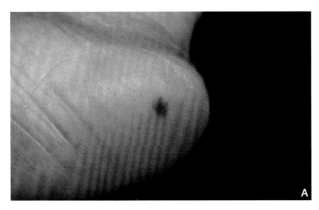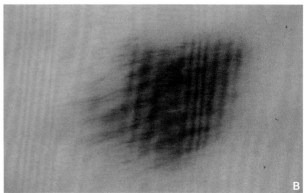

图 4-46　非典型良性模式的临床及皮肤镜表现
A.临床表现为足跟部黑褐色斑片；B.皮肤镜下为包含球状、均质及皮沟平行模式的非典型模式(×30)

有学者建议,基于肢端获得性色素痣的皮肤镜下表现,对肢端获得性色素痣的临床策略管理可按"三步算法"进行,具体见图 4-47。

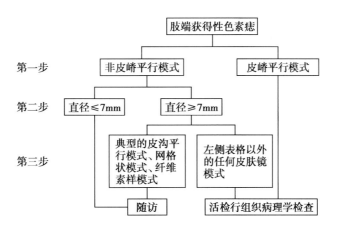

图 4-47　肢端获得性色素痣"三步算法"管理策略

三、甲母痣

甲母痣指甲基质中的交界痣,随甲板生长向前推移至甲缘,在甲板上呈现稍隆起的纵行黑褐色条带,甲母痣少数可发生恶变。甲板色素带在有色人种相对常见,可由轻微外伤引起,其色素沉着为黑色素细胞被激活所致。甲母痣需要与甲母质黑色素瘤相鉴别,后者为亚洲人群最常见的恶性黑色素瘤亚型,且最常见于拇指、示指或踇趾。所以,若色素条带位于拇指、示指或踇趾,应密切观察。

对于甲的皮肤镜检查,推荐使用浸润法,可以填充腔隙。需要指出的是,并非所有甲色素沉着均来源于黑色素细胞,如外源性色素沉着、甲下出血等。如果皮肤镜下观察到直径<0.1mm 的小色素颗粒,则此病变考虑为黑色素细胞来源。黑色素细胞来源的甲色素沉着诊断流程如图 4-48 所示。

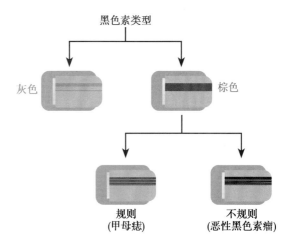

图 4-48　含黑色素细胞来源的甲色素沉着诊断流程
第一步,明确色素的色调为灰色还是褐色,若为灰色,提示为雀斑样痣、药物引起的色素沉着或种族性甲色素沉着;若为褐色,则进入第二步,确定褐色条带是规则(甲母痣)还是不规则(恶性黑色素瘤)

甲母痣的皮肤镜表现(图 4-49 和图 4-50)：

1. 规则模式,为规则间隙与宽度的纵向褐色或浅褐色平行线,颜色一致。

2. 可见假 Hutchinson 征,即通过半透明的甲小皮可见到甲母质色素,但甲周皮肤无色素沉着。

3. 超过一半的患者色素条带小于甲板宽度的 1/3。

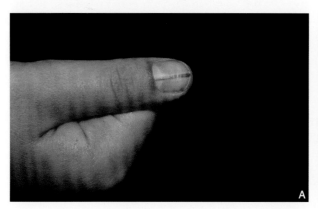 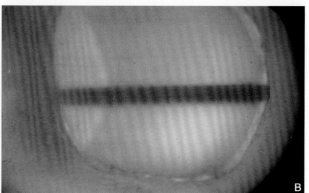

图 4-49　甲母痣临床及皮肤镜表现(一)

A. 临床表现为拇指甲褐色条带;B. 皮肤镜下见宽度和间隙一致的纵向褐色平行线,Hutchinson 征阴性(×20)

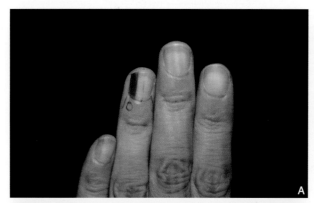 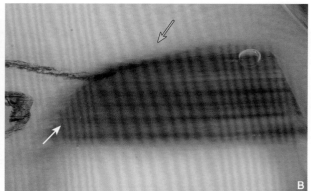

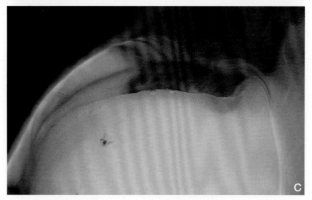

图 4-50　甲母痣临床及皮肤镜表现(二)

A. 临床表现为无名指甲褐色条带;B. 皮肤镜下见宽度和间隙均匀的纵向褐色平行线,可通过半透明的甲小皮见到甲母质色素(白色箭头),但甲周皮肤无色素沉着(绿色箭头),即假 Hutchinson 征(×30);C. 皮肤镜示甲下皮肤未见色素沉着(×30)

甲黑色素瘤的皮肤镜表现(图 4-51)：

1. 不规则模式,为多个纵向褐色或黑色条带,宽度和间隙不规则、不平行。

2. 快速生长的恶性黑色素瘤,条带不平行,且在近端较宽。

3. 进展期可见甲板萎缩或甲脱落,这是由于甲母质受肿瘤生长破坏直接导致。

4. 可见甲小皮和甲周皮肤的色素沉着,即 Hutchinson 征阳性,若色素沉着肉眼不可见而在皮肤镜下可见,被称为微 Hutchinson 征阳性。

5. 色素条带常常超过甲板宽度的 2/3。

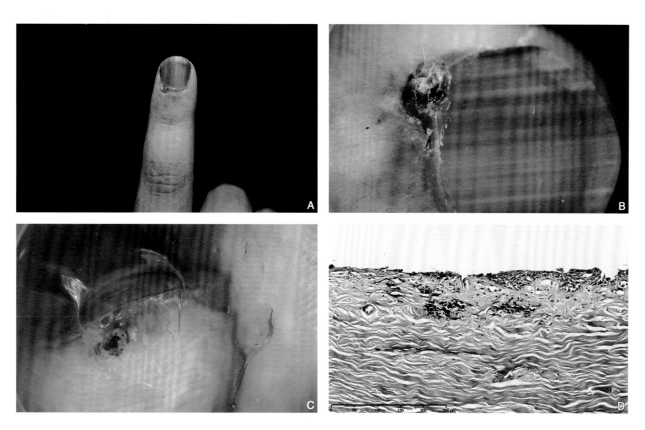

图 4-51 甲黑色素瘤的临床及皮肤镜表现

A. 临床表现为指甲黑褐色色素沉着,甲小皮溃疡;B. 皮肤镜下见溃疡,甲板颜色、宽度及间隙不均匀的褐色至黑色条带,甲周皮肤可见色素沉着(×20);C. 皮肤镜见甲下皮肤色素斑片,即 Hutchinson 征阳性(×20);D. 组织病理未见角质层,可见小巢状细胞质淡染、胞核深染,可见异型性改变(HE ×200),符合恶性黑色素瘤

四、黏膜良性黑色素细胞性肿瘤

黏膜部位(口腔、外阴等)良性黑色素细胞性肿瘤通常为褐色至灰色。口唇多发性黑色素斑点可与某些系统性疾病相关,需要警惕口周色素沉着-肠道息肉综合征。

黏膜部位良性黑色素细胞性肿瘤皮肤镜表现(图 4-52 和图 4-53):

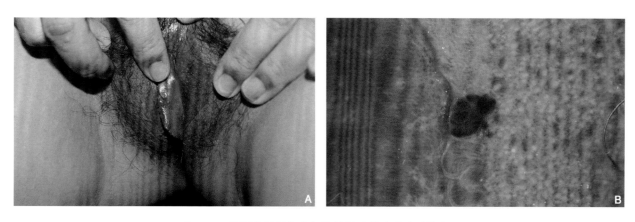

图 4-52 外阴良性黑色素细胞性肿瘤临床及皮肤镜表现

A. 阴唇的黑褐色丘疹;B. 皮肤镜下可见黑褐色均质模式(×30)

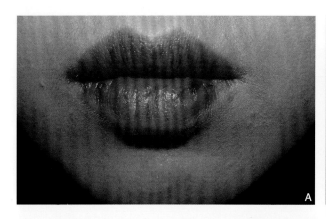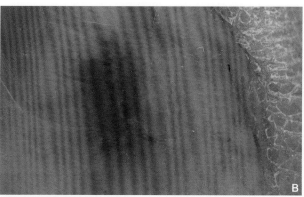

图 4-53 下唇良性黑色素细胞性肿瘤临床及皮肤镜表现

A. 下唇的黑褐色斑片;B. 皮肤镜下可见灰褐色变异型鱼鳞样或菌丝样结构、平行模式,模式相对对称、排列有序规则(×30)

1. 模式相对对称、排列有序规则。
2. 较小皮损常见平行模式。
3. 较大皮损可见均质模式(无结构区)。
4. 还可见网状模式、指环样结构(包括其变异型鱼鳞样或菌丝样结构)。
5. 最常见的颜色为褐色或灰色。

参考文献

[1] PICCOLO D, SMOLLE J, ARGRNZIANO G, et al. Teledermoscopy—results of a multicentre study on 43 pigmented skin lesions [J]. J Telemed Telec, 2000, 6(3):132-137.

[2] ARGENZIANO G, SOYER HP, CHIMENTI S, et al. Dermoscopy of pigmented skin lesions: Results of a consensus meeting via the Internet[J]. J Am Acad Dermatol, 2003, 48(5):679-693.

[3] CARLI P, QRERCIOLI E, SESTINI S, et al. Pattern analysis, not simplified algorithms, is the most reliable method for teaching dermoscopy for melanoma diagnosis to residents in dermatology[J]. Br J Dermatol, 2003, 148(5):981-984.

[4] 中国中西医结合学会皮肤性病学分会皮肤影像学组. 色痣皮肤镜诊断[J]. 中国麻风皮肤病杂志, 2017, 33(2):65-69.

[5] BLUM A, SIMIONESCU O, ARGENZIANO G, et al. Dermoscopy of pigmented lesions of the mucosa and the mucocutaneous junction: results of a multicenter study by the International Dermoscopy Society (IDS)[J]. Arch Dermatol, 2011, 147(10):1181-1187.

[6] KIM J K, NELSON K C. Dermoscopic features of common nevi: a review[J]. G Ital Dermatol Venereol, 2012, 147(2):141-148.

[7] CENGIZ F P, EMIROGLU N, OZKAYA D B, et al. Dermoscopic Features of Small, Medium, and Large-Sized Congenital Melanocytic Nevi[J]. Annal Dermatol, 2017, 29(1):26-32.

[8] ANTONELLA D C, FRANCESCO S, ANDREA G, et al. The spectrum of dermatoscopic patterns in blue nevi[J]. J Am Acad Dermatol, 2012, 67(2):199-205.

[9] LALLAS A, APALLA Z, IOANNIDES D, et al. Update on dermoscopy of Spitz/Reed naevi and management guidelines by the International Dermoscopy Society[J]. Br J Dermatol, 2017, 177(3):645-655.

[10] KOLM I, DI STEFANI A, HOFMANN-WELLENHOF R, et al. Dermoscopy patterns of halo nevi[J]. Arch Dermatol, 2006, 142(12):1627-1632.

[11] PHD GK-WM. Dermoscopy of Nevus Spilus[J]. Dermatol Surg, 2013, 39(10):1550-1554.

[12] SUH K S, PARK J B, KIM J H, et al. Dysplastic nevus: Clinical features and usefulness of dermoscopy[J]. J Dermatol, 2019, 46(2):e76-e77.

[13] BLUM A, HOFMANN-WELLENHOF R, MARGHOOB A A, et al. Recurrent melanocytic nevi and melanomas in dermoscopy: results of a multicenter study of the International Dermoscopy Society[J]. JAMA Dermatol, 2014, 150(2):138-145.

[14] BOTELLA-ESTRADA R, NAGORE E, SOPENA J, et al. Clinical, dermoscopy and histological correlation study of melanotic pigmentations in excision scars of melanocytic tumours[J]. Br J Dermatol, 2006, 154(3):478-484.

[15] THOMAS L,PHAN A,PRALONG P,et al. Special locations dermoscopy:facial,acral,and nail[J]. Dermatol Clin,2013,31 (4):615-624.

[16] TOSHIAKI S,HIROSHI K. Dermoscopic patterns of acral melanocytic nevi:their variations,changes,and significance[J]. Arch Dermatol,2007,143(11):1423-1426.

[17] FRENCH L E,LAUGIER P,SAURAT J H. Diagnosis and management of nail pigmentations[J]. J Am Acad Dermatol,2007, 56(5):835-847.

[18] BENATI E,RIBERO S,LONGO C,et al. Clinical and dermoscopic clues to differentiate pigmented nail bands:an International Dermoscopy Society study[J]. J Eur Acad Dermatol Venereol,2017,31(4):732-736.

[19] LIN J,KOGA H,TAKATA M,et al. Dermoscopy of pigmented lesions on mucocutaneous junction and mucous membrane[J]. Br J Dermatol,2009,161(6):1255-1261.

第五章

恶性黑色素瘤

皮肤恶性黑色素瘤(malignant melanoma,MM)是来源于黑色素细胞的恶性肿瘤,恶性程度高,进展快,预后差。皮肤镜在恶性黑色素瘤的辅助诊断中具有较高的应用价值,是皮肤镜最早的适应证之一。

第一节　黑色素细胞肿瘤的皮肤镜分析方法

皮肤镜最初主要应用于皮肤良恶性黑色素细胞肿瘤鉴别诊断,大量研究表明,皮肤镜是筛查早期恶性黑色素瘤的一种有效辅助诊断工具,可以显著提高诊断准确率,常用的判断法则主要有模式分析法、ABCD法、Menzies法、七分列表法、三分测评法、CASH法等。

在所有方法中,模式分析法对检查者专业水平要求最高,其特征模式也是恶性黑色素瘤皮肤镜诊断的基础,较其他方法具有更高的诊断精确度,适用于经验丰富的皮肤镜使用者。黑色素细胞痣的皮肤镜模式包括网状模式、球状模式、均质模式、星爆状模式等。恶性黑色素瘤具有多种特异性模式,包括:不典型色素网、不规则条纹、不规则点和球、不规则污斑、蓝白幕等十种常见特征性模式(表5-1)。此外,还有一些部位特异性模式,如面部黑色素瘤可见的不对称色素性毛囊开口、环状颗粒状模式、菱形结构和假性色素网;肢端黑色素瘤可见皮嵴平行模式、不规则弥漫性色素沉着和多组分模式等。各种诊断法则的具体内容见第三章。

表 5-1　恶性黑色素瘤皮肤镜下常见十种特征性模式

常见模式特征	模式图	定义
不典型色素网	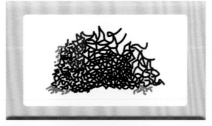	色素线条颜色、粗细、间距差异大,分布不对称,呈褐色、灰色或黑色
不规则条纹(伪足和放射状线)	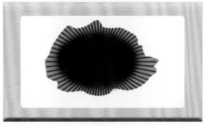	伪足:皮损边缘扭曲的球根状结构,直接与色素网或实体肿瘤边缘相连 放射状线:皮损边缘的放射状线性延伸 病变边缘不规则分布的条纹高度提示恶性黑色素瘤
负性色素网	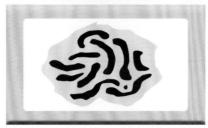	围绕在长而弯曲的小球周围,相互连接、色素减少的匍行性粗线,在恶性黑色素瘤中其分布一般不对称,呈局灶性分布

常见模式特征	模式图	定义
亮白色条纹 (晶状体结构)		相互平行或垂直的离散的白色短线,只见于偏振皮肤镜下,也可见于非黑色素细胞源性病变包括基底细胞癌、皮肤纤维瘤或扁平苔藓样角化病
不规则点和球		不规则点的颜色、大小、形状、间距有差异或分布不对称,多位于病变边缘,通常不在网格线条上,球较点更大
不规则污斑		污斑颜色深浅不一呈异质性,并且偏离皮损中央(不对称)
周边褐色无结构区域		浅褐色或黄褐色无结构区域出现在皮损边缘,且无网格或小球包绕
蓝白幕		形状不规则的蓝色污斑,覆盖白色毛玻璃样混浊
退行性结构 (瘢痕样色素脱失和/或胡椒粉样颗粒)		瘢痕样色素脱失:较周围正常外观皮肤白(真正的瘢痕)的白色区域,应与单纯色素丢失引起的色素减退或色素脱失相区别,退化区中无亮白结构及血管 胡椒粉样颗粒:由灰蓝色小点组成
不典型血管结构		乳红色区域,点状、线状、蜿行性或扭曲的血管;当皮损内出现一种以上的血管模式时要考虑恶性黑色素瘤可能,为色素减少性及无色素性恶性黑色素瘤的典型特征

第二节 皮肤恶性黑色素瘤的分型

从组织病理学上区分,原发皮肤恶性黑色素瘤有主要有四种类型,包括:

1. 恶性雀斑样痣型黑色素瘤(lentigomaligna melanoma,LMM)。

2. 浅表扩散性黑色素瘤(superficial spreading melanoma,SSM)。

3. 肢端雀斑样黑色素瘤(acral lentiginous melanoma,ALM)。

4. 结节性黑色素瘤(nodular melanoma,NM)。

5. 除此之外,恶性黑色素瘤还有其他少见的特殊类型,如无色素性黑色素瘤、结缔组织增生性黑色素瘤等。

近年来有研究发现各型恶性黑色素瘤的不同特点与其不同的基因变异有关,根据 NCCN-2017 恶性黑色素瘤指南,恶性黑色素瘤可分为 4 型:

1. 慢性日光损伤型(chronic sun damage,CSD) 由长期阳光暴露诱导所致,存在明显的日光性弹性组织变性。

2. 非慢性日光损伤型(non-chronic sun damage,N-CSD) 并非由长期阳光暴露诱导所致。

3. 肢端型 恶性黑色素瘤位于足底、手掌或甲下。

4. 黏膜型 恶性黑色素瘤位于黏膜。

第三节 不同类型恶性黑色素瘤的皮肤镜表现

一、慢性日光损伤型黑色素瘤

好发于老年人,常见于曝光部位,大多数位于面部,尤其颊部、鼻部和颈部或嘴唇等,长期慢性日光暴露损伤诱导所致,临床表现为非对称性、边缘不规则片状色素斑,可呈黄色褐色、棕色或黑色,一般不隆起,逐渐向周围扩大,可达数厘米。发生侵袭性生长时可出现结节。包括恶性雀斑样痣(lentigo maligna,LM)和恶性雀斑样痣黑色素瘤(lentigo maligna melanoma,LMM),LM 指原位黑色素瘤,LMM 指侵袭性黑色素瘤。

LM 和 LMM 常见皮肤镜特征(图 5-1~图 5-5):

1. 毛囊开口不对称色素沉着。

2. 环形颗粒状模式。

3. 附属器开口周围聚集的点。

4. 附属器开口周围短、多角线。

5. 菱形结构。

6. 暗色污斑(又称均质模式)。

此外,Pralong 等提出了 4 种少见的皮肤镜模式:

1. 皮肤镜下的暗色结构 肉眼不易见,但皮肤镜下可见的棕色或灰色斑片。

2. 靶样结构 色素沉着的毛囊开口,深色环中央出现一个深色小点。

3. 红色菱形结构 使毛囊开口彼此分隔开的菱形血管结构。

4. 血管性网格增加 比周围正常皮肤密度增加的血管性网络。

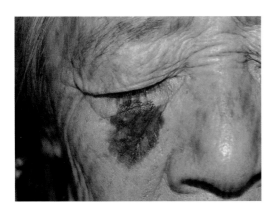

图 5-1 恶性雀斑样痣黑色素瘤临床表现:右侧面颊 3~4cm 褐黑色斑片,形状不规则,颜色不均匀,无破溃

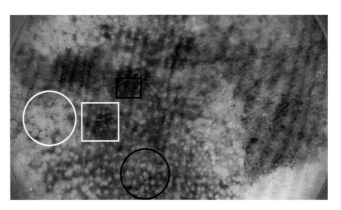

图 5-2 恶性雀斑样痣黑色素瘤皮肤镜表现:不对称的毛囊开口、毛囊周围聚集的环形颗粒和短条纹状结构,为菱形结构的最初表现(白色圆圈);菱形结构(黑色圆圈);均质区域,毛囊口仍可见(白色矩形);均质区域,毛囊口消失(黑色矩形)(×30)

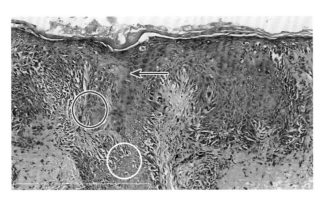

图 5-3 恶性雀斑样痣黑色素瘤组织病理:角质层可见色素颗粒,颗粒层及棘层可见 Paget 样异型性细胞,基底层巢状及散在异形性细胞,部分细胞质中可见色素颗粒,毛囊及真皮浅层可见异形性细胞及色素颗粒(HE ×100)

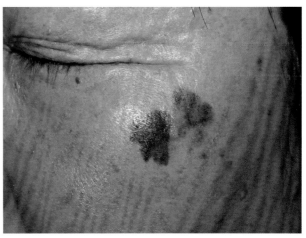

图 5-4 恶性雀斑样痣临床表现:左侧面颊 3~4cm 褐黑色斑片,形状不规则,呈哑铃形,颜色不均匀,无破溃

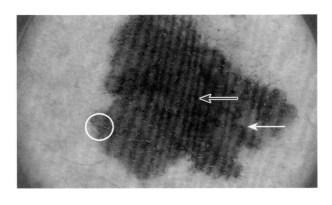

图 5-5 恶性雀斑样痣皮肤镜表现:可见皮损颜色不均匀,边缘形状不规则,红色箭头为毛囊开口不对称色素沉着,黄色箭头为附属器开口周围聚集的点,白的圆圈为同心圆结构(×30)

二、非慢性日光损伤型黑色素瘤

1. 浅表扩散性黑色素瘤(superficial spreading melanoma,SSM) 浅肤色人群中最常见的 MM,好发于男性躯干和女性腿部,约一半的 SSM 在已有色素痣的基础上形成。初起为无症状的棕褐色至黑色斑,颜色不均匀,边界不规则且有凹痕。在原位黑色素瘤阶段,斑疹通常边界不规则且色素不均匀。皮损开始为典型的局限于表皮或真皮乳头的缓慢水平(放射状)生长,随后出现快速的垂直向增长(如图 5-6~图 5-14)。

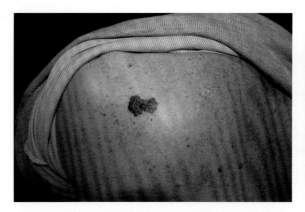

图 5-6 浅表扩散性黑色素瘤临床表现:背部约 3cm×4cm 褐黑色斑块,形状不规则,边界不清

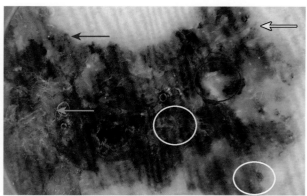

图 5-7 浅表扩散性黑色素瘤皮肤镜表现:不对称的多色素结构,红色箭头为周边不规则点和球,黄色箭头为不规则条纹,蓝色箭头为多种血管结构,红色圆圈为瘢痕样的色素脱失,白色圆圈为不典型增宽的色素网,黄色圆圈为污斑(×30)

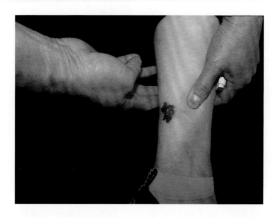

图 5-8 浅表扩散性黑色素瘤临床表现:右小腿屈侧约 3cm×4cm 褐黑色斑块,形状不规则,边界不清

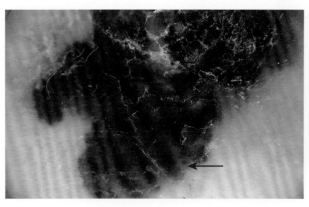

图 5-9 浅表扩散性黑色素瘤皮肤镜表现:不对称的多色素结构,不规则污斑,红色箭头为周边不规则点和球(×30)

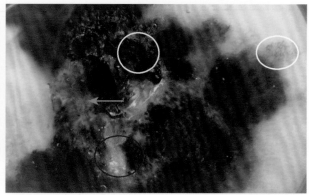

图 5-10 浅表扩散性黑色素瘤皮肤镜表现:不对称的多色素结构,蓝色箭头为多种血管结构,红色圆圈为瘢痕样的色素脱失,白色圆圈为不典型色素网,黄色圆圈为污斑(×30)

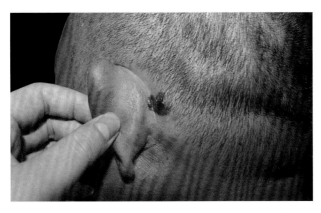

图 5-11　浅表扩散性黑色素瘤临床表现:左耳后约 2cm×2cm 褐黑色斑块,形状不规则,边界不清,中央可见黑色及暗红色结节隆起

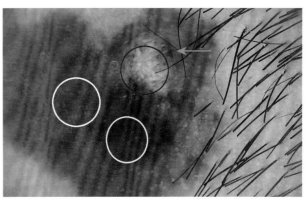

图 5-12　浅表扩散性黑色素瘤皮肤镜表现:不对称的多色素结构,蓝色箭头为多种血管结构,红色圆圈为瘢痕样色素脱失及亮白色条纹,白色圆圈为不典型增宽的色素网,黄色圆圈为污斑(×30)

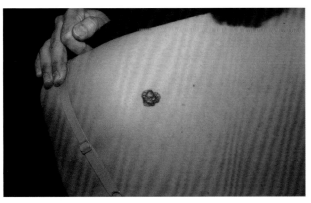

图 5-13　浅表扩散性黑色素瘤临床表现:背部约 2cm×2cm 褐黑色斑块,形状不规则,边界不清,中央黑色及暗红色结节隆起

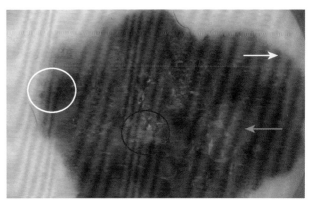

图 5-14　浅表扩散性黑色素瘤皮肤镜表现:不对称的多色素结构,蓝色箭头为多种血管结构,红色圆圈为瘢痕样色素脱失及亮白色条纹,白色圆圈为不典型色素网,黄色箭头为放射状线(×30)

SSM 常见皮肤镜下特征:

1) 多种颜色。
2) 不典型色素网。
3) 不规则条纹(伪足和放射状线)。
4) 负性色素网。
5) 亮白色条纹(晶状体结构)。
6) 不规则点和球(周边)。
7) 不规则污斑。
8) 周边褐色无结构区。
9) 蓝白幕。
10) 退行性结构(瘢痕样色素脱失和/或胡椒粉样颗粒)。
11) 不典型血管结构。

不典型色素网是 SSM 最早期的特征性表现之一,SSM 的不规则条纹提示放射性生长,亮白色条纹提示侵袭性生长,只在偏振光下可见,同一皮损中同时出现点状和线状血管高度提示恶性黑色素瘤。深度<0.76mm 的 MM 相对于更厚的 MM 更容易表现为不典型色素网,而深度>0.76mm 的 MM 更多的表现为不典型血管结构和蓝白幕。Je-Ho Mun 等研究发现,在亚洲人群中,躯干部 MM 最常见的皮肤镜表现为不对称和多种颜色,其次为不规则点球、蓝白幕、不典型色素网及不典型血管结构,出现概率均超过50%,与良性色素痣皮肤镜表现相比具有统计学差异。

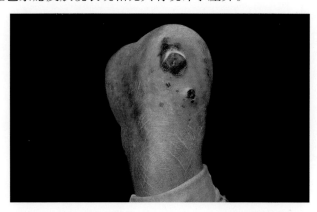

图 5-15　肢端无色素性或低色素性黑色素瘤临床表现:足底多发大小不等红色、褐色及蓝黑色丘疹、斑片、结节及肿物,表面有破溃、渗液

1）多种颜色。

2）蓝白幕。

3）亮白色条纹。

4）不典型血管结构。

5）无结构区域。

无色素性或低色素性黑色素瘤(AHM)常见皮肤镜下特征(图 5-16,图 5-17):

1）负性色素网。

2）亮白色条纹。

3）乳红色区域。

4）更突出的多形性不典型血管结构。

2. 结节性黑色素瘤(nodular melanoma,NM)　浅肤色人群中第二常见的黑色素瘤,可发生在身体的任何部位,躯干、头部和颈部最常见。通常为一个蓝色至黑色、有时为粉色至红色的结节,可能出现溃疡或出血,生长迅速,数月内形成隆起性结节。皮损缺乏放射性生长而一直处于快速的侵袭性垂直生长,因而缺乏典型 SSM 所具备的 ABCD 特点。相比于其他亚型,NM 更容易出现无色素性或低色素性黑色素瘤(amelanotic and hypomelanotic melanoma,AHM)(如图 5-15)。

色素性结节性黑色素瘤常见皮肤镜下特征:

无色素性结节性黑色素瘤易误诊,需要与皮内痣、化脓性肉芽肿、皮肤附属器肿瘤鉴别,多种血管形态往往有提示意义。血管方面最有提示意义的特征依次为:显著的中心血管、发夹样血管、乳红色区域、多种不同深浅的粉色,点状和线形不规则血管的组合,以及线性不规则血管为主要血管类型。

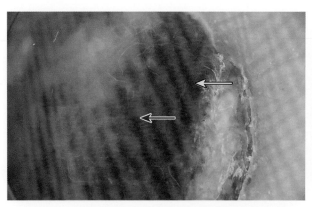

图 5-16　肢端无色素性或低色素性黑色素瘤皮肤镜表现:黄色箭头所示为乳红色区域,蓝色箭头所示为晶状体结构,红色箭头所示为多形性不典型血管结构(×30)

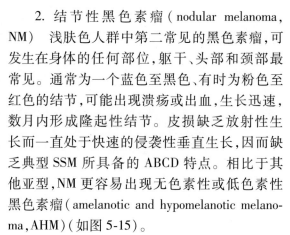

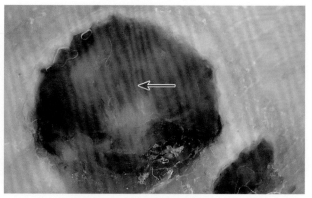

图 5-17　肢端无色素性或低色素性黑色素瘤皮肤镜表现:红色箭头所示为多形性不典型血管结构(×30)

三、肢端黑色素瘤（acral melanoma，AM）

肢端黑色素瘤是亚洲人最常见的恶性黑色素瘤类型，因此，肢端黑色素瘤的早期诊断在我国更有实践意义。肢端黑色素瘤可发生于无毛区的手掌、足底皮肤以及指（趾）甲处，既往通常采用肢端雀斑样痣黑色素瘤（ALM）命名，但后来发现肢端黑色素瘤与 ALM 无论生长方式还是组织病理变化上均有所不同，目前国内更倾向于采用肢端黑色素瘤命名（图 5-18~图 5-31）。

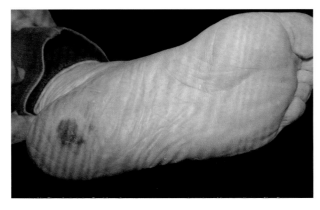

图 5-18　肢端黑色素瘤临床表现：足底约 3cm×4cm 不规则斑片，不对称，可见多种颜色（褐色、黑色、淡红色）

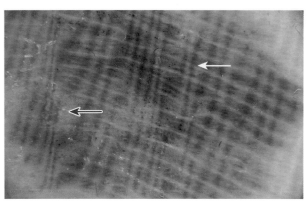

图 5-19　肢端黑色素瘤皮肤镜表现：皮损不规则，可见多种颜色，典型皮嵴平行模式（黄色箭头），多组分模式，红色箭头提示蓝白幕（×30）

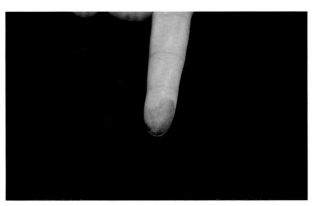

图 5-20　肢端黑色素瘤临床表现：左手示指远端指节褐色斑片颜色不均匀

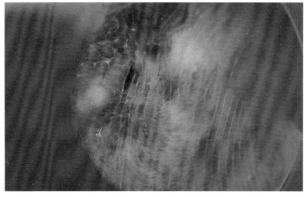

图 5-21　肢端黑色素瘤皮肤镜表现：皮损不规则，可见多种颜色（白色、浅褐色、深褐色、黑色），色素分布不均匀，可见皮嵴平行模式，不典型的纤维状模式（×30）

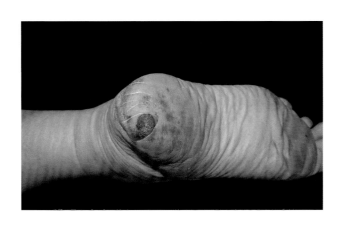

图 5-22　肢端黑色素瘤临床表现：右足根部可见直径 2cm 不规则黑色斑片，周围可见多发浅褐至深褐色、大小不一的斑片

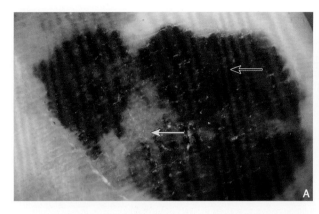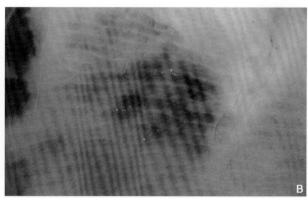

图 5-23 肢端黑色素瘤皮肤镜表现

A. 皮损形状不规则,可见多种颜色(白色、深褐色、黑色),红色箭头提示不规则弥漫性色素沉着,黄色箭头提示白色退行性结构(×30);B.周围卫星灶,皮损形状不规则,可见典型皮嵴平行模式及不典型的纤维状模式(×30)

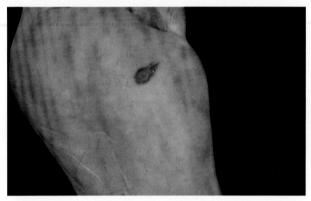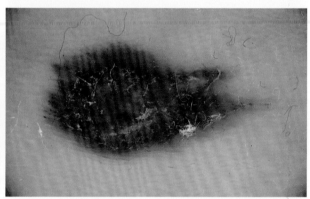

图 5-24 肢端黑色素瘤临床表现:左足掌可见约1cm 大小不规则褐黑色斑片,呈火焰状

图 5-25 肢端黑色素瘤皮肤镜表现:皮损形状不规则,可见多种颜色(白色、浅褐色、深褐色、蓝灰色、黑色),不规则弥漫性色素沉着,蓝白幕,左侧边缘可见色素点豆荚样分布(×30)

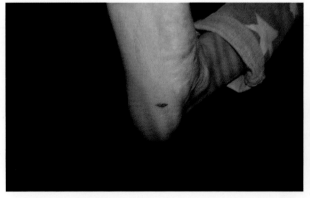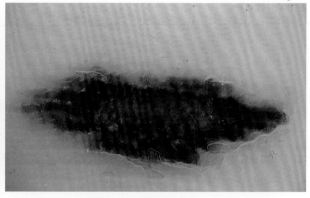

图 5-26 肢端黑色素瘤临床表现:左足底可见约1cm 大小梭形黑色斑片

图 5-27 肢端黑色素瘤皮肤镜表现:皮损形状不规则,可见多种颜色(白色、褐色、灰色、黑色),中央不规则弥漫性色素沉着,周围可见典型皮嵴平行模式(×30)

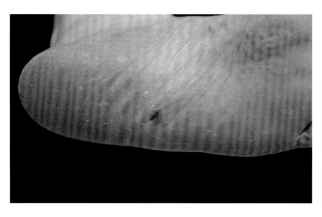

图 5-28　肢端黑色素瘤临床表现:左足底可见约 1cm 大小浅褐色斑片,形状不规则

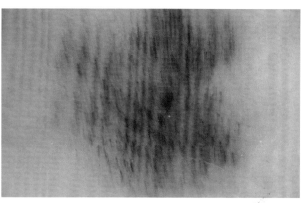

图 5-29　肢端黑色素瘤皮肤镜表现:皮损形状不规则,可见不典型的纤维状模式(×30)

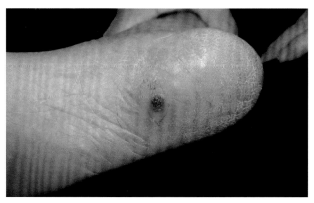

图 5-30　肢端黑色素瘤临床表现:右足底可见约 1cm 大小类圆形褐黑色斑片,形状不规则

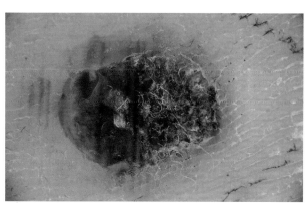

图 5-31　肢端黑色素瘤皮肤镜表现:皮损形状不规则,可见多种颜色(白色、乳红色区域、褐色、黑色、蓝灰色),不规则弥漫性色素沉着及溃疡形成(×30)

非指(趾)甲部位肢端黑色素瘤的主要皮肤镜特征:

1. 皮嵴平行模式。
2. 不规则弥漫性色素沉着。
3. 多组分模式。

无论是在原位还是侵袭性黑色素瘤中,前二者均表现出了较高的特异性。皮嵴平行模式色素沉着沿皮嵴分布,呈平行线状;与色素沉着沿皮沟分布的皮沟平行模式相反。不规则弥漫性色素沉着表现为不规则无结构的不同颜色如棕色、黑色或灰色的色素沉着,相对于皮嵴平行模式而言,其多见于高侵袭性和晚期皮损。晚期肢端黑色素瘤可出现非肢端黑色素瘤的皮肤镜下多组分模式,如多种颜色、不规则点和球、不规则条纹、不典型血管、蓝白幕。而且某些晚期 AM 可以出现不典型的皮沟平行模式、纤维状模式和网格样模式。此外,溃疡虽不作为诊断的标准,但有溃疡出现,尤其是有非外伤引起的溃疡,高度提示恶性黑色素瘤的可能。

值得注意的是皮嵴平行模式也可以出现在良性的皮损中,如对苯二胺或抗肿瘤药物引起的色素沉着、黑斑息肉综合征的肢端色素斑、肢端角层下出血以及色素性病毒疣。

另外,任何出现在手掌部位的纤维状模式以及足底不典型的纤维状模式(线条更粗、颜色更深或呈灰色、形状不规则)也需引起注意。

为了更好地通过皮肤镜诊断肢端黑色素瘤,Lallas 等进行了一项多中心研究,提出了一种新的皮肤镜诊断肢端黑色素瘤的法则,即 BRAAFF 量表:

1. 不规则污斑(+1)。

2. 皮嵴平行模式(+3)。

3. 结构不对称(+1)。

4. 颜色不对称(+1)。

5. 皮沟平行模式(−1)。

6. 纤维状模式(−1)。

若总分≥1则归为可疑性皮损。

甲黑色素瘤在手指和足趾均可发生,最好发于拇指、示指和大脚趾(图5-32~图5-35)。

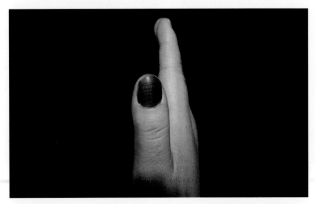

图5-32 甲黑色素瘤临床表现:右拇指甲弥漫褐黑色斑片,甲皱襞可见不规则褐黑色色素沉着

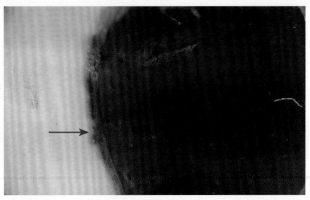

图5-33 甲黑色素瘤皮肤镜表现:褐黑色背景,弥漫褐黑色不均匀条带,红色箭头所示为Hutchinson征(×30)

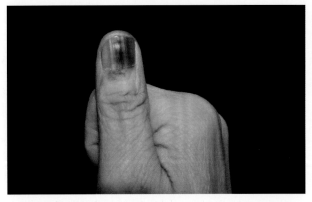

图5-34 甲黑色素瘤临床表现:右拇指甲可见粗细不等颜色不均匀褐黑色条带,甲皱襞及周围皮肤可见不规则褐黑色色素沉着

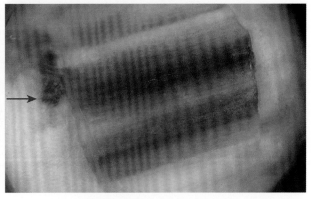

图5-35 甲黑色素瘤皮肤镜表现:甲板可见颜色及宽度均不规则条带,颜色不均匀(褐色、黑色、红色、白色),红色箭头所示为Hutchinson征(×30)

甲黑色素瘤常见皮肤镜特征:

1. 棕褐色背景上出现不规则条带(最常见),可呈近端较宽,远端变窄。

2. Hutchinson征(甲皱襞和甲周围皮肤色素沉着)。

3. 微Hutchinson征(指肉眼不可见但皮肤镜下可见)。

4. 甲板破坏,远端裂隙。

有研究发现棕褐色背景上出现不规则条带是Ronger 7条特征中恶性黑色素瘤最常出现的特征(90.3%),其次是Hutchinson现象(83.9%),而在鉴别原位和侵袭性黑色素瘤上,出血点和不规则点球状结构并没有统计学意义。

目前多采用日本甲下纵行黑斑鉴别诊断6分测评法:临床测评(一项阳性得1分):①患者年龄大于30岁;②病程小于5年;③3个月内明显变化。皮肤镜测评(一项阳性得2分):①背景存在多种颜色;②不规则线或条带;③伴皮嵴平行模式的 Hutchinson 征。3 分以上者怀疑甲黑色素瘤。

四、黏膜黑色素瘤

黏膜黑色素瘤可发生于多种解剖部位,如唇、外阴、眼睑、口腔、肠黏膜等。

1. 早期皮肤镜特征　常可见无结构区和灰色区域。

2. 晚期皮肤镜特征　表现为多组分模式,即结构不对称、多种颜色(白色、红色、浅棕色、深棕色、蓝灰色)、蓝白幕、不规则污斑、不规则条纹、退行性结构等。

本章介绍了不同类型 MM 的皮肤镜下特点,了解这些特征性表现有助于提高对 MM 的诊断准确率,减少误诊及漏诊。但是临床上仍然存在很多难以与 MM 鉴别的疾病,如色素型 BCC、特殊类型色素痣、脂溢性角化病、光线性角化病、扁平苔藓样角化病等,因此临床医师在利用皮肤镜辅助诊断时不仅要掌握 MM 的镜下特征,还要熟练掌握其他相似疾病的皮肤镜下典型特征,最终的诊断需要结合临床表现、病史、皮肤病理和免疫组化以及必要时的恶性黑色素瘤基因检测综合评估判断。

参考文献

[1] 中国医疗保健国际交流促进会皮肤科分会皮肤影像学组,中华医学会皮肤性病学分会皮肤病数字化诊断亚学组,中国医师协会皮肤科医师分会皮肤外科亚专业委员会,等.《皮肤镜术语规范:第三次国际皮肤镜协会会议共识》解读[J].中华皮肤科杂志,2017,50(4):299-304.

[2] PRALONG P,BATHELIER E,DALLE S,et al. Dermoscopy of lentigo maligna melanoma:report of 125 cases[J]. Br J Dermatol,2012,167(2):280-287.

[3] STANTE M,DE GIORGI V,CAPPPUGI P,et al. Non-invasive analysis of melanoma thickness by means of dermoscopy:a retrospective study[J]. Melanoma Res,2001,11(2):147-152.

[4] ARGENZIANO G,FABBROCINI G,CARLI P,et al. Epiluminescence microscopy:criteria of cutaneous melanoma progression[J]. J Am Acad Dermatol,1997,37(1):68-74.

[5] MUN J H,OHN J,KIM W I,et al. Dermoscopy of Melanomas on the Trunk and Extremities in Asians[J]. PLoS One,2016,11(7):e0158374.

[6] MENZIES S W,KREUSCH J,BYTH K,et al. Dermoscopic evaluation of amelanotic and hypomelanotic melanoma[J]. Arch Dermatol,2008,144(9):1120-1127.

[7] PHAN A,DALLE S,TOUZET S,et al. Dermoscopic features of acral lentiginous melanoma in a large series of 110 cases in a white population[J]. Br J Dermatol,2010,162(4):765-771.

[8] SAIDA T,KOGA H,UHARA H. Key points in dermoscopic differentiation between early acral melanoma and acral nevus[J]. J Dermatol,2011,38(1):25-34.

[9] TANIOKA M. Benign acral lesions showing parallel ridge pattern on dermoscopy[J]. J Dermatol,2011,38(1):41-44.

[10] LALLAS A,KYRGIDIS A,KOGA H,et al. The BRAAFF checklist:a new dermoscopic algorithm for diagnosing acral melanoma[J]. Br J Dermatol,2015,173(4):1041-1049.

[11] INOUE Y,MENZIES S W,FUKUSHIMA S,et al. Dots/globules on dermoscopy in nail-apparatus melanoma[J]. Int J Dermatol,2014,53(1):88-92.

[12] MUN JH,KIM GW,JWA SW,et al. Dermoscopy of subungual haemorrhage:its usefulness in differential diagnosis from nail-unit melanoma[J]. Br J Dermatol,2013,168(6):1224-1229.

[13] LIN J,KOGA H,TAKATA M,et al. Dermoscopy of pigmented lesions on mucocutaneous junction and mucous membrane[J]. Br J Dermatol,2009,161(6):1255-1261.

[14] LI K,XIN L. Palpebral conjunctiva melanoma with dermoscopic and clinicopathological characteristics[J]. J Am Acad Dermatol,2014,71(2):e35-37.

第六章

基底细胞癌

基底细胞癌(basal cell carcinoma,BCC)是最常见的皮肤恶性肿瘤,流行病学调查显示基底细胞癌的发病率正逐年增高,并且有逐渐年轻化的趋势。基底细胞癌虽然恶性程度较低,但可出现局部浸润破坏,甚至出现毁容性损害。因此,早期诊断治疗具有重要意义。皮肤镜检查能够提高基底细胞癌的诊断率,已作为常规辅助检查手段应用于临床工作中。

皮肤镜可以辅助判断基底细胞癌的亚型,对基底细胞癌患者治疗方案的选择也具有指导意义。色素性基底细胞癌对光动力疗法(PDT)的治疗反应较差;咪喹莫特对具有多发小糜烂或溃疡皮肤镜特征的基底细胞癌治疗效果较好;非浅表型基底细胞癌治疗首选于术切除。此外,皮肤镜还可用于基底细胞癌的皮损手术切缘的判断、治疗效果评价及治疗后随访。

基底细胞癌常用皮肤镜特征可分为血管结构、色素相关结构及其他结构(表6-1)。目前,基底细胞癌的皮肤镜诊断标准尚未完全统一,应用较多的诊断标准为 Menzies 等提出的色素性基底细胞癌的经典诊断特征,此标准依据基底细胞癌皮损中色素程度进行分类。同时,也可将基底细胞癌按照不同病理类型分类,进行皮肤镜特征的总结。我国的基底细胞癌以色素性基底细胞癌为主,色素性基底细胞癌临床上需要同恶性黑色素瘤和黑色素细胞良性肿瘤等其他色素性肿瘤鉴别,非色素性基底细胞癌则需要同其他非色素性皮肤肿瘤及炎症性皮肤疾病鉴别。按照皮损色素沉着的程度进行分类,更有利于基底细胞癌的诊断及鉴别诊断;而按照病理类型进行分类,筛选出浅表型基底细胞癌,有利于基底细胞癌患者治疗方案的选择及预后的判断。本书对不同的分类方式分别进行介绍。

表6-1 基底细胞癌常用皮肤镜特征

血管结构	色素相关结构	其他结构
分支状血管	叶状区域	溃疡
纤细毛细血管扩张	轮辐状区域	多发小糜烂
多种形态血管	蓝灰色卵圆巢	亮白色至红色无结构区
	多发的蓝灰色小球	亮白色条纹
		蓝白幕

第一节　色素性及非色素性基底细胞癌的皮肤镜特征
(依据色素程度分类)

根据皮肤镜下皮损所含色素占皮损面积的情况,可将基底细胞癌分为无色素、轻度色素(<30%)、色素(30%~70%)和重度色素性(>70%)。不同于白人患者,中国人群基底细胞癌中色素性占绝大部分。研究报道,约有30%的肉眼观察不到色素的基底细胞癌,在皮肤镜下可检测到色素结构。

一、色素性基底细胞癌的皮肤镜特征

1. 经典特征
(1) 1个阴性特征:不含色素网。
(2) 6个阳性特征:

1）蓝灰色卵圆巢/蓝色簇集性大团块(图6-1)。
2）多发的蓝灰色小球/多发蓝色小团块(图6-2)。
3）叶状区域(枫叶样区域)(图6-3)。
4）轮辐状区域(图6-4)。
5）分支状血管(图6-5)。
6）溃疡(图6-6)。

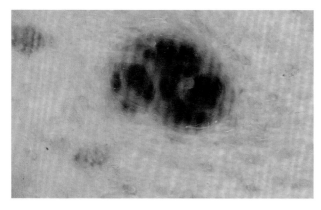

图6-1　蓝灰色卵圆巢:边界清楚的卵圆形结构,有融合性或近融合性蓝灰色色素沉着(×20)

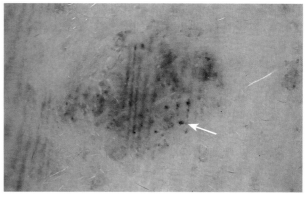

图6-2　多发的蓝灰色小球:界限清晰,直径大于0.1mm的小球状结构,但比卵圆形巢小,常呈多发,不聚集(白色箭头)(×20)

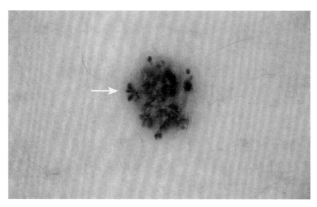

图6-3　叶状区域:棕色至灰蓝色离散线或球茎样结构通常聚集于非中心区域,类似叶状(黄色箭头)(×20)

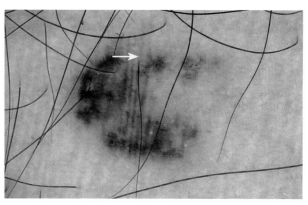

图6-4　轮辐状区域:边界清楚的放射状突起,通常为浅棕色,但有时也可为蓝色或灰色,汇聚于中央颜色较深的深棕色、黑色或蓝色团块(黄色箭头)(×20)

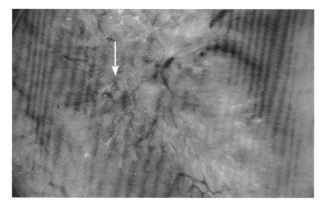

图6-5　分支状血管:较大或较粗的清晰的亮红色血管分成较小的血管(白色箭头)(×20)

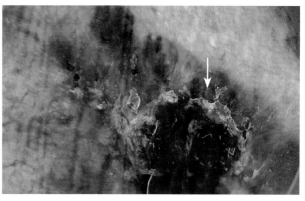

图6-6　溃疡:无表皮,常有凝血快,无创伤史(白色箭头)(×20)

满足 1 个阴性特征,至少满足 1 个阳性特征,即考虑为基底细胞癌。

2. 非经典特征

(1) 同心圆结构/同心性棕色或蓝色团块:轮辐状区域的早期阶段(图 6-7)。

(2) 多发聚集蓝灰色小点:为皮损内聚集的多发不规则分布的蓝灰色点,多发蓝色小团块/多发的蓝灰色小球的早期阶段(图 6-8)。

(3) 纤细毛细血管扩张:长度小于 1mm,扭曲,没有明显的树状分支,常分布在白色或红色背景内,分支状血管的早期阶段(图 6-9)。

(4) 多发小糜烂:数量大于 5 个,直径小于 1mm,溃疡的早期阶段。

(5) 亮白色条纹/亮白色斑及团块(图 6-10)。

(6) 蓝白幕/蓝白幕亚型(图 6-11)。

(7) 黄白色结构。

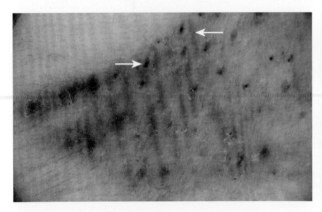

图 6-7　同心圆结构/同心性棕色或蓝色团块:轮辐状区域的早期阶段(白色箭头)(×20)

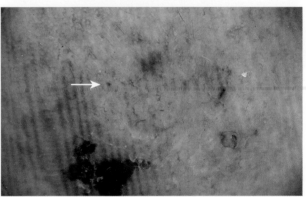

图 6-8　多发聚集蓝灰色小点:为皮损内聚集的多发不规则分布的蓝灰色点,多发蓝色小团块/多发的蓝灰色小球的早期阶段(白色箭头)(×20)

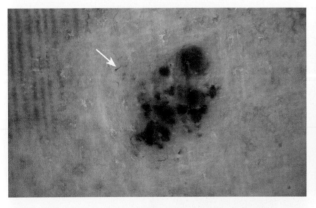

图 6-9　纤细毛细血管扩张(白色箭头)(×40)

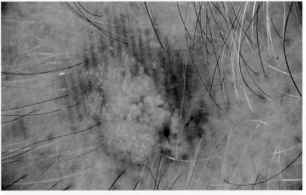

图 6-10　亮白色条纹:仅能在偏振光下观察到(×20)

　　蓝白幕亚型是几乎在整个皮损弥漫出现的蓝白色结构,周围可伴有溃疡灶及树枝状血管。蓝白幕亚型比典型蓝白幕少见,组织病理上对应真皮内核异形性基底细胞聚集,可伴有较多弥漫分布的噬黑色素细胞,伴有不典型细胞巢之间的纤维增生。值得一提的是,在典型蓝白幕结构中,角化过度和颗粒层增厚这两种组织病理变化,在蓝白幕亚型中没有观察到。

　　部分非经典特征是相对应的经典特征的早期阶段。在使用接触式皮肤镜时,分支状血管受压后,也可能表现为短小的毛细血管扩张,建议在观察血管结构时,使用非接触式皮肤镜。

　　需要指出的是,在基底细胞癌皮损中,也可同时出现黑色素细胞来源性皮损的皮肤镜表现,需要与恶性黑色素瘤、黑色素细胞良性肿瘤等其他色素性皮肤肿瘤进行鉴别(图 6-12～图 6-16,表 6-2)。

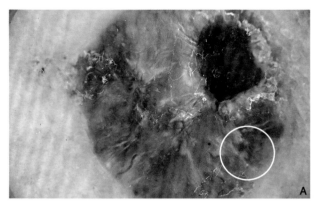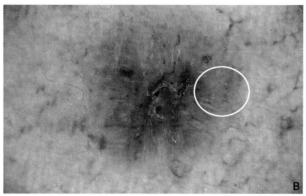

图 6-11 蓝白幕(白色圆圈)(×20)

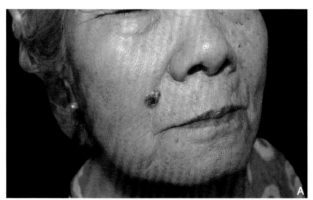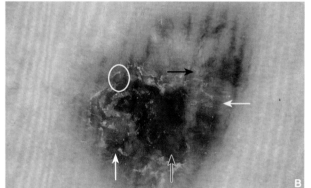

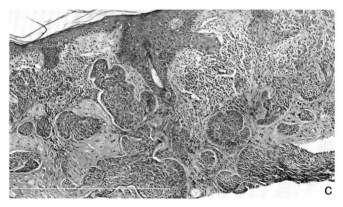

图 6-12 色素性基底细胞癌(一)

A. 临床表现:右鼻唇沟可见色素性肿物,边缘珍珠状隆起,皮损中央可见溃疡;B. 皮肤镜表现:可见蓝灰色卵圆巢(白色箭头),叶状区域(黄色箭头),分支状血管(黑色箭头),溃疡(红色箭头),蓝白幕(黄色圆圈)(×20);C. 组织病理图片:真皮内嗜碱性基底样肿瘤细胞团块,周边细胞排列成栅栏状,团块境界清楚,与周围间质间有收缩间隙(HE ×40)

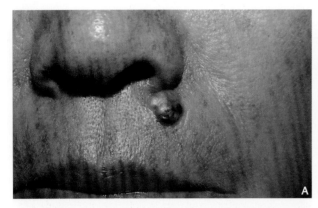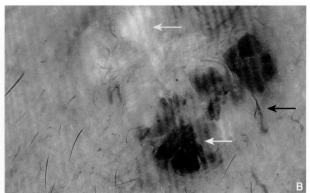

图 6-13　色素性基底细胞癌（二）
　A.临床表现：左鼻翼下方花生大半球状肿物，表面光滑，可见色素；B.皮肤镜表现：可见蓝灰色卵圆巢（白色箭头），
分支状血管（黑色箭头），亮白色团块（黄色箭头）（×40）

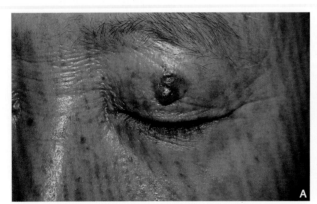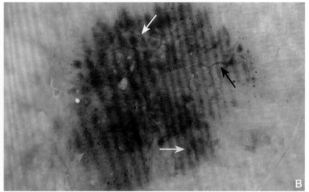

图 6-14　色素性基底细胞癌（三）
　A.临床表现：左上眼睑黑色半球状肿物；B.皮肤镜表现：可见蓝灰色卵圆巢（白色箭头），多发蓝灰色小球（蓝色箭
头），叶状区域（黄色箭头），分支状血管（黑色箭头）（×20）

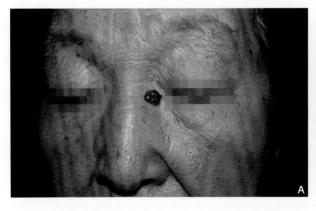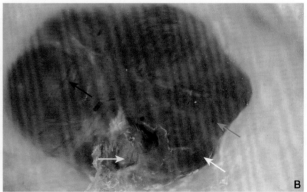

图 6-15　色素性基底细胞癌（四）
　A.临床表现：左眼内眦褐黑色肿物；B.皮肤镜表现：可见蓝灰色卵圆巢（白色箭头），多发蓝灰色小球（蓝色箭头），分
支状血管（黑色箭头），溃疡（黄色箭头）（×20）

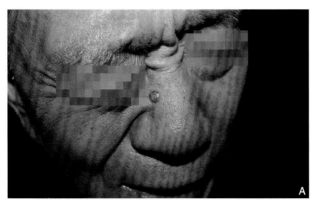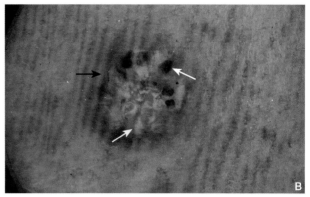

图 6-16 色素性基底细胞癌（五）

A.临床表现：鼻背部豌豆大肿物，可见色素；B.皮肤镜表现：可见蓝灰色卵圆巢（白色箭头），分支状血管（黑色箭头），亮白色团块（黄色箭头）（×20）

表 6-2 基底细胞癌和恶性黑色素瘤/黑色素细胞良性肿瘤皮肤镜特征的比较

皮肤镜特征		基底细胞癌	恶性黑色素瘤/黑色素细胞良性肿瘤
色素小球	颜色	蓝灰色为主	褐色和黑色为主
	分布	不规则	聚集
	背景	–	褐色背景
亮白色条纹	特征	模糊	清晰
	分布	部分呈放射状	大多数呈放射状
中心		白色/色素减退/无结构	色素性模式/蓝白幕
其他		其他基底细胞癌特征	其他色素性特征

二、非色素性基底细胞癌的皮肤镜特征

非色素性基底细胞癌在临床上需要鉴别诊断的疾病种类较为广泛，包括鳞状细胞癌、鲍恩病等角质形成细胞来源肿瘤，皮肤附属器肿瘤及炎症性皮肤疾病，诊断常常较为困难。但随着皮肤镜技术，尤其是偏振非接触式皮肤镜的普及与发展，人们对非色素性基底细胞癌皮肤镜表现的研究也逐渐深入，其皮肤镜特征也可提供有效的辅助诊断信息（图 6-17，图 6-18）。

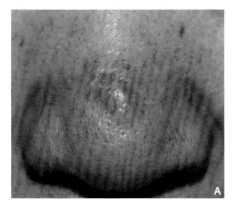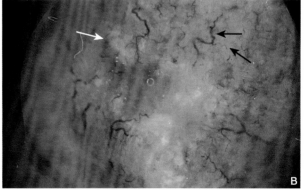

图 6-17 非色素性基底细胞癌（一）

A.临床表现：鼻尖部光泽肿物，可见血管扩张；B.皮肤镜表现：可见亮白色团块（白色箭头），螺旋状、分支状血管（黑色箭头）（×20）

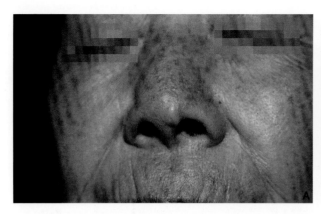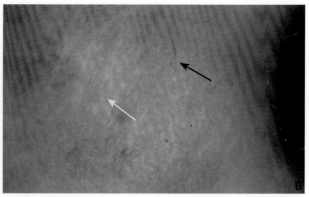

图 6-18　非色素性基底细胞癌(二)

A.临床表现:鼻尖部光泽肿物;B.皮肤镜表现:可见亮白色条纹(黄色箭头),分支状血管(黑色箭头)(×20)

非色素性基底细胞癌的皮肤镜特征:

(1) 纤细毛细血管扩张:长度小于 1mm,扭曲,没有明显的树状分支。

(2) 多种血管结构:包括发夹样,螺旋状,逗号状等。

(3) 多发小糜烂:数量大于 5 个,直径小于 1mm。

(4) 亮白色条纹/亮白色团块(只见于偏振模式)。

(5) 玫瑰花状(只见于偏振模式)。

(6) 乳红色区域/亮白色至红色无结构区。

(7) 蓝白幕。

相比色素性基底细胞癌,血管结构在非色素性基底细胞癌中更常见。

第二节　不同病理类型基底细胞癌的皮肤镜特征
(依据病理类型分类)

针对不同病理类型的基底细胞癌,总结其相应皮肤镜表现,目前主要是为了筛选出浅表型基底细胞癌,用于指导治疗方案的选择及治疗后随访(图 6-19)。

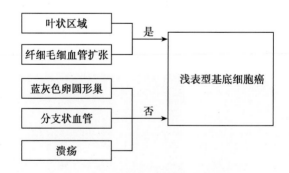

图 6-19　判断浅表型基底细胞癌的线索

一、浅表型基底细胞癌

浅表型基底细胞癌的皮肤镜表现(图 6-20):

(1) 叶状区域。

(2) 纤细毛细血管扩张。

(3) 可能出现多发小糜烂和乳红色区域。

（4）无蓝灰色卵圆巢。

（5）无分支状血管,无溃疡。

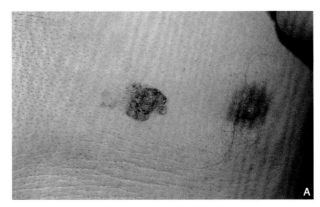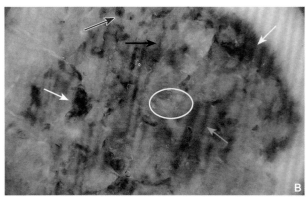

图 6-20 浅表型基底细胞癌

A.临床表现:胸部褐色斑块,边界不清楚;B.皮肤镜表现:可见叶状区域(黄色箭头),同心圆结构(红色箭头),黄白色结构(黑色箭头),亮白色条纹(黄色圆圈),多发小糜烂(白色箭头),乳红色区域(蓝色箭头)(×40)

皮肤镜可用于浅表型基底细胞癌和鲍恩病的鉴别诊断(表 6-3)。

表 6-3 浅表型基底细胞癌和鲍恩病皮肤镜特征比较

皮肤镜特征	浅表型基底细胞癌	鲍恩病
色素结构	+++	+
血管结构		
分支状血管/纤细毛细血管扩张	+++	+
点状/球状	+,多出现于下肢皮损	+++
亮白色条纹	+++	+
溃疡/糜烂	+	+
鳞屑	白色	白色/黄色

二、非浅表型基底细胞癌

1. 结节型基底细胞癌的皮肤镜表现(图 6-21)

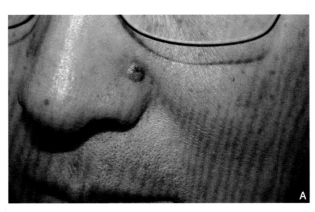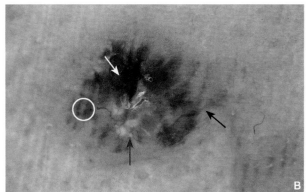

图 6-21 结节型基底细胞癌

A.临床表现:左鼻翼豌豆大色素性肿物;B.皮肤镜表现:可见分支状血管(黑色箭头),蓝灰色卵圆巢(黄色箭头),多发的蓝灰色小球(黄色圆圈),黄白色结构(红色箭头)(×20)

（1）典型分支状血管。

（2）蓝灰色卵圆巢。

（3）多发的蓝灰色小球。

（4）溃疡。

结节型基底细胞癌是最常见到色素结构的基底细胞癌亚型。蓝灰色卵圆巢是非浅表型基底细胞癌最常见的色素结构。分支状血管和溃疡同时出现，提示复发可能性大。

2. 浸润型基底细胞癌的皮肤镜表现（图6-22）

（1）分支状血管：但较经典型更加纤细分散，分支更少。

（2）可见乳红色区域。

（3）可能出现色素结构：多发的蓝灰色小球及蓝灰色卵圆巢。

（4）出现"星状模式"：提示为浸润型基底细胞癌的可能性大。皮损内的血管、亮白色条纹或者皮肤皱襞从皮损边缘延伸到周围正常皮肤的现象称为"星状模式"。

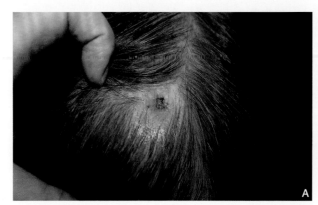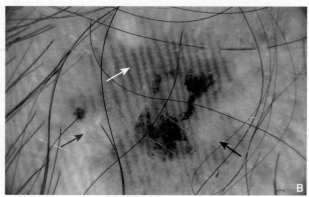

图6-22　浸润型基底细胞癌

A.临床表现：头顶部可见红色浸润性斑块，表面溃疡及结痂；B.皮肤镜表现：可见纤细分支状血管（黑色箭头），乳红色区域（白色箭头），亮白色条纹（红色箭头），中心溃疡形成，皮损整体呈"星状模式"（×20）

混合型基底细胞癌可能存在上述多组分表现（图6-23）。

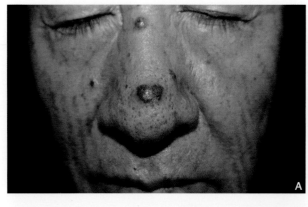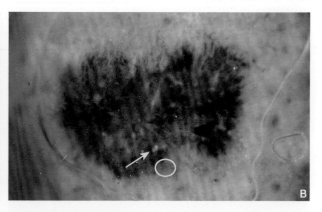

图6-23　混合型基底细胞癌（结节型和微小结节型）

A.临床表现：鼻背部可见蚕豆大黑色肿物；B.皮肤镜表现：可见蓝灰色卵圆巢（黄色箭头），多发的蓝灰色小球，多发聚集蓝灰色小点（黄色圆圈），溃疡，亮白色条纹（红色箭头），黄白色结构及分支状血管（×40）

另有研究报道，多发性基底细胞癌的个体，其相同解剖部位的多个皮损常具有相似的皮肤镜表现，称为"印记模式"（图6-24、图6-25）。

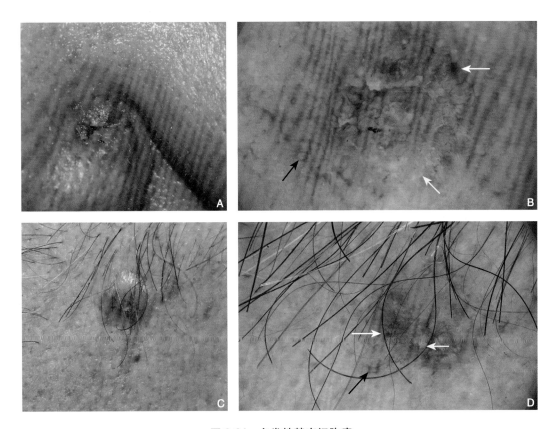

图 6-24　多发性基底细胞癌

A. 鼻翼处皮损临床表现；B. 鼻翼处皮损皮肤镜表现：分支状血管（黑色箭头），蓝灰色卵圆巢（白色箭头），亮白色条纹（黄色箭头）（×20）；C. 发际处皮损临床表现；D. 发际处皮损皮肤镜表现：分支状血管（黑色箭头），蓝灰色小球（白色箭头），亮白色条纹（黄色箭头）（×20）

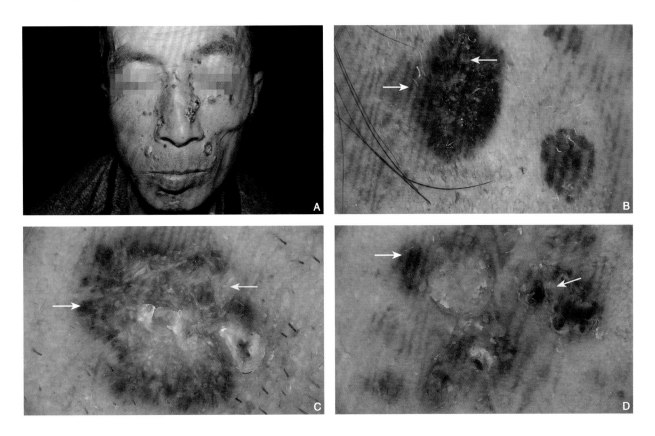

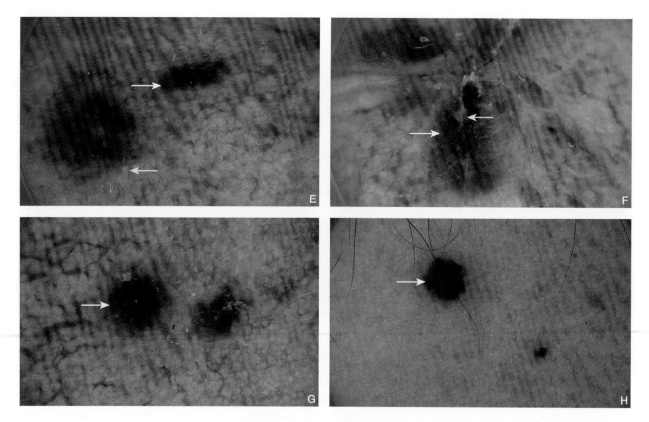

图 6-25 多发性基底细胞癌

A. 临床表现：面部多发蓝黑色结节、肿物；B~H为同一患者的多个皮损皮肤镜表现，B~E. 蓝黑色卵圆巢（白色箭头），亮白色条纹（黄色箭头）（×20）；F. 蓝黑色卵圆巢（白色箭头），亮白色条纹（黄色箭头），可见溃疡（×20）；G. 蓝黑色卵圆巢（白色箭头）（×20）；H. 蓝黑色卵圆巢（白色箭头）（×20）

约30%的色素性基底细胞癌被误诊为非色素性基底细胞癌。色素结构可出现在所有类型的基底细胞癌中，对应组织病理上位于真表皮交界或者真皮内的色素失禁或噬色素细胞增多。若病理改变位于真表皮交接处，皮肤镜下呈棕色，例如叶状区域，轮辐样区域，同心性小球及多发聚焦小点，提示病理类型可能是浅表型或浸润型；若病理改变位于真皮深层，皮肤镜下呈蓝灰色，例如蓝灰色卵圆巢，蓝灰色小球，提示病理类型可能是结节型。

参考文献

［1］ DEVINE C，SRINIVASAN B，SAYAN A，et al. Epidemiology of basal cell carcinoma：a 10-year comparative study［J］. Br J Oral Maxillofac Surg，2018，56（2）：101-106.

［2］ LALLASZ A，TELLOS T，KYRGIDIS A，et al. Accuracy of dermoscopic criteria for discriminating superficial from other subtypes of basal cell carcinoma［J］. J Am Acad Dermatol，2014，70（2）：303-311.

［3］ URECH M，KYGIDISR A，AGENZIANO G，et al. Dermoscopic Ulceration is a Predictor of Basal Cell Carcinoma Response to Imiquimod：A Retrospective Study［J］. Acta Derm Venereol，2017，97（1）：117-119.

［4］ TRAKATELLI M，MORTON C，NAGORE E，et al. Update of the European guidelines for basal cell carcinoma management［J］. Eur J Dermatol，2014，24（3）：312-329.

［5］ DILUVIO L，BAVETTA M，DI PRETE M，et al. Dermoscopic monitoring of efficacy of ingenol mebutate in the treatment of pigmented and non-pigmented basal cell carcinomas［J］. Dermatol Ther，2017，30（1）：e12438.

［6］ MENZIES S W，WESTERHOFF K，RABINOVITZ H，et al. Surface microscopy of pigmented basal cell carcinoma［J］. Arch Dermatol，2000，136（8）：1012-1016.

［7］ LALLAS A，ARGENZIANO G，IOANNIDES D. Dermoscopy for basal cell carcinoma subtype prediction［J］. Br J Dermatol，2016，175（4）：674-675.

［8］ PAPAGEORIGIOU V，APALLA Z，SOTIRIOU E，et al. The limitations of dermoscopy：false-positive and false-negative tumours

［J］. J Eur Acad Dermatol Venereol,2018,32(6):879-888.

［9］ ALTAMURA D,MENZIES S W,ARGENZIANO G,et al. Dermatoscopy of basal cell carcinoma:morphologic variability of global and local features and accuracy of diagnosis［J］. J Am Acad Dermatol,2010,62(1):67-75.

［10］ 李薇薇,涂平,杨淑霞,等.皮肤镜对基底细胞癌鉴别诊断价值的初步研究［J］.中华皮肤科杂志,2013,46(7):480-484.

［11］ ARITS A H,MOSTERD K,ESSERS B A,et al. Photodynamic therapy versus topical imiquimod versus topical fluorouracil for treatment of superficial basal-cell carcinoma:a single blind,non-inferiority,randomised controlled trial［J］. Lancet Oncol,2013,14(7):647-654.

［12］ NAVARRETE-DECHENT C,BAJAJ S,MARCHETTI M A,et al. Association of Shiny White Blotches and Strands With Non-pigmented Basal Cell Carcinoma:Evaluation of an Additional Dermoscopic Diagnostic Criterion［J］. JAMA Dermatol,2016,152(5):546-552.

［13］ TURKMEN M,GERCEKER TB,KILINC KI,et al. Blue-white variant of pigmented basal cell carcinoma［J］. Dermatologica Sinica,2018,36(3):136-139.

［14］ ASHFAQ A,MARGHOOB,RALPH B. Atlas of Dermoscopy Second Edition［M］. Florida:CRC Press,2012.

［15］ TRIGONI A,LAZARIDOU E,APALLA Z,et al. Dermoscopic features in the diagnosis of different types of basal cell carcinoma:a prospective analysis［J］. Hippokratia,2012,16(1):29-34.

［16］ PAN Y,CHAMBERLAIN A J,BAILEY M,et al. Dermatoscopy aids in the diagnosis of the solitary red scaly patch or plaque-features distinguishing superficial basal cell carcinoma,intraepidermal carcinoma,and psoriasis［J］. J Am Acad Dermatol,2008,59(2):268-274.

［17］ ARPAIA N,FILONI A,BONAMONTE D,et al. Vascular Patterns in Cutaneous Ulcerated Basal Cell Carcinoma:A Retrospective Blinded Study Including Dermoscopy［J］. Acta Derm Venereol,2017,97(5):612-616.

［18］ EMIROGLU N,CENGIZ F P,KEMERIZ F. The relation between dermoscopy and histopathology of basal cell carcinoma［J］. An Bras Dermatol,2015,90(3):351-356.

［19］ VERDUZCO-MARTINEZ A P,QUINONES-VENEGAS R,GUEVARA-GUTIERREZ E,et al. Correlation of dermoscopic findings with histopathologic variants of basal cell carcinoma［J］. Int J Dermatol,2013,52(6):718-721.

［20］ ZALAUDEK I,KREUSCH J,GIACOMEL J,et al. How to diagnose nonpigmented skin tumors:a review of vascular structures seen with dermoscopy:part II. Nonmelanocytic skin tumors［J］. J Am Acad Dermatol,2010,63(3):377-386.

［21］ PYNE J H,FISHBURN P,DICKER A,et al. Infiltrating basal cell carcinoma:a stellate peri-tumor dermatoscopy pattern as a clue to diagnosis［J］. Dermatol Pract Concept,2015,5(2):21-26.

［22］ ZALAUDEK I,MOSCARELLA E,LONGO C,et al. The"signature"pattern of multiple Basal cell carcinomas［J］. Arch Dermatol,2012,148(9):1106.

［23］ LALLAS A,ARGENZIANO G,KYRGIDIS A,et al. Dermoscopy uncovers clinically undetectable pigmentation in basal cell carcinoma［J］. Br J Dermatol,2014,170(1):192-195.

［24］ TABANLIOGLU ONAN D,SAHIN S,GOKOZ O,et al. Correlation between the dermatoscopic and histopathological featuresof pigmented basal cell carcinoma［J］. J Eur Acad Dermatol Venereol,2010,24(11):1317-1325.

第七章

脂溢性角化病及其相关疾病

日光性黑子、脂溢性角化病及扁平苔藓样角化病是常见的良性表皮增生性的病谱性疾病,多因表皮自然老化和光老化产生。皮肤镜在明确诊断、与其他皮肤肿瘤相鉴别、避免不必要的活检及手术,以及皮损变化的定期动态监测等方面都发挥着重要作用。本章将围绕脂溢性角化病介绍上述三种疾病的皮肤镜特征。

一、日光性黑子

日光性黑子(solar lentigo,SL)又称日光性雀斑样痣、晒斑、老年斑、老年性黑子,是脂溢性角化病的早期表现,其病因与紫外线暴露和皮肤老化有关,表现为多发性浅褐色斑片,直径可从数毫米到数厘米,颜色从浅棕色到深棕色(图7-1)。SL并非真性黑色素细胞病变,其组织学表现为角质形成细胞中黑色素沉积增加,以及轻度黑色素细胞数量增加,在表皮和真皮交界部位呈线状分布。

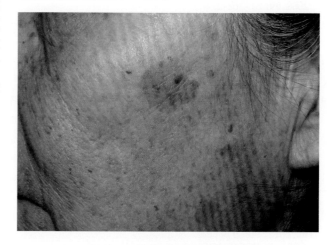

在皮肤镜下,SL的典型特征表现为:

(1) 皮损边界清晰。

(2) 虫蚀状边缘:边界清晰的圆齿状边缘。

(3) 模糊的色素网:网状线,多呈浅褐色。

(4) 指纹模式:平行弯曲的棕色细线。

(5) 棕色均质模式:棕色无结构区。又称"果冻征",犹如涂抹在皮肤上的棕色果冻。

图 7-1 日光性黑子的临床表现

(6) 假性网络或称假性色素网:棕色无结构区,间有毛囊及附属器开口,有时毛囊周围可出现浅褐色同心圆样结构。

皮损边界清晰,以及虫蚀状边缘是SL的主要共同特征(图7-2)。模糊色素网及指纹模式并非黑色素

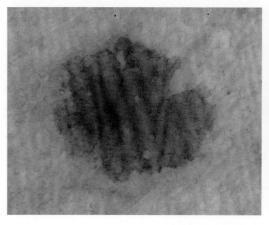
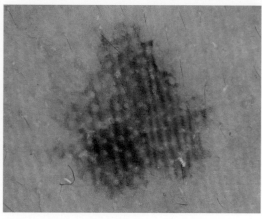

图 7-2 日光性黑子皮损边界清晰,可伴虫蚀状边缘(×20)

细胞形成,而是与表皮突内的黑色素细胞及角质形成细胞内的黑色素增加有关。SL 在皮肤镜下的表现与其所在的部位有关:躯干部位的 SL 可表现为黄色至棕色的模糊的色素网及指纹样模式(图 7-3,图 7-4);在四肢,SL 多表现为棕色均质模式(图 7-5),可伴有虫蚀状边缘;在面部,SL 在皮肤镜下多表现为假性色素网,也可见到围绕附属器开口的模糊色素网及指纹样模式(图 7-6),这类部位性表现差异总结于表 7-1。

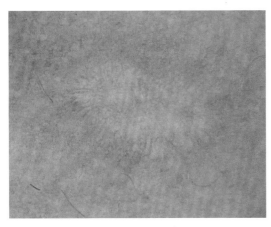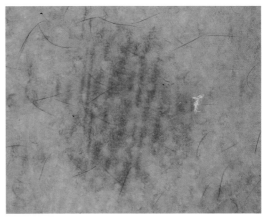

图 7-3 模糊色素网(×20)

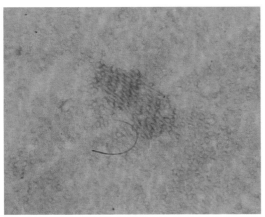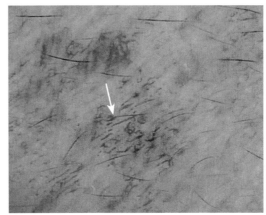

图 7-4 指纹样模式(×30)

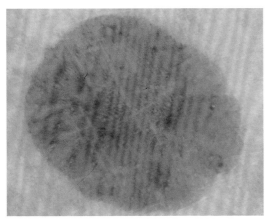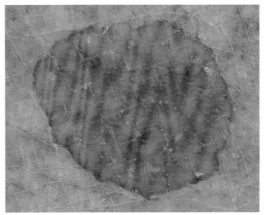

图 7-5 均质模式(×20)

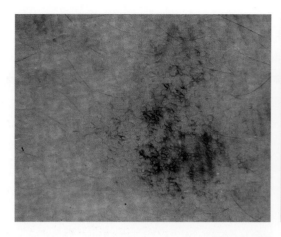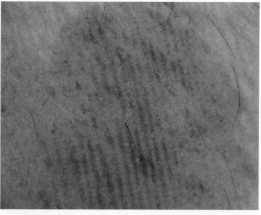

图 7-6 假性色素网(×30)

表 7-1 日光性黑子在不同身体部位的表现差别

部位	该部位较常见日光性黑子表现的模式
躯干	模糊的色素网及指纹样模式
四肢	棕色均质模式,可伴有虫蚀状边缘
面部	假性网络,也可见模糊的色素网及指纹样模式

有时 SL 也可表现为特殊亚型,如苔藓样退化(即后文中扁平苔藓样角化病中的一种)或墨点状日光性黑子等。墨点状日光性黑子为一类颜色很深的黑子,好发于偏浅肤色人群,皮损通常孤立出现,呈深黑色色素网,边界清晰但不规则,色素网在皮损边缘突然中断,可被误为恶性黑色素瘤,如无法明确判断时建议密切随访或活检确认。

SL 临床上需与脂溢性角化病、色素性日光性角化病、恶性雀斑样痣及恶性雀斑样痣性黑色素瘤进行鉴别。尤其是恶性雀斑样痣,可同样出现假性色素网及均质结构,需注意识别其皮肤镜下出现的毛囊内灰色点、不对称色素性毛囊口、菱形模式、污斑等异常色素结构,如果附属器开口周围出现以下四种特征之一,需考虑恶性雀斑样痣:①与周围浅棕色不一致的灰点或者灰环(环状-颗粒模式);②粗且颜色不一的网状线;③深棕/蓝灰色带状结构;④棕色小球。尤其是出现蓝灰色结构时,需考虑恶性雀斑样痣的可能性(SL 中罕见该类特征)。临床方面,SL 多发且表面通常相对粗糙,而恶性雀斑样痣通常孤立出现且表面光滑,少有鳞屑。当临床和皮肤镜下特征不典型时,建议进一步活检以明确诊断。色素性日光性角化病同样可出现假性色素网,但皮损部位往往有大小不一的毛囊开口,伴有角栓,可见草莓状模式,多有鳞屑。

二、脂溢性角化病

脂溢性角化病(seborrheic keratosis,SK)是最为常见的表皮来源的良性肿瘤之一,好发于老年人,因此有时也被称之为老年疣,可为 SL 转化而来(如腺样型 SK)。因组织学类型不同,SK 外观多变,可为扁平黑斑、均匀增厚隆起的棕色斑块,或疣状黑色丘疹或疣状肿物,与正常皮肤界限清楚,可有虫蚀状边缘。

在皮肤镜下,SK 的典型表现为以下一种或多种特征(部分特征在偏振模式和非偏振模式下的特征有所不同):

(1)皮损边界清晰,可有虫蚀状边缘。

(2)粟粒样囊肿(图 7-7):即白色、乳白色、黄色的圆形结构。该结构偏振模式下有时不易观察,而非偏振(浸润)模式能够显示更为清晰。组织病理上表现为表皮内充满角蛋白的囊肿。其中较大的粟粒样囊肿因边界不清而呈云状,诊断 SK 的特异性较高;小而亮的呈星状,也可见于恶性黑色素瘤或基底细胞癌。

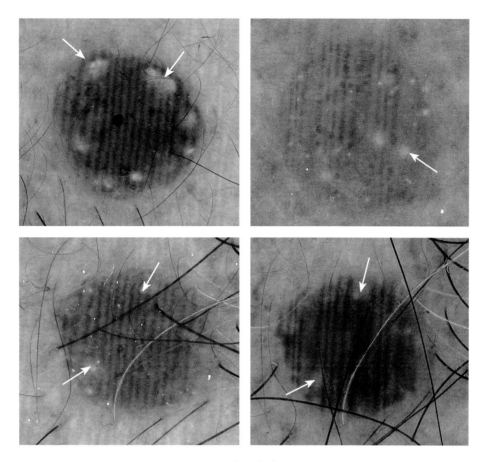

图 7-7　粟粒样囊肿(×20)

对比下方两图:浸润模式(左)和偏振模式(右),浸润模式观察更为清晰

(3) 粉刺样开口(图 7-8):即圆形至卵圆形充满角质的裂口。可呈棕色、橙色、黄色,少数情况也可呈黑色,同样于非偏振模式下观察更为明显。组织病理上表现为皮肤表面凹陷内的角质填充物,即假性角囊肿。

(4) 脑回状模式:即由充满角质的沟和回组成的弯曲粗线,又称沟嵴结构。其中脑回状模式描述其形态模式,沟和嵴描述其结构组成。棘层肥厚增生时,隆起的 SK 皮损可表现为粗大的嵴和沟,初呈短棒状、弯曲状、环状或椭圆形的粗线(腊肠样或胖手指样)(图 7-9)。随棘层肥厚程度的增加,沟和嵴可折叠形成脑回样(图 7-10),该结构在浸润模式观察更加清晰(图 7-11)。棘层增生更为明显时,富含色素的嵴可呈棕色或蓝灰色,沟或毛囊开口内可填充深棕色、灰色或蓝灰色无结构团块样角质物,称之为隐窝(充满角质的凹陷,比粉刺样开口大)(图 7-12)。脑回状模式及隐窝多见于棘层肥厚型 SK。粉刺样开口和粟粒样囊肿在这类皮损中更为多见。

(5) 发夹样血管:即两条平行的线状血管形成半环状或袢状结构。发夹样血管周围常伴有白色晕,系角质形成细胞增生所致,是增厚刺激性 SK 的常见特征之一(图 7-13)。部分 SK 亦可见其他血管形态,如点状、分支状、线状、盘绕状、螺旋状等。因血管受压后观察不清,故更适宜在非接触的偏振模式下观察。

(6) 摇摆试验中皮损整体移动(wobble sign)。对于使用接触式皮肤镜检查的皮损,可进行摇摆试验以辅助与皮内痣鉴别。具体操作时将皮肤镜稍用力压住皮损并前后移动,SK 通常皮损整体会随皮肤镜接触部滑动,而皮内痣不会整体滑动,为局部晃动。

皮肤镜下,粉刺样开口和粟粒样囊肿是 SK 的相对特征性结构,可见于大多数类型的 SK,棘层增生越明显,这类结构的出现概率越高。平坦的 SK 在结构模式上常与 SL 类似,表现为棕色、黄色或橘色弯曲的粗线。粗线在躯干可表现为脑回状模式,在面部可表现为假性网络。SL 的指纹模式与 SK 的脑回状模式区别在于,前者为细线且几乎不突出于皮面,而 SK 由于棘层增厚,色素网线条较 SL 要粗大得多,且皮损中常可见粉刺样开口,多见于网状型 SK。

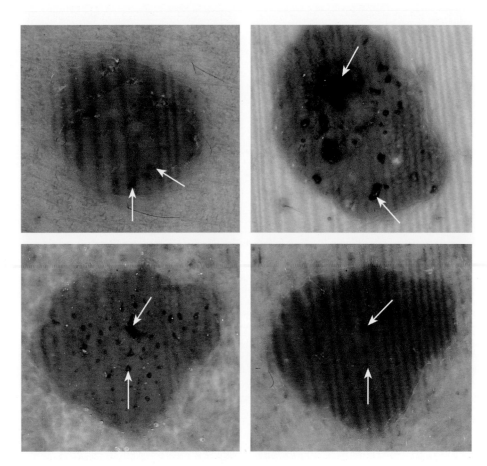

图 7-8 粉刺样开口(×20)
对比下方两图:浸润模式(左)和偏振模式(右),浸润模式观察更为清晰

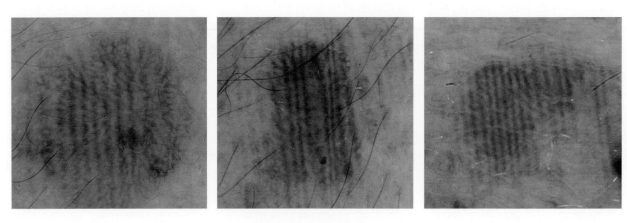

图 7-9 胖手指样(×30)

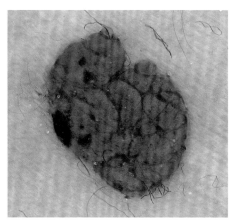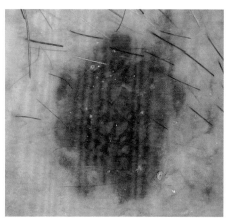

图 7-10　脑回样（×20）

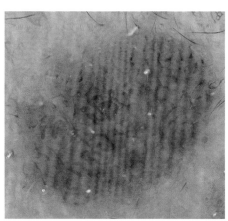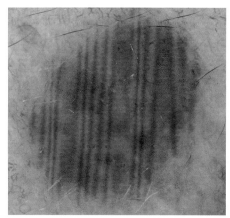

图 7-11　脑回样在不同观察方法下的表现（×20）
对比浸润模式（左）和偏振模式（右），浸润模式观察更为清晰

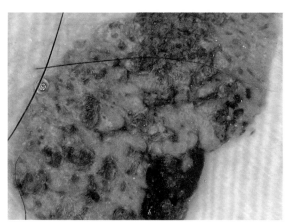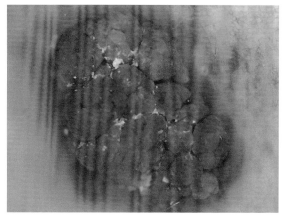

图 7-12　隐窝（×20）

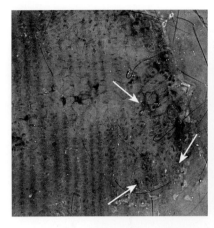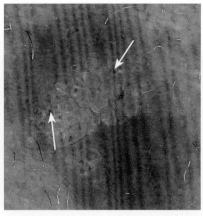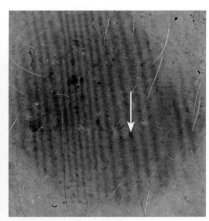

图 7-13 发夹样血管(×20)

皮肤镜特征的鉴别诊断方面,除 SL 之外,SK 尚需与寻常疣、扁平疣、恶性黑色素瘤、角化棘皮瘤、AK 等鉴别。部分寻常疣皮损外观可类似疣状 SK,然而除了表皮疣状增生之外,多发出血点是寻常疣较显著的特征。有时扁平疣与扁平 SK 也较难明确区分,尤其在皮损较小的情况下。扁平疣以粉红色至浅褐色背景下的点、球状血管为主要表现,分布相对规则,且可有散在出血点,而 SK 血管特征并不突出,且分布相对更不规则。对于色素沉着明显的皮损需尤为警惕,如出现不典型色素网、蓝白结构、不规则的点和球、伪足样结构、蓝黑色污斑,需考虑恶性黑色素瘤诊断。角化棘皮瘤可出现发夹样血管,但典型皮损呈火山口样外观,中心以多发黄白色无结构区为主,可出现毛囊周围白晕或白色环状结构。某些 AK 外观也可类似于SK,但 AK 多具有草莓状模式及毛囊周围白晕或蓝灰色晕,且缺乏 SK 特征性的粉刺样开口及粟粒样囊肿结构。由于部分 SK 可与鳞状细胞癌及恶性黑色素瘤相混淆,因此皮肤镜下表现不典型的 SK 仍建议活检明确诊断。

■ 三、扁平苔藓样角化病

扁平苔藓样角化病(lichen planus-like keratosis,LPLK)又称苔癣样角化病(lichenoid keratosis),在 1966 年被 Shapiro 和 Ackerman 首次提出。LPLK 并非一种特定疾病,而被认为是日光性黑子、脂溢性角化病及日光性角化病在退行期的改变,推测与原有皮损的免疫及炎症反应有关。好发于面部、手背等曝光部位,临床上表现为粉红色、灰色至褐色的孤立性丘疹或斑块,周围往往伴有日光性损害,如 SL 等(图 7-14)。临床上可表现为三种类型:扁平红斑样型、扁平色素型和斑块样型。近期研究显示,非色素性 LPLK 更常见(占 61. 7%)。在某些情况下与皮肤恶性肿瘤有一定相似,故常需活检进一步明确诊断。

在皮肤镜下,LPLK 表现为以下特征:

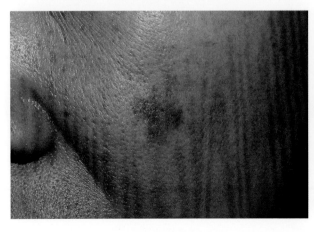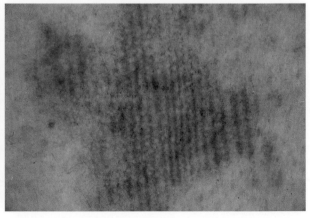

图 7-14 扁平苔藓样角化病的临床外观(左)和皮肤镜下表现(可见围绕毛囊的胡椒粉样结构,右,×20)

（1）胡椒粉样或颗粒模式：由蓝灰色细点组成,相对具有特征性。完全或接近完全退化的 LPLK 中,灰色点可聚集形成小球、条纹或围绕毛囊的环形结构(图 7-14)。组织病理上为真皮浅层的色素颗粒或噬色素细胞,偶可出现血管结构和亮白色条纹,后者组织病理上为真皮浅层增生的胶原。

（2）周围可见 SL、SK 或 AK 的皮肤镜特征(图 7-15)。原有皮损在退化形成 LPLK 过程中,可观察到 SL、SK 或 AK 这类原发皮损的皮肤镜特征。

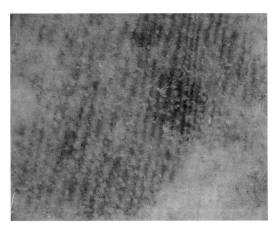
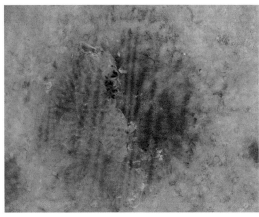

图 7-15　扁平苔藓样角化病周围可见日光性黑子/脂溢性角化病的特征(×20)

有学者提出,SL 从发生到退化为 LPLK 的过程可分为四个阶段:①早期炎症:皮肤镜下可在均质或假性网络区域出现粉红色区域,组织病理对应于真皮浅层及真皮乳头淋巴细胞浸润及血管扩张(图 7-16)。②早期退化:皮肤镜下可见围绕毛囊的环状对称性色素结构,组织病理对应于毛囊周围的噬黑色素细胞(图 7-17)。③中期退化:皮肤镜下可见灰色假性网络,组织病理对应于真皮乳头处突出的噬黑色素细胞(图 7-18)。④晚期退化:皮肤镜下可见蓝灰色细点(胡椒粉样),组织病理对应于真皮乳头处弥散的噬黑色素细胞(图 7-19)。

然而近期研究显示,上述特征仅对分辨色素性 LPLK 有帮助。对于占多数的非色素性 LPLK,其特征主要为鳞屑(42.5%)和橙色无结构区(8.2%),然而这些特征特异性并不高,因此常常需配合活检诊断。

蓝灰色细点也可能发生在恶性雀斑样痣(环状-颗粒模式)、恶性黑色素瘤(为其退行性结构)及色素性 AK。粉红色或近似肤色的 LPLK 因缺乏相关皮肤镜特征,可与基底细胞癌及无色素性恶性黑色素瘤难以鉴别。尤其是疑诊 LPLK 皮损出现亮白色条纹时,需进一步活检以鉴别上述皮肤疾病。

几种具有近似特征的皮损鉴别诊断简要列表如下(表 7-2):

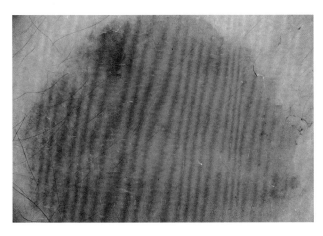
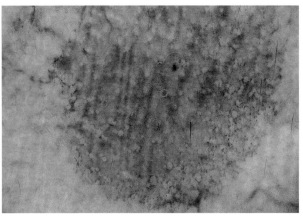

图 7-16　扁平苔藓样角化病早期炎症(×20)　　　图 7-17　扁平苔藓样角化病早期退化(×20)

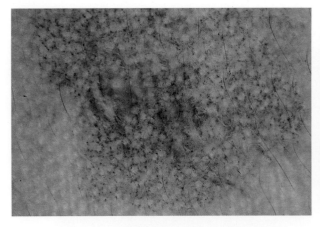 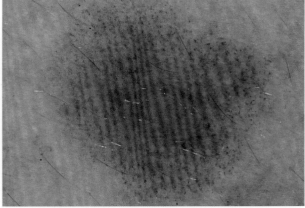

图 7-18　扁平苔藓样角化病中期退化（×20）　　　图 7-19　扁平苔藓样角化病晚期退化（×20）

表 7-2　角质形成细胞增生性皮损及类似皮损的鉴别要点

日光性黑子（SL）	恶性雀斑样痣（LM）	脂溢性角化病（SK）	（色素性）扁平苔藓样角化病（LPLK）	色素性日光性角化病（PAK）
皮损边界清晰	环状-颗粒模式	皮损边界清晰±虫蚀状边缘	胡椒粉样或颗粒模式	草莓状模式
虫蚀状边缘	菱形模式	粟粒样囊肿	周围可见 SL/SK/AK 的皮肤镜特征	红色假性网络
模糊的色素网	粗且颜色不一的色素网	粉刺样开口		毛囊开口大小不一，伴角栓
指纹模式	蓝灰色结构	脑回状模式		毛囊周围灰褐色颗粒
棕色均质模式	棕色小球	发夹样血管		可有鳞屑
假性网络	多无鳞屑	摇摆试验中皮损整体移动		
光滑或粗糙	触之光滑	触之粗糙	触之粗糙	触之粗糙

当皮损临床表现结合病史及皮肤镜特征无法确诊或疑有恶变时，均建议积极进行病理活检以明确诊断。

参考文献

［1］ LALLAS A，ARGENZIANO G，MOSCARELLA E，et al. Diagnosis and management of facial pigmented macules［J］. Clin Dermatol，2014，32（1）：94-100.

［2］ MENZIES S W，INGVAR C，MCCARTHY W H. A sensitivity and specificity analysis of the surface microscopy features of invasive melanoma［J］. Melanoma Res，1996，6（1）：55-62.

［3］ SCHIFFNER R，SCHIFFNER-ROHE J，VOGT T，et al. Improvement of early recognition of lentigomaligna using dermatoscopy［J］. J Am Acad Dermatol，2000，42（1Pt1）：25-32.

［4］ ZABALLOS P，RODERO J，PASTOR L，et al. Dermoscopy of lichenoid regressing solar lentigines［J］. Arch Dermatol，2008，144（2）：284.

［5］ YADAV S，VOSSAERT K A，KOPF A W，et al. Histopathologic correlates of structures seen ondermoscopy（epiluminescence microscopy）［J］. Am J Dermatopathol，1993，15（4）：297-305.

［6］ BERGER M，THOMAS L，DALLE S. Ink spot lentigo［J］. Ann Dermatol Venereol，2017，144（3）：225-226.

［7］ BOTTONI U，NISTICO S，AMORUSO G F，et al. Ink spot lentigo：singular clinical features in a case series of patients［J］. Int J Immunopathol Pharmacol，2013，26（4）：953-955.

［8］ MARULLI G C，CAMPIONE E，DI STEFANI A，et al. Ink spot lentigo arising on naevuspilus simulating melanoma［J］. Acta Derm Venereol，2004，84（2）：166-167.

［9］ ANNESSI G，BONO R，ABENI D. Correlation between digital epiluminescence microscopy parameters and histopathological changes in lentigo maligna and solar lentigo：A dermoscopic index for the diagnosis of lentigo maligna［J］.J Am Acad Dermatol,2017,76(2):234-243.

［10］ROSENDAHL C,CAMERON A,ARGENZIANO G,et al.Dermoscopy of squamous cell carcinoma and keratoacanthoma［J］.Arch Dermatol,2012,148(12):1386-1392.

［11］SQUILLACE L,CAPPELLO M,LONGO C,et al.Unusual Dermoscopic Patterns of Seborrheic Keratosis［J］.Dermatology,2016,232(2):198-202.

［12］BRAUN R P,RABINOVITZ H S,KRISCHER J,et al.Dermoscopy of pigmented seborrheic keratosis:a morphological study［J］.Arch Dermatol,2002,138(12):1556-1560.

［13］STRICKLIN S M,STOECKER W V,OLIVIERO M C,et al.Cloudy and starry milia-like cysts:how well do they distinguish seborrheic keratoses from malignant melanomas？［J］.J Eur Acad Dermatol Venereol,2011,25(10):1222-1224.

［14］KOPF A W,RABINOVITZ H,MARGHOOB A,et al."Fat fingers:"a clue in thedermoscopic diagnosis of seborrheic keratoses［J］.J Am Acad Dermatol,2006,55(6):1089-1091.

［15］ARGENZIANO G,SOYER H P,CHIMENTI S,et al.Dermoscopy of pigmented skin lesions:results of a consensus meeting via the Internet［J］.J Am Acad Dermatol,2003,48(5):679-693.

［16］LIN J,HAN S,CUI L,et al.Evaluation ofdermoscopic algorithm for seborrhoeic keratosis:a prospective study in 412 patients［J］.J Eur Acad Dermatol Venereol,2014,28(7):957-962.

［17］GONCHAROVA Y,ATTIA E A,SOUID K,et al.Dermoscopic features of facial pigmented skin lesions［J］.ISRN Dermatol,2013,Article ID:546813.

［18］王诗琪,刘洁,刘兆睿,等.脂溢性角化病的皮肤高频超声及皮肤镜特征分析[J].中华皮肤科杂志,2018,51(11):815-819.

［19］BRAUN R P,KRISCHER J,SAURAT J H.The "wobble sign" inepiluminescence microscopy as a novel clue to the differential diagnosis of pigmented skin lesions［J］.Arch Dermatol,2000,136(7):940-942.

［20］SHAPIRO L,ACKERMAN A B.Solitary lichen planus-like keratosis[J].Dermatologica,1966,132(5):386-392.

［21］ZABALLOS P,BLAZQUEZ S,PUIG S,et al.Dermoscopic pattern of intermediate stage in seborrhoeic keratosis regressing to lichenoid keratosis:report of 24 cases［J］.Br J Dermatol,2007,157(2):266-272.

［22］BUGATTI L,FILOSA G.Dermoscopy of lichen planus-like keratosis:a model of inflammatory regression［J］.J Eur Acad Dermatol Venereol,2007,21(10):1392-1397.

［23］LIOPYRIS K,NAVARRETE-DECHENT C,DUSZA S W,et al.Clinical anddermoscopic features associated with lichen planus-like keratoses that undergo skin biopsy:A single-center,observational study［J］.Australas J Dermatol,2018,60(2):e119-e126.

［24］WATANABE S,SAWADA M,DEKIO I,et al.Chronology of lichen planus-like keratosis features by dermoscopy:a summary of 17 cases［J］.Dermatol Pract Concept,2016,6(2):29-35.

［25］LALLAS A,APALLA Z,MOSCARELLA E,et al.Extensive regression in pigmented skin lesions:a dangerous confounding feature[J].Dermatol Pract Concept,2012,2(2):202-208.

［26］ELGART G W.Seborrheic keratoses,solar lentigines,and lichenoid keratoses.Dermatoscopic features and correlation to histology and clinical signs［J］.Dermatol Clin,2001,19(2):347-357.

［27］CHAN A H,SHULMAN K J,LEE B A.Differentiating regressed melanoma from regressed lichenoid keratosis[J].J Cutan Pathol,2017,44(4):338-341.

第八章

脉管组织疾病

脉管组织疾病主要涉及血管性疾病和淋巴管性疾病,其中血管性疾病分类较多且具有异质性,根据临床表现、影像学、血流动力学和组织病理学特点可将其分为血管性肿瘤(vascular tumors)和血管畸形(vascular malformations)两大类。血管性肿瘤简称血管瘤,是血管内皮细胞异常增殖及新生血管形成的疾病,可分为良性和恶性,常见的血管瘤包括婴儿血管瘤、先天性血管瘤、樱桃样血管瘤、化脓性肉芽肿、血管角化瘤、卡波西肉瘤等。血管畸形是血管发育和分化过程中出现的形态和结构异常,常见的血管畸形包括鲜红斑痣等。淋巴管性疾病也可分为淋巴管瘤和淋巴管畸形,常见的淋巴管性疾病包括局限性淋巴管瘤等。

大多数脉管组织疾病可通过临床表现及查体确诊,但鉴于其发病率较高,当脉管组织性疾病临床表现不典型或易与其他疾病混淆时,可使用皮肤镜等影像学工具作为辅助检查手段,其在血管瘤治疗前后的疗效观察和随访中也起到重要作用。

常见的脉管组织疾病相关皮肤镜特征已在"第二章 皮肤镜术语"中详细阐述,本章重点介绍几种常见的血管性及淋巴管性疾病的皮肤镜特征性表现。

一、樱桃样血管瘤

樱桃样血管瘤(cherry angioma)也称为 Campbell de Morgan 斑,是最常见的后天性皮肤血管增生性疾病,好发于中老年人,病变表现为边界清晰,圆形、椭圆形或多角形红色丘疹(图 8-1),最常出现在躯干,压之常可退色,但部分病变有更多的纤维成分,压之不能完全退色。

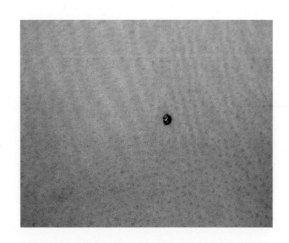

图 8-1 樱桃样血管瘤临床表现:胸前红色丘疹,隆起于皮肤表面,边界清晰

樱桃样血管瘤的常见皮肤镜表现(图 8-2):

(1) 红色、紫色、红褐色腔隙。

(2) 孤立扩张的血管。

(3) 白色纤维分隔。

(4) 局部血栓呈蓝黑色。

近期研究发现樱桃样血管瘤皮损周围白晕与 60 岁及以上年龄发病、超过 4 处皮损和皮损直径大于 3mm 具有相关性。

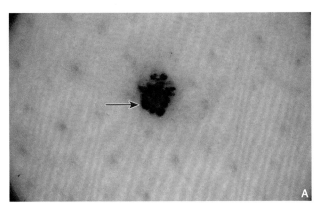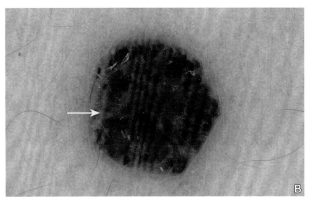

图 8-2　樱桃样血管瘤皮肤镜表现(×20)

A. 可见红色、红褐色腔隙(红色箭头);B. 可见白色纤维分隔(黄色箭头)

二、血管角化瘤

血管角化瘤(angiokeratoma)是一种良性病变,好发于青年及中年人下肢,早期临床表现为光滑,柔软,深红,直径 2~10mm 的丘疹,后逐渐变大、变硬,呈暗红色、蓝紫色或黑色圆形坚硬丘疹,创伤后可继发出血(图 8-3)。病变由扩张的浅表血管组成,上覆表皮角化过度,临床上可分为 5 种亚型:孤立性、肢端血管角化瘤(Mibelli 型)、阴囊血管角化瘤(Fordyce 型)、局限性和弥漫性躯体性血管角化瘤,其中最常见的为孤立性血管角化瘤。

血管角化瘤的皮肤镜表现(图 8-4):

(1) 暗色腔隙:圆形或卵圆形,大小不一,深蓝、深紫或黑色区域。

(2) 红色腔隙。

(3) 皮损中央蓝白幕。

(4) 皮损周围红晕。

(5) 血痂。

(6) 彩虹模式。

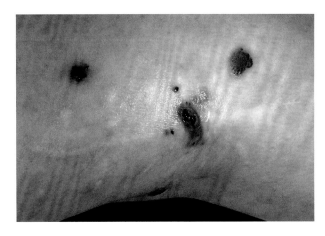

图 8-3　血管角化瘤临床表现:右大腿多发深红色丘疹、斑块,可见血痂及手术瘢痕

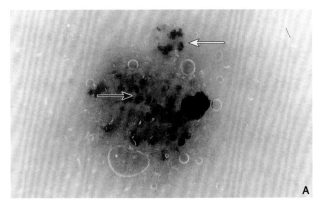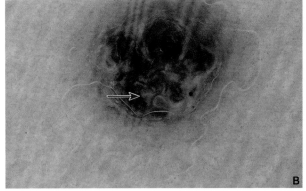

图 8-4　血管角化瘤皮肤镜表现(×30)

A. 可见暗色腔隙(红色箭头),蓝白幕(黄色箭头),红色腔隙,血痂及皮损周围红晕;B. 可见暗色腔隙及彩虹模式(红色箭头)

血管角化瘤皮肤镜表现与组织病理的对应关系：

（1）皮肤镜下"暗色腔隙"，对应真皮中上层扩张的血管，可部分或全部阻塞。

（2）皮肤镜下"蓝白幕"，对应角化过度和棘层增厚。

（3）皮肤镜下"血痂"，对应出血区域。

三、化脓性肉芽肿

化脓性肉芽肿（pyogenic granuloma，PG）是一种皮肤或黏膜的良性血管肿瘤，可发生于任何年龄，好发于儿童及青年人，常见部位为手、面和口唇。临床表现为迅速长大的红色丘疹或息肉，表面光泽（图 8-5），很少自发性缓解，并且经常反复、易出血，通常需要手术治疗。

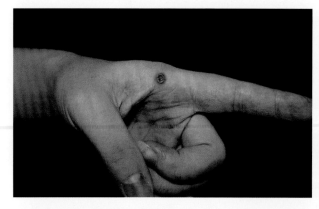

图 8-5 化脓性肉芽肿临床表现：左手红色丘疹，边缘围绕白色鳞屑

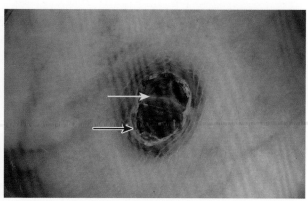

图 8-6 化脓性肉芽肿皮肤镜表现：可见红色均质区域、白色领圈样结构（红色箭头）、白色条带（黄色箭头）（×20）

化脓性肉芽肿皮肤镜表现（图 8-6）：

（1）红色均质区域。

（2）白色领圈样结构。

（3）白色条带。

（4）各种血管模式。

（5）溃疡。

化脓性肉芽肿的皮肤镜表现与组织病理的对应关系：

（1）皮肤镜下"红色均质区域"，对应毛细血管或间质内增生的血管。

（2）皮肤镜下"白色领圈样结构"，对应周围增生的上皮。

（3）皮肤镜下"白色条带"，对应毛细血管丛周围的纤维间隔。

四、鲜红斑痣

鲜红斑痣（port-wine stain）又称为葡萄酒样痣，是先天性毛细血管畸形，特征为粉红、红色至紫色斑片（图 8-7），可采用脉冲染料激光及光动力治疗。

鲜红斑痣皮肤镜表现（图 8-8）：

（1）浅层皮损：弥漫分布的点状或球状血管。

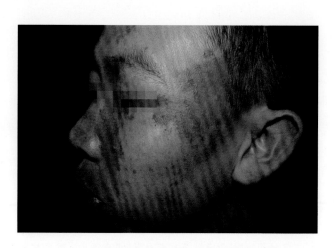

图 8-7 鲜红斑痣临床表现：面部紫红色斑片

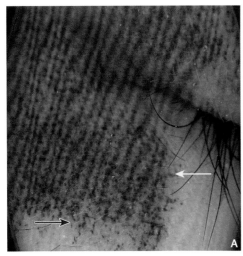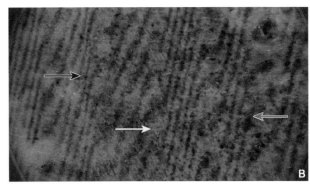

图 8-8　鲜红斑痣皮肤镜表现(×20)

A.(浅层皮损)可见点状、球状血管(红色箭头),线状血管(黄色箭头);B.(深层皮损)可见球状血管(红色箭头)、弯曲线状血管,灰白幕(黄色箭头),中央棕色点状区域外周白晕(绿色箭头)

(2)深层皮损:线状或弯曲线状血管,灰白幕,中心棕色点状区域外周白晕。

鲜红斑痣的皮肤镜表现与组织病理的对应关系:

(1)皮肤镜下球状血管,对应真皮乳头内垂直的扩张毛细血管。球状血管提示皮损位置较浅,激光治疗效果较好。

(2)皮肤镜下线状血管,对应真皮网状层内水平的扩张毛细血管。

五、匍行性血管瘤

匍行性血管瘤(angioma serpiginosum,AS)是一种累及真皮浅层,尤其乳头层的毛细血管异常扩张性疾病,较为少见,好发于年轻女性。皮损多见于四肢,表现为匍行排列和蔓延的红色或暗红色斑疹,其上见簇集针尖大小红色丘疹,压之不退色,病程缓慢,皮损一面消退一面发生,但不能完全消退。

匍行性血管瘤皮肤镜表现:

(1)多发小的、界限清楚的、圆形或椭圆形的红色腔隙。

(2)逗号状、发夹样血管。

六、婴儿血管瘤

婴儿血管瘤(infantile hemangiomas,IHs)是新生儿期常见的肿瘤,由毛细血管内皮细胞及其支持组织良性增生所致。患病率占初生婴儿的 4%~5%,男女比例为 1:2~1:5,早产儿、低出生体重儿均有较高的发病率。最初皮损表现为充血性、擦伤样或毛细血管扩张性斑片。出生后 3 个月为早期增殖期,瘤体迅速增殖,形成草莓样斑块或肿瘤(图 8-9),之后增殖变缓。可在皮肤、黏膜或内脏器官的任何部位发生,但好发于头颈部。血管瘤常常会经历生长(增殖)期和消退期,在出生后数月内生长最为迅速,之后为自行消退期,常始于 1 岁以后。

婴儿血管瘤皮肤镜表现(图 8-10):

(1)多形性球状血管。

(2)逗号状血管。

(3)线状血管。

红色逗号状血管可能由真皮乳头层内扩张的浅表垂直毛细血管向深层真皮乳头层下毛细血管转变形成。

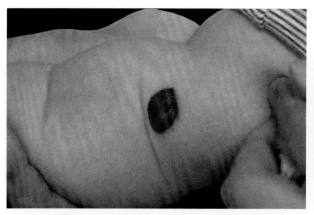

图 8-9　婴儿血管瘤临床表现:右肘窝红色斑块

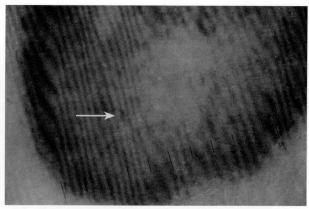

图 8-10　婴儿血管瘤皮肤镜表现:可见扩张的线状血管(黄色箭头)(×20)

七、疣状血管畸形

疣状血管畸形(verrucous vascular malformation)是一种具有典型特征的血管畸形,临床表现为蓝红色界限清楚的丘疹或结节性损害,大多数位于下肢,但也可累及胸部和前臂,晚期表现发生角化过度性疣状改变(图 8-11)。组织学改变为表皮角化过度,乳头瘤样增生,棘层肥厚,真皮和皮下组织内毛细血管和静脉畸形。治疗应做手术彻底切除。

疣状血管畸形皮肤镜表现:

(1) 肺泡样外观。

(2) 卵圆形及多边形结构。

(3) 外周色素沉着及浅沟槽。

(4) 暗色腔隙。

(5) 蓝白幕。

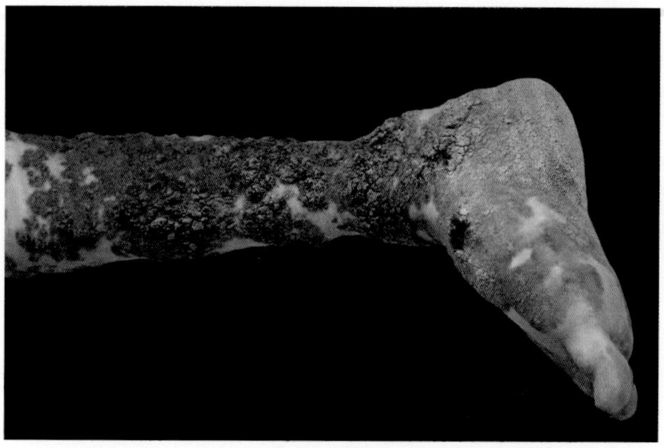

图 8-11　疣状血管畸形临床表现:右下肢弥漫分布暗紫红色斑片,表面密集分布疣状增生性丘疹、斑块(国家儿童医学中心 李丽、马琳提供)

八、靴钉样血管瘤

靴钉样血管瘤(hobnail hemangioma),又称靶样含铁血黄素沉积性血管瘤(targetoid hemosiderotic hemangioma),主要累及躯干和四肢,常单发,呈靶样外观,中央褐色-紫色区域,外周褐色或苍白区域,最外圈可能有淤血环。

靴钉样血管瘤皮肤镜表现:

(1) 均质区域,多为红色、紫红色,也可见棕色。

(2) 中央红色、暗色腔隙。

(3) 外周均质区域或色素网。

(4) 白色无结构区域,包括亮白色条纹。

九、静脉湖

静脉湖(venous lake)又名老年性唇部血管瘤、静脉血管曲张,为慢性日光损伤所致的显著静脉曲张。本病好发于老年人暴露部位的皮肤和黏膜,如口唇、耳、面、前臂等处,皮损为直径 2~10mm 的丘疹,呈深蓝色、紫色或黑色,为柔软隆起的疱状损害,易压缩,损伤后可引起严重出血(图 8-12)。

静脉湖皮肤镜表现(图 8-13):

(1) 紫色、红色、蓝色无结构区域。

（2）小球、团块。

（3）白色结构。

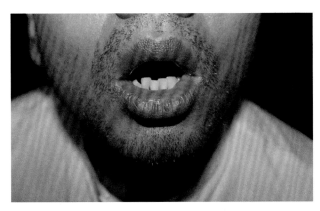

图 8-12 静脉湖临床表现：唇部蓝紫色丘疹

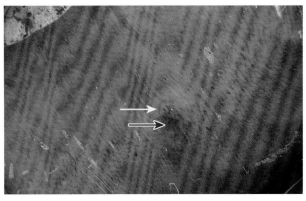

图 8-13 静脉湖皮肤镜表现：可见紫色、蓝色无结构区域（红色箭头），白色结构（黄色箭头）（×20）

十、卡波西肉瘤

卡波西肉瘤（Kaposi sarcoma，KS）是一种恶性内皮细胞来源的梭形细胞肿瘤，可分为 4 种不同亚型：经典型、地方型、医源型和获得性免疫缺陷综合征相关型。临床表现在不同亚型及不同临床阶段具有较大差异，可表现为孤立或多处分布的粉红色、蓝紫色或黑色的结节、斑块和息肉等（图 8-14）。

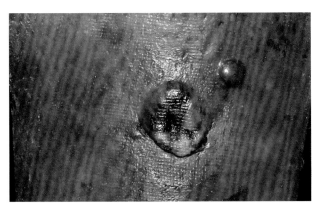

图 8-14 卡波西肉瘤临床表现：腿部多发红色、蓝紫色结节

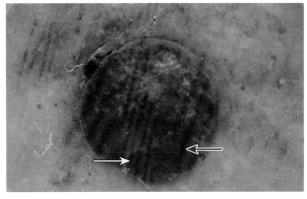

图 8-15 卡波西肉瘤皮肤镜表现：可见蓝红区域（红色箭头），褐色小球（黄色箭头）（×20）

卡波西肉瘤皮肤镜表现（图 8-15）：

（1）彩虹模式。

（2）蓝红色、多色区域。

（3）鳞屑。

（4）褐色小球。

（5）白色领圈。

（6）无结构区域。

（7）血管结构。

值得注意的是，彩虹模式并非卡波西肉瘤的特征性皮肤镜表现，在一些其他皮肤病如增生性瘢痕、血管角化瘤、假性卡波西肉瘤等中也可见到彩虹模式。

十一、血管肉瘤

血管肉瘤(cutaneous angiosarcoma,AS)是一种罕见的软组织恶性肿瘤,好发于老年人的头面部,为暗红色斑块或结节,呈浸润性生长(图 8-16),可破溃出血,转移至淋巴结和内脏。临床上分为 3 种类型:经典型 AS(头颈型)、淋巴水肿相关性血管肉瘤(Stewart-Treves 综合征)和放疗诱导型 AS。

血管肉瘤皮肤镜表现(图 8-17):

经典型(头颈型):

(1) 粉色、红色至紫色区域。

(2) 毛囊周围白色或肤色区域,可见角栓。

(3) 亮白色条纹。

放疗诱导型:

(1) 粉红色、白色均质区域。

(2) 紫红或粉红色烟雾样区域。

(3) 周围颜色加深。

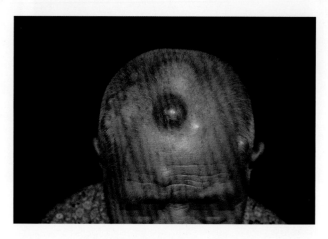

图 8-16 经典型血管肉瘤临床表现:头皮多发紫红色结节

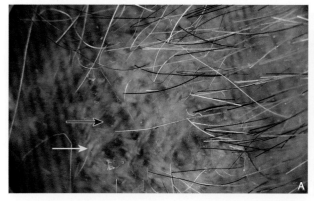
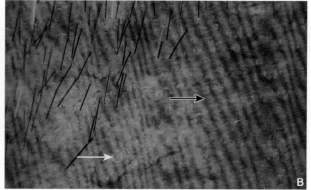

图 8-17 经典型血管肉瘤皮肤镜表现(×20)

A. 可见紫红色无结构区(红色箭头)、亮白色条纹(黄色箭头);B. 可见粉红色均质区域(红色箭头),毛囊角栓(黄色箭头)

十二、皮肤局限性淋巴管瘤

皮肤局限性淋巴管瘤(cutaneous lymphangioma circumscriptum,CLC),又称为浅表性淋巴管畸形(superficial lymphatic malformation,SLM),是最常见的皮肤淋巴管瘤类型。CLC 可发生于任何部位,表现为高出皮肤和黏膜面、针头至豌豆大水疱样损害,边界清楚,散在分布或线状排列,或群集呈蛙卵样结构(图 8-18)。水疱呈半透明乳白色或淡黄色,常发现含血液而成淡红色、红色、蓝色或黑色,可误诊为病毒疣。

皮肤局限性淋巴管瘤皮肤镜表现(图 8-19):

(1) 腔隙:可为红色、暗色、黄色、白色或多种颜色。

(2) 血管结构。

(3) 白线。

(4) "前房积脓"征。

(5) 浅色背景。

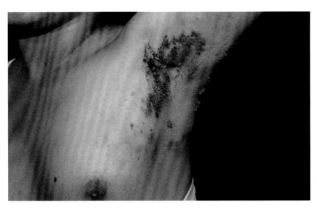

图 8-18 皮肤局限性淋巴管瘤临床表现:左腋窝多发透明水疱、血疱,群集呈蛙卵样结构

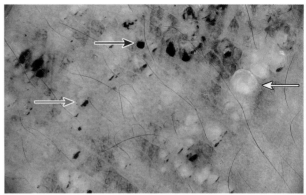

图 8-19 皮肤局限性淋巴管瘤皮肤镜表现:可见暗色腔隙(红色箭头)、白色腔隙(黄色箭头)、"前房积脓"征(绿色箭头)(×20)

参考文献

[1] TAGHINIA A H,UPTON J. Vascular Anomalies[J]. J Hand Surg Am,2018,pII:30363-5023(18):30216-30218.

[2] PICCOLO V,RUSSO T,MOSCARELLA E,et al. Dermatoscopy of Vascular Lesions[J]. Dermatol Clin,2018,36(4):389-395.

[3] GRAZZINI M,STANGANELLI I,ROSSARI S,et al. Dermoscopy,confocal laser microscopy,and hi-tech evaluation of vascular skin lesions:diagnostic and therapeutic perspectives[J]. Dermatol Ther,2012,25(4):297-303.

[4] FETTAHLIOGLU KARAMAN B. Halo Formation Around Cherry Angiomas:A Rare But Substantial Finding[J]. Med Sci Monit,2018,24:5050-5053.

[5] JHA A K,SONTHALIA S,JAKHAR D. Dermoscopy of Angiokeratoma[J]. Indian Dermatol Online J,2018,9(2):141-142.

[6] PINOS LEON V H,GRANIZO RUBIO J D. Acral pseudolymphomatous angiokeratoma of children with rainbow pattern:A mimicker of Kaposi sarcoma[J]. J Am Acad Dermatol,2017,76(2S1):S25-S27.

[7] JHA A K,SONTHALIA S,KHOPKAR U. Dermoscopy of Pyogenic Granuloma[J]. Indian Dermatol Online J,2017,8(6):523-524.

[8] SHIRAKAWA M,OZAWA T,WAKAMI S,et al. Utility of Dermoscopy before and after Laser Irradiation in Port Wine Stains [J]. Ann Dermatol,2012,24(1):7-10.

[9] GHANADAN A,KAMYAB-HESARI K,MOSLEHI H,et al. Dermoscopy of angioma serpiginosum:a case report[J]. Int J Dermatol,2014,53(12):1505-1507.

[10] MUNDEN A,BUTSCHEK R,TOM W L,et al. Prospective study of infantile haemangiomas:Incidence,clinical characteristics and association with placental anomalies[J]. Br J Dermatol,2014,170(4):907-913.

[11] PRABHAKAR V,KALIYADAN F. A case of verrucous hemangioma and its dermoscopic features[J]. Indian Dermatol Online J,2015,6(Suppl 1):S56-58.

[12] POPADIC M. Dermoscopic diagnosis of a rare,congenital vascular tumor:verrucous hemangioma[J]. J Dermatol,2012,39(12):1049-1050.

[13] ZABALLOS P,LLAMBRICH A,DELPOZO L J,et al. Dermoscopy of Targetoid Hemosiderotic Hemangioma:A Morphological Study of 35Cases[J]. Dermatology,2015,231(4):339-44.

[14] LEE J S,MUN J H. Dermoscopy of venous lake on the lips:A comparative study with labial melanotic macule[J]. PLoS One,2018,13(10):e0206768.

[15] GULEC AT. Videodermoscopy enhances the ability to diagnose Kaposi's sarcoma by revealing its vascular structures[J]. J Am Acad Dermatol,2016,74(6):e117-118.

[16] KELATI A,MERNISSI F Z. The rainbow pattern in dermoscopy:A zoom on nonkaposi sarcoma skin diseases[J]. Biomed J,2018,41(3):209-210.

[17] MINAGAWA A,KOGA H,OKUYAMA R. Vascular structure absence under dermoscopy in two cases of angiosarcoma on the scalp[J]. Int J Dermatol,2014,53(7):e350-352.

［18］ COZZANI E,CHINAZZO C,GHIGLIOTTI G,et al. Cutaneous angiosarcoma:the role of dermoscopy to reduce the risk of a delayed diagnosis［J］. Int J Dermatol,2018,57(8):996-997.

［19］ ZABALLOS P,DEL P,ARGENZIANO G,et al. Dermoscopy of lymphangioma circumscriptum:A morphological study of 45 cases［J］. Australas J Dermatol,2018,59:e189-e193.

［20］ JHA ABHIJEET K,LALLAS A,SONTHALIA S. Dermoscopy of cutaneous lymphangioma circumscriptum［J］. Dermatol Pract Concept,2017,7:37-38.

第九章

鳞状细胞肿瘤

鳞状细胞肿瘤(squamous cell neoplasms)是皮肤非黑色素细胞来源肿瘤的重要组成部分,与黑色素细胞来源肿瘤相比,非黑色素细胞肿瘤的皮肤镜特征较难评估。这里介绍的鳞状细胞肿瘤包括:光线性角化病(actinic keratosis,AK)、鲍恩病(Bowen disease)、角化棘皮瘤(keratoacanthoma,KA)、鳞状细胞癌(squamous cell carcinoma,SCC)。鳞状细胞肿瘤的特征性皮肤镜模式与疾病进展及分期相关,可以作为临床观察的补充,协助活检定位,有助于临床初步判断。但同时需注意鳞状细胞肿瘤被视为角质形成细胞来源的一组病谱性疾病,因此,各病的皮肤镜特征有所重叠,需结合患者年龄、病史及皮损表现综合判断,临床上,考虑本组疾病时,还需进行组织病理检查以明确诊断。

一、光线性角化病

光线性角化病(actinic keratosis,AK),又称日光性角化病(solar keratosis),是日光长期损伤皮肤引起的一种皮肤癌前期病变,多见于面、耳、前臂、手背等曝光部位,表现为散在的皮色或淡红色丘疹、斑块或小结节,表面可有轻微黏着性鳞屑。

(一) 根据病变程度,AK 可分为 3 级,各级具有不同的皮肤镜特征

1. Ⅰ级为轻度可触及,皮肤镜下表现

(1) 呈红色假网状模式:红色背景上可见无色素的毛囊开口。

(2) 毛囊周围可见点状及线状血管呈网状分布(图 9-1)。

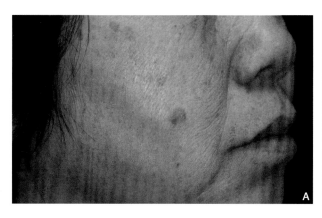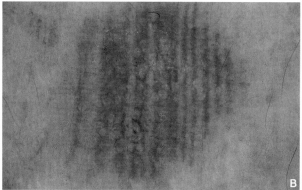

图 9-1　Ⅰ级光线性角化病临床及皮肤镜特征

A.右颊部暗红色斑片;B.皮肤镜下可见红色假网状模式,红色背景上无色素的毛囊开口,毛囊周围点状、球状及短线状血管呈网状分布(×30)

2. Ⅱ级为中等厚度,皮肤镜下表现

(1) 呈草莓状模式。

(2) 红色背景上可见黄白色、角化、扩张的毛囊开口。

(3) 毛囊口周围白晕。

(4) 可见点状及不规则线状血管(图 9-2)。

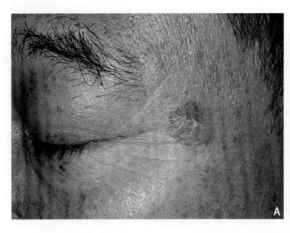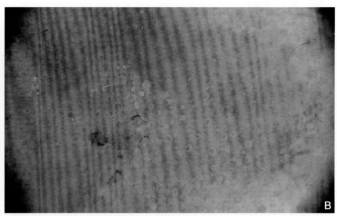

图 9-2　Ⅱ级光线性角化病临床及皮肤镜特征

A. 左颞部暗红色斑块,表面少许黏着性鳞屑;B. 皮肤镜下可见草莓状模式,即红色背景,黄色毛囊角栓,毛囊周围白晕,点状及不规则线状血管(×20)

3. Ⅲ级为明显角化过度,皮肤镜下表现

（1）呈黄白色无结构区。

（2）扩大的毛囊开口内充满角栓。

（3）表面覆有黄白色鳞屑(图 9-3)。

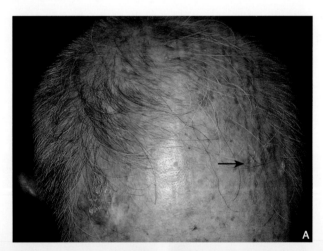

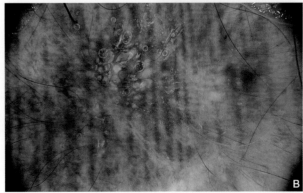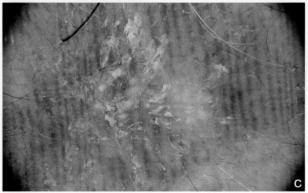

图 9-3　Ⅲ级光线性角化病临床及皮肤镜特征

A. 额部红色斑块,表面显著角化;B. 皮肤镜下可见致密的毛囊口黄色角栓,形成黄白色无结构区(×20);C. 皮肤镜下还可见黄白色鳞屑(×20)

红色假网状模式结合毛囊口扩张结构对于诊断 AK 具有较高的敏感性（95.6%）和特异性（95.0%）。

玫瑰花瓣征（图 9-4）表现为毛囊口内 4 个白点，呈正方形排列，类似四叶草结构，仅见于偏振光模式，以往认为常见于 AK、浅表 SCC 和日光损伤皮肤。近期研究认为，这一现象可见于多种肿瘤和炎症性疾病，为毛囊口角化物和同心圆排列的毛囊周围纤维化在交叉偏振光下产生的光学现象，不具有疾病特异性。

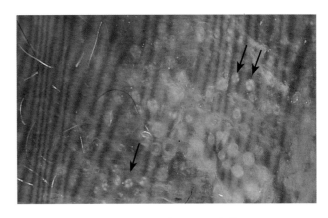

图 9-4　皮肤镜下的玫瑰花瓣征（黑色箭头）（×20）

（二）AK 与盘状红斑狼疮（discoid lupus erythematosus，DLE）皮肤镜鉴别诊断

1. AK 和 DLE 皮肤镜下均有毛囊角栓。

2. AK 皮肤镜下主要表现为红色背景上白色角化的靶样毛囊开口，为红色"草莓征"。

3. DLE 皮肤镜下为白色至粉红色背景，混有形态多样的较大红色毛囊开口，伴周围白晕，亦称为"白色草莓征"。

（三）色素性 AK 皮肤镜下表现

除以上 AK 的皮肤镜下特征外，还可见沿毛囊周围分布的灰褐色颗粒，呈假网状结构（图 9-5）。

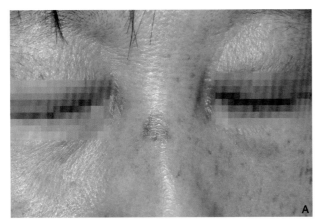
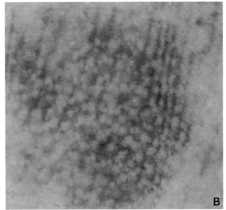

图 9-5　色素性光线性角化病临床及皮肤镜特征

A. 鼻根部鳞屑性棕色斑块；B. 皮肤镜下可见毛囊周围规则分布的灰褐色颗粒，呈假网状结构（×20）

（四）色素性 AK 与恶性雀斑样痣（图 9-6）皮肤镜下鉴别

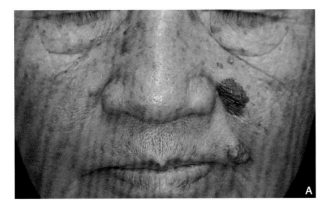
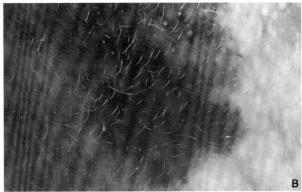

图 9-6　恶性雀斑样痣临床及皮肤镜特征

A. 左侧面部黑褐色斑块；B. 皮肤镜下可见均质无结构污斑，色素结构覆盖毛囊开口（×30）

> **小贴士：**
>
> 　　有时可通过触诊鉴别色素性 AK 和恶性雀斑样痣，前者触诊粗糙，后者表面光滑。皮肤镜虽不能完全区分色素性 AK 与恶性雀斑样痣，但可以协助定位最佳组织病理活检部位。

　　色素性 AK 和早期恶性雀斑样痣均有菱形结构、环状-颗粒状模式及灰褐色颗粒，可以通过以下皮肤镜特征进行鉴别（表9-1）。

表 9-1　色素性光线性角化病与恶性雀斑样痣皮肤镜下鉴别要点

皮肤镜特征	色素性光线性角化病	恶性雀斑样痣
灰褐色颗粒分布情况	分布在毛囊周围	弥散分布
解体（broken-up）的假网状结构	常见	不常见
草莓状模式与灰褐色假网状结构同时存在	常见	色素结构覆盖毛囊开口，可见均质无结构污斑
表面鳞屑	常见	常无
血管模式	常较单一	多种血管模式
早期毛囊口中央黑色小点	缺如	常有

（五）AK 皮肤镜表现与组织病理的关系（图9-7）

1. Ⅰ级 AK 表皮下 1/3 的角质形成细胞有异型性，毛囊角栓尚未形成，对应皮肤镜下红色假网状

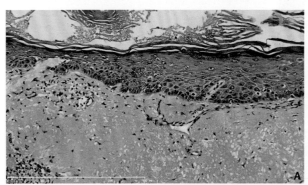
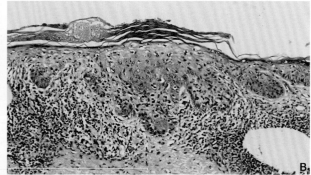
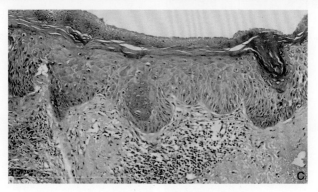

图 9-7　光线性角化病的病理分级

A. Ⅰ级，表皮下 1/3 角质形成细胞异型性，毛囊角栓尚未形成（HE ×200）；B. Ⅱ级，表皮下部 2/3 的角质形成细胞具有异型性，局灶性角化过度和角化不全，显著棘层肥厚，表皮突芽蕾状伸入真皮乳头层（HE ×200）；C. Ⅲ级，可见角化过度和角化不全，角栓形成，全层角质形成细胞具有异型性，有丝分裂活跃（HE ×200）

模式。

2. Ⅱ级 AK 表皮下部 2/3 的角质形成细胞具有异型性,局灶性角化过度和角化不全,显著棘层肥厚,表皮突芽蕾状伸入真皮乳头层,此期毛囊角栓明显,对应皮肤镜下草莓状模式。

3. Ⅲ级 AK 全层角质形成细胞具有异型性,有丝分裂活跃,有角化过度和角化不全,乳头瘤样增生,附属器亦受累,毛囊口因弥漫角化而消失,对应皮肤镜下黄白色无结构区。

二、鲍恩病

鲍恩病(Bowen disease)是原位 SCC,生长缓慢,典型表现为边界清楚的棕红色鳞屑性斑片或斑块。

（一）鲍恩病的皮肤镜表现（图 9-8）

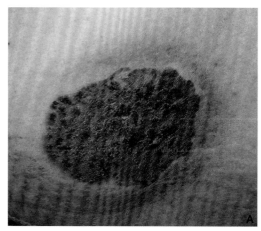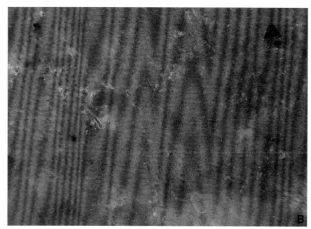

图 9-8　鲍恩病临床及皮肤镜特征

A. 背部境界清楚的棕红色斑块,表面可见鳞屑及结痂;B. 皮肤镜下可见红色背景,黄白色鳞屑,簇集分布的点状、盘绕状(肾小球状)血管(×20)

1. 盘绕状血管,亦称肾小球状血管,即呈肾小球样紧密盘绕的血管。
2. 簇集分布的血管模式。
3. 表面黄白色鳞屑。
4. 红色背景。

前三项同时存在,诊断鲍恩病的可能性达 98%。

小贴士:

盘绕状血管需在高倍镜下观察,放大倍数较小时,仅显示为点状血管。

（二）色素性鲍恩病的皮肤镜表现（图 9-9）
1. 褐色或灰色点状、小球状结构,在皮损周围呈放射状分布时有重要意义。
2. 无结构的均一性灰褐色色素沉着区。
3. 粉色或肤色偏离中心的无结构区。
4. 盘绕状血管随机、簇集或放射状分布。

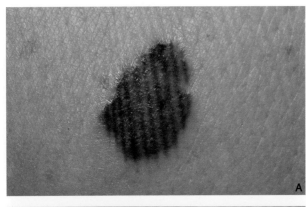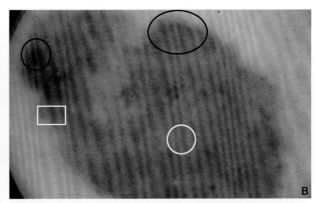

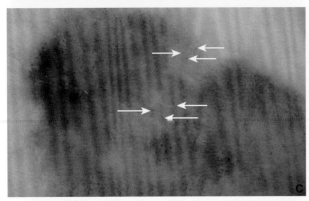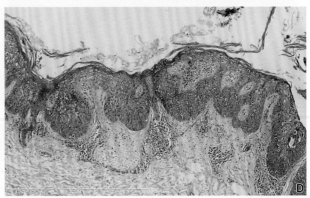

图9-9 色素性鲍恩病临床、皮肤镜及组织病理表现

A. 背部边界清楚的鳞屑性棕色斑块;B. 皮肤镜下可见皮损周围褐色粗大点状或小球状结构,呈放射状分布(黑色圆和椭圆),无结构的均一性浅褐色色素沉着区(白色矩形),粉色或肤色偏离中心的无结构区(白色圆形)(×20); C. 皮肤镜下还可见盘绕状血管簇集分布(白色箭头)(×30);D. 组织病理可见表皮角化不全,棘层肥厚,全层细胞大小不一,排列紊乱,异型性明显,真皮浅层可见噬色素细胞,少量淋巴细胞浸润(HE ×100)

(三)色素性鲍恩病与恶性黑色素瘤的皮肤镜鉴别诊断(表9-2)

表9-2 色素性鲍恩病与恶性黑色素瘤的皮肤镜鉴别要点

皮肤镜特征	色素性鲍恩病	黑色素瘤
褐色或青灰色点状、球状结构	在皮损周围呈放射状排列	排列常不规律
血管结构	簇集分布的盘绕状血管	不规则点状、发卡状或多形性血管模式

(四)鲍恩病的皮肤镜下色素表现与组织病理的关系

1. 皮肤镜下褐色或青灰色点状、小球状结构对应真皮浅层簇状或弥散分布的噬色素细胞。

2. 皮肤镜下无结构的均一性色素沉着,对应于基底细胞色素增加,显著的棘层增厚使表皮突消失,导致表皮黑色素形成的正常网状结构消失。

三、角化棘皮瘤

角化棘皮瘤(keratoacanthoma,KA)与分化良好的 SCC 临床及病理表现类似,常表现为发病初期快速进展,数月内可自行消退。

(一)KA 皮肤镜下表现(图9-10)

1. 中央黄白色无结构角质物。

2. 角化鳞屑。

3. 周围袢状、不规则线状、盘绕状血管,血管粗大,较少分支,血管周围可见白晕。

4. 珍珠样结构及白晕 黄色不透明中心及周围白晕。

5. 血痂。

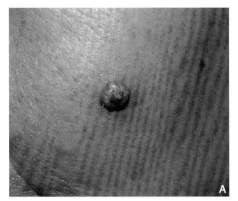
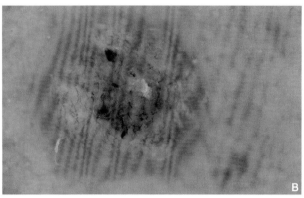
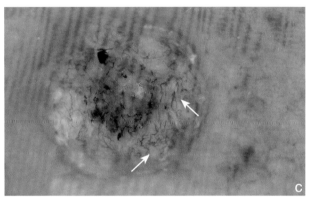

图 9-10　角化棘皮瘤临床及皮肤镜表现

A. 左颊部孤立红色半球状肿物,中央呈"火山口样",可见角质物及结痂;B. 皮肤镜下可见中央黄白色无结构角质物,血痂,白色鳞屑,周围粗大的不规则线状血管,及血管周围白晕(×30);C. 珍珠样结构(白色箭头)(×30)

（二）鉴别诊断

皮肤镜无法区分 KA 和高分化结节型 SCC,但有助于两者与其他非色素结节性肿瘤鉴别,如结节型基底细胞癌可见树枝状血管,无角化表现。

（三）KA 皮肤镜表现与组织病理的关系

珍珠样结构对应于组织病理上的表皮内角珠,是 KA 和结节型 SCC 的特征性表现。

四、鳞状细胞癌

鳞状细胞癌(squamous cell carcinoma,SCC)多在原有皮损基础上,出现外生性生长的结节、斑块或肿物,需要结合组织病理确诊。

（一）高分化 SCC 皮肤镜下表现（图 9-11）

1. 皮肤镜表现类似 KA。

2. 中央黄白色角质物。

3. 周围袢状、不规则线状、盘绕状血管,不规则分布。

4. 珍珠样结构。

5. 若由 AK 发展而来,可见 AK 的皮肤镜下表现。

（二）中分化 SCC 皮肤镜下表现（图 9-12）

1. 外周袢状血管和弥漫黄色至浅棕色无结构区域更常见。

2. 常伴有较大溃疡。

3. 仍可见珍珠样结构。

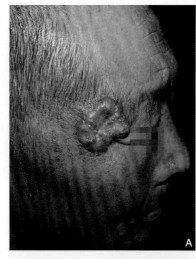
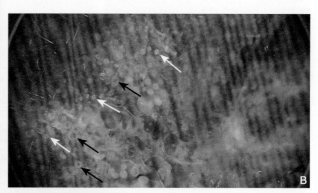
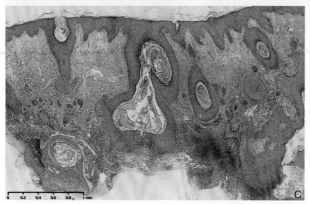

图 9-11　高分化鳞状细胞癌临床、皮肤镜及组织病理特征

A. 右颞部红色肿物,皮损边缘隆起,表面糜烂;B. 皮肤镜下可见珍珠样结构(黑色箭头),玫瑰花瓣征(白色箭头),不规则线状血管(×20);C. 组织病理可见棘细胞层增厚,皮突延长,真皮内可见鳞状细胞团块,细胞具有异型性,可见多发明显角珠形成(HE ×50)

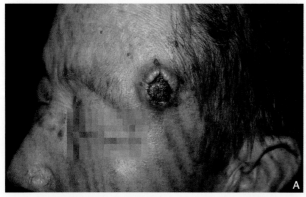
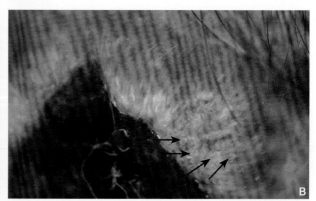
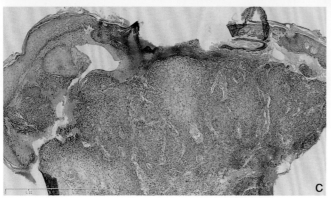

图 9-12　中分化鳞状细胞癌临床、皮肤镜及组织病理特征

A. 左侧颞部单发直径约 4cm 隆起性红色肿物,中央溃疡,可见结痂;B. 皮肤镜下肿瘤中央可见溃疡及血痂,周围多形性血管模式,珍珠样结构(黑色箭头)及亮白色条纹(×20);C. 组织病理可见坏死,表皮和真皮内鳞状细胞团块,细胞具有异型性,核大深染,但仍可见角化现象(HE ×40)

（三）低分化 SCC 皮肤镜下表现（图 9-13）

1. 常缺乏角化结构。

2. 表现为红色背景上大量细小线状血管、祥状血管和盘绕状血管的多形性血管模式（>50% 皮损面积）。

3. 偶尔可见外周白色无结构区域，是重要的诊断线索。

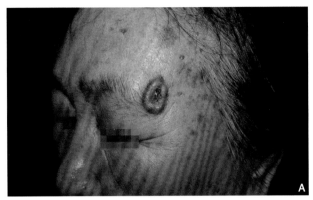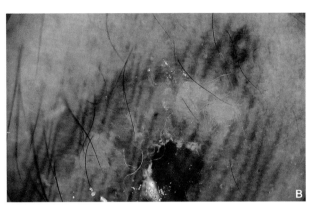

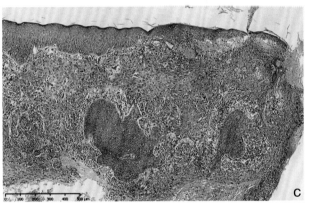

图 9-13 低分化鳞状细胞癌临床、皮肤镜及组织病理特征

A. 左侧眉弓浸润性红色肿物，中央见溃疡，周围隆起；B. 皮肤镜下可见中央溃疡，缺乏角化结构，红色背景上大量多形性血管（×20）；C. 组织病理可见表皮轻度角化过度，棘层萎缩变薄，真皮内可见大量肿瘤细胞团块，未见角珠，可见较多慢性炎细胞浸润（HE ×100）

（四）色素性 SCC 皮肤镜表现

1. 弥漫均质性蓝色色素沉着。

2. 不规则分布的蓝灰色颗粒。

3. 溃疡时可见深棕色或黑色结痂。

4. 由于色素沉着，皮肤镜下常无法观察到血管结构。

（五）特殊部位 SCC

1. 唇部 SCC（常发生于下唇）皮肤镜下表现（图 9-14）

（1）鳞屑、溃疡。

（2）散在分布的细小多形性血管。

（3）红色或黄白色结构。

2. 甲 SCC 皮肤镜下表现（图 9-15）

（1）表现为纵行甲黑线或甲红线。

（2）不规则血管。

（3）片状出血。

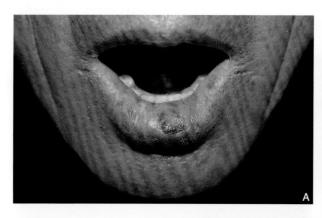
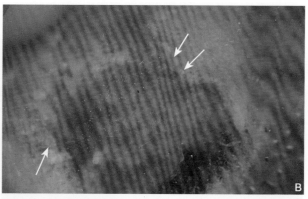

图 9-14 唇部鳞状细胞癌临床及皮肤镜特征

A.下唇部红斑、溃疡;B.皮肤镜下可见鳞屑、溃疡,散在分布的细小多形性血管,黄白色结构(白色箭头)(×20)

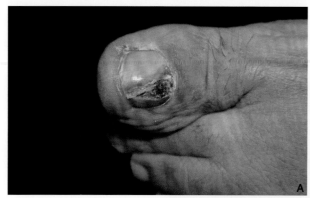
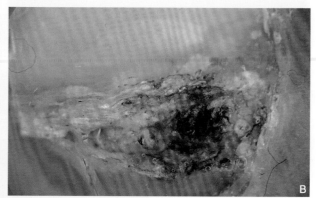

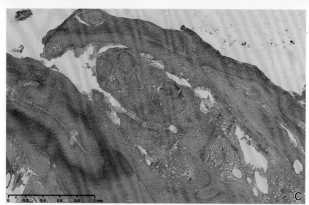

图 9-15 甲鳞状细胞癌临床、皮肤镜及组织病理特征

A.左踇趾甲红斑溃疡伴甲部分缺失;B.皮肤镜下可见纵行甲红线、不规则血管、片状出血(×20);C.组织病理可见表皮疣状增生,角化过度,角化不全,棘层肥厚,鳞状细胞团块向真皮延伸,可见角珠,部分细胞异型性(HE ×50)

  有学者提出了 AK 向 SCC 进展的演化模式为由最初的点状血管逐渐扩大、卷曲(如形成球状血管),并聚集,同时,此区域的毛囊缩小甚至消失,即演变为原位 SCC,即鲍恩病;此后再进展为侵袭性 SCC,临床上皮损增厚,皮肤镜下出现发卡样和/或线状不规则血管,有时形成中央角质栓或溃疡。

参考文献

[1] 中国医疗保健国际交流促进会皮肤科分会皮肤影像学组.鳞状细胞肿瘤皮肤镜特征专家共识(2017)[J].中华皮肤科杂志,2018(2):87-91.

[2] ZALAUDEK I,GIACOMEL J,SCHMID K,et al. Dermatoscopy of facial actinic keratosis,intraepidermal carcinoma,and invasive

squamous cell carcinoma:a progression model[J]. J Am Acad Dermatol,2012,66(4):589-597.

[3] ZALAUDEK I,PIANA S,MOSCARELLA E,et al. Morphologic grading and treatment of facial actinic keratosis[J]. Clin Dermatol,2014,32(1):80-87.

[4] HUERTA-BROGERAS M, OLMOS O, BORBUJO J,et al. Validation of dermoscopy as a real-time noninvasive diagnostic imaging technique for actinic keratosis[J]. Arch Dermatol,2012,148(10):1159-1164.

[5] CUELLAR F,VILALTA A,PUIG S,et al. New dermoscopic pattern in actinic keratosis and related conditions[J]. Arch Dermatol,2009,145(6):732.

[6] HASPESLAGH M,NOE M,DE W I,et al. Rosettes and other white shiny structures in polarized dermoscopy:histological correlate and optical explanation[J]. J Eur Acad Dermatol Venereol,2016,30(2):311-313.

[7] DIKA E,FANTIA P A,PATRIZI A,et al. Mohs Surgery for Squamous Cell Carcinoma of the Nail Unit:10 Years of Experience [J]. Dermatol Surg,2015,41(9):1015-1019.

[8] discoid lupus erythematosus from actinic keratosis[J]. J Am Acad Dermatol,2013,69(1):e5-6.

[9] CIUDAD C,AVILES J A,SUAREZ R,et al. Diagnostic utility of dermoscopy in pigmented actinic keratosis[J]. Actas Dermosifiliogr,2011,102(8):623-626.

[10] GIACOMEL J,LALLAS A,ARGENZIANO G,et al. Dermoscopic "signature" pattern of pigmented and nonpigmented facial actinic keratoses[J]. J Am Acad Dermatol,2015,72(2):e57-e59.

[11] LALLAS A,TSCHADL P,KYRGIDIS A,et al. Dermoscopic clues to differentiate facial lentigo maligna from pigmented actinic keratosis[J]. Br J Dermatol,2015,174(5):1079-1085.

[12] PAN Y,CHAMBERLAIN A J,BAILEY M,et al. Dermatoscopy aids in the diagnosis of the solitary red scaly patch or plaque-features distinguishing superficial basal cell carcinoma, intraepidermal carcinoma, and psoriasis[J]. J Am Acad Dermatol, 2008,59(2):268-274.

[13] PAYAPVIPAPONG K,TANAKA M. Dermoscopic classification of Bowen's disease[J]. Australas J Dermatol,2015,56(1): 32-35.

[14] MOTA A N,PINEIRO-MACEIRA J,Alves MF,et al. Pigmented Bowen's disease[J]. An Bras Dermatol, 2014,89(5): 825-827.

[15] ZALAUDEK I,ARGENZIANO G. Dermoscopy of actinic keratosis, intraepidermal carcinoma and squamous cell carcinoma [J]. Curr Probl Dermatol,2015,46(46):70-76.

[16] KUONEN F,DURACK A,GAIDE O. Clues in DeRmoscopy:Dermoscopy of keratoacanthoma[J]. Eur J Dermatol,2016,26 (4):419-420.

[17] LIN M J,PAN Y,JALILIAN C,et al. Dermoscopic characteristics of nodular squamous cell carcinoma and keratoacanthoma [J]. Dermatol Pract Concept,2014,4(2):9-15.

[18] LALLAS A,PYNE J,KYRGIDIS A,et al. The clinical and dermoscopic features of invasive cutaneous squamous cell carcinoma depend on the histopathologic grade of differentiation[J]. Br J Dermatol,2014,172(5):1308-1315.

[19] KUPSAE R,DEINLEIN T,WOLTSCHE N,et al. Dermoscopy of keratinocyte skin cancer[J]. Ital Dermatol Venereol,2016, 151(6):649-662.

第十章

其他肿瘤

本章将介绍前面章节中未涉及的部分附属器肿瘤和其他肿瘤性病变。这些肿瘤因其较少见,或临床表现的非特异性,给诊断带来很大的挑战。皮肤镜作为一种非创伤性辅助工具,能够帮助更好地描述、识别、鉴别这些病变。

一、皮脂腺腺瘤/皮脂腺瘤

皮脂腺腺瘤及皮脂腺瘤是一类向皮脂腺分化的良性肿瘤,通常表现为头颈区域黄色、肤色或红色的结节,有时呈分叶状外观(图 10-1A)。组织病理学上,肿瘤边界清楚,基底样皮脂腺生发细胞与成熟的皮脂腺细胞成比例存在。成熟的皮脂腺细胞占优势时称为皮脂腺腺瘤,基底样皮脂腺生发细胞占优势时称为皮脂腺瘤(图 10-1B)。

本病在皮肤镜下主要存在两种模式(图 10-1C):

1. 临床为火山口样白色至粉色丘疹结节的,皮肤镜下表现为中央黄白色卵圆形不透明无结构区,周

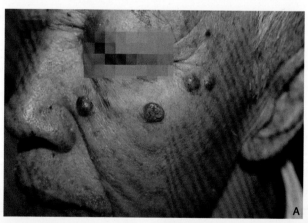

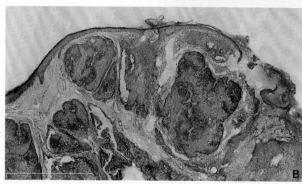
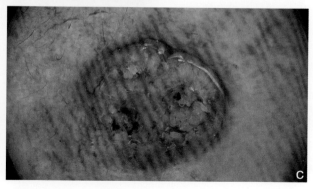

图 10-1　皮脂腺腺瘤的临床、组织病理及皮肤镜表现

A. 左颧部红色火山口样结节;B.组织病理改变为表皮萎缩,真皮内形态大小不一的小叶状皮脂腺结构增多,小叶周围为基底样皮脂腺生发层细胞,可见少许有丝分裂现象,中央为成熟的皮脂腺细胞(HE ×40);C.皮肤镜下可见皮损周围放射状排列的分支状血管包绕中央黄色不透明无结构区及黄色粉刺样球(×20)

围绕以皇冠样血管,可有血痂覆盖。

2. 临床为非火山口样粉色至黄色丘疹结节的,皮肤镜下表现为白色至黄色背景上散在黄色粉刺样小球及模糊的分支状血管。

二、结缔组织增生性毛鞘瘤

结缔组织增生性毛鞘瘤是毛鞘瘤的一种变异型,常发生于面部或生殖器,表现为肤色或红色隆起的丘疹或小结节,表面可角化过度或呈疣状(图 10-2A)。组织学上可见表皮疣状增生伴颗粒层增厚,呈小团状浸润性生长的肿瘤细胞外由硬化基质包绕,鳞状窝常见(图 10-2B)。

本病的皮肤镜表现包括(图 10-2C):

1. 皇冠样血管。
2. 非特异性无定形白色区域。
3. 中央角化过度性退行区。
4. 亮白色条纹。
5. 蓝灰色小球。

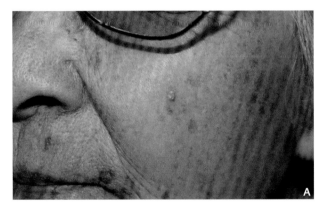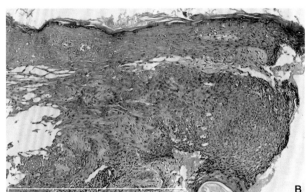

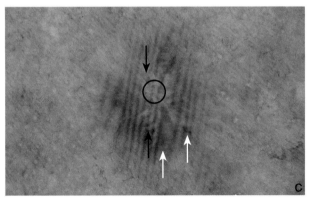

图 10-2 结缔组织增生性毛鞘瘤的临床、组织病理及皮肤镜表现

A. 左颧部粉色小丘疹;B. 组织病理可见周边毛鞘瘤典型小叶结构,中央表皮假癌样增生,嵌于间质内(HE ×100);C. 皮肤镜下可见发夹样及线状血管呈放射状排列(黑色箭头),中央可见无定形白色区域及亮白色条纹(圆圈),周围可见多发蓝灰色小球(白色箭头)(×40)

三、毛发上皮瘤

毛发上皮瘤是一种向毛囊生发部分化的良性肿瘤,目前认为是毛母细胞瘤的一种变异型。经典的毛发上皮瘤通常表现为面部尤其是鼻部或躯干上部的肤色丘疹或小结节(图 10-3A),组织病理学上由成簇的毛囊生发细胞及明显的纤维性基质构成(图 10-3B)。

本病的皮肤镜特征包括(图 10-3C):

1. 细小的分支状血管。
2. 亮白色条纹或区域。
3. 粟粒样囊肿。
4. 蓝灰色点/小球。

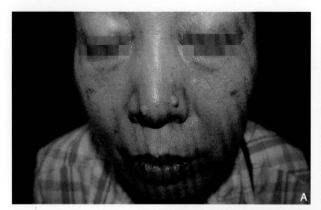
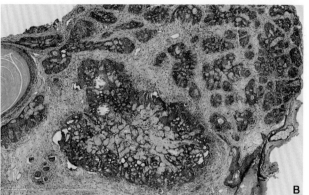

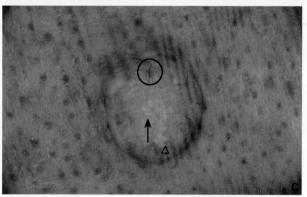

图 10-3 毛发上皮瘤的临床、组织病理及皮肤镜表现

A. 鼻部 2 处肤色圆顶状丘疹;B. 组织病理上可见基底样毛囊生发细胞排列成筛孔状,与外围的纤维细胞性基质相连(HE ×40);C.皮肤镜下可见沿皮损周边分布的较细的树枝状血管(圆圈),亮白色条纹(箭头),粟粒样囊肿(三角形)(×20)

四、汗孔瘤

汗孔瘤是指有"汗孔样"或终末导管分化的一组良性皮肤附属器肿瘤,它既可以是顶泌汗腺,也可以是外泌汗腺的增生。临床通常表现为单发丘疹、斑块或结节(图 10-4A),掌跖部位出现无蒂血管性斑块包绕以锯齿状沟槽时应高度怀疑此病。组织病理学上为紧密排列的立方形细胞局限性增生所构成,伴不同程度的向汗腺导管分化(图 10-4B)。

本病的皮肤镜特征包括(图 10-4C 和图 10-4D):
1. 血管周围白色编织区。
2. 黄色无结构区。
3. 乳红色小球。
4. 显示不清晰的血管结构。
5. 末端呈圆形的树枝状血管、不典型发夹样血管。

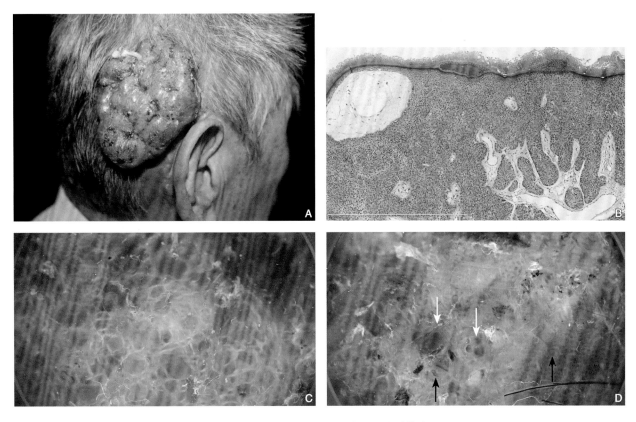

图 10-4 汗孔瘤的临床、组织病理及皮肤镜表现

A. 右耳后 9cm×6cm 大小外生性红色肿物,表面破溃流脓;B. 组织病理可见基底细胞样细胞条索状增生,相互吻合,可见管腔结构(HE ×100);C、D. 皮肤镜下可见血管周围白色编织区域,乳红色小球(白色箭头)、不典型发夹样血管(黑色箭头)(×20)

五、汗孔癌

汗孔癌(图 10-5)是最常见的恶性汗腺肿瘤,可由汗孔瘤转化而来,也可独立发生。临床表现为粉色结节,可伴有溃疡。组织学上肿瘤由嗜酸性或苍白立方形细胞巢构成,在真皮中呈浸润性生长,向导管分化明显。

本病的皮肤镜特征包括:

1. 多形性血管 发夹样、不规则线样及点状血管。

2. 圆形至卵圆形的白色/粉色无结构区。

3. 血管或无结构区周围白色至粉色晕。

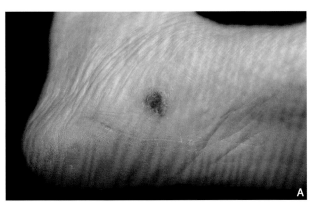

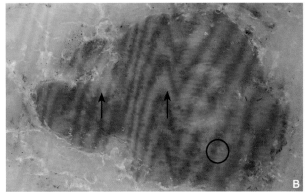

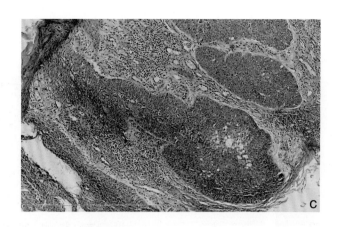

图 10-5　汗孔癌的临床、组织病理及皮肤镜表现

A. 左足跖内侧红色斑块；B. 皮肤镜下可见不规则线状血管及血管周围白晕（圆圈），粉色无结构区（箭头）（×30）；C. 组织病理可见真皮内条索状、团块状嗜酸性汗孔样肿瘤细胞，异型性明显，有导管分化倾向，周围较多慢性炎症细胞浸润（HE ×100）

六、大汗腺汗囊瘤

大汗腺汗囊瘤是一类少见的大汗腺良性囊性肿瘤，常单发，好发于头颈，常累及颊部及眼睑。皮损为粟粒至豆大有囊性硬度的半透明圆形结节，表面紧张、光亮，呈肤色、棕色或蓝色（图 10-6A）。典型的组织病理变化为真皮中部单个，偶为多个的扩大的囊性导管和囊腔，可见顶质分泌，囊内含无定形淡红色物质（图 10-6B）。

本病的皮肤镜特征包括（图 10-6C）：

1. 覆盖全皮损区域的蓝灰色均质半透明区。
2. 分支状血管。
3. 玫瑰花瓣征。

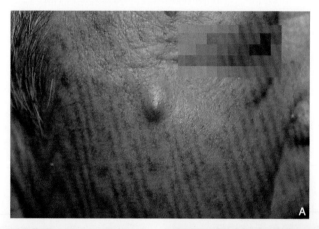

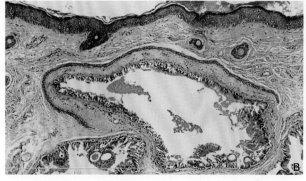

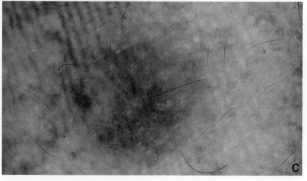

图 10-6　大汗腺汗囊瘤的临床、组织病理及皮肤镜表现

A. 右颧部豌豆大小蓝黑色半透明结节，表面光滑；B. 组织病理见真皮内数个囊腔，囊壁衬以两层上皮细胞，外层是扁平上皮细胞，内层是高柱状上皮细胞，可见顶质分泌（HE ×100）；C. 皮肤镜下可见蓝灰色均质半透明区覆盖全皮损区域、树枝状血管及玫瑰花瓣征（×30）

七、小汗腺汗囊瘤

小汗腺汗囊瘤是一种少见的良性皮肤肿瘤,由汗液滞留致小汗腺导管囊性扩张引起,常见于面部,尤以眼周及颊部多见,鼻部也是常见受累部位。皮损表现为囊性透明圆形丘疹,直径1~6mm,常呈淡黄、淡蓝或棕色(图10-7A),易在炎热、潮湿的环境中发生或加重。组织病理学上表现为单房性囊肿,内含清亮液体,衬以两层立方至扁平的上皮(图10-7B)。

本病的皮肤镜表现包括(图10-7C):

1. 边界清晰的蓝紫色均质无结构区,周围绕以白晕。

2. 无血管结构或仅有少量血管扩张。

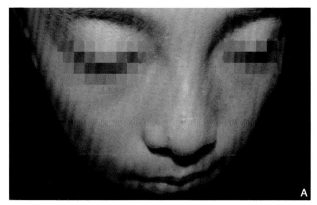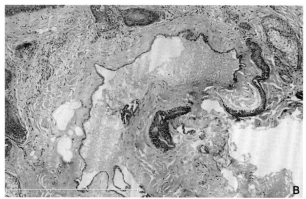
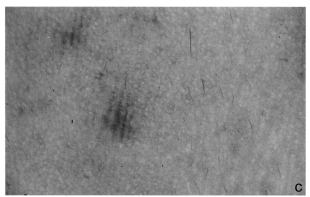

图10-7 小汗腺汗囊瘤的临床、组织病理及皮肤镜表现

A.鼻部散在数个肤色至灰褐色囊性小丘疹,表面光滑;B.组织病理可见真皮内单房囊肿,囊壁衬以2层立方至扁平上皮细胞,囊腔内含淡红色内容物(HE ×100);C.皮肤镜下表现为边界清晰的蓝紫色均质无结构区,周围绕以白晕,未见明显血管结构(×40)

八、乳头状汗管囊腺瘤

乳头状汗管囊腺瘤是一种顶泌汗腺腺瘤,多表现为丘疹或结节,绝大多数位于头颈部,表面常有结痂(图10-8A)。组织学上肿瘤由称高柱状细胞的乳头状结构构成,明显呈顶泌汗腺分化,乳头中央含致密的淋巴细胞和浆细胞浸润(图10-8B)。

本病的皮肤镜表现包括(图10-8C):

1. 外生性乳头状结构。

2. 黄色/白色/粉色无结构区。

3. 血管结构 发夹样、线样、逗号样及多形性血管。

4. 糜烂/结痂/溃疡。

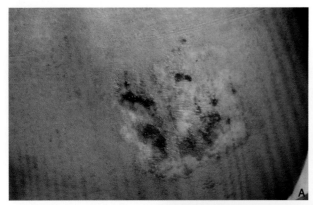
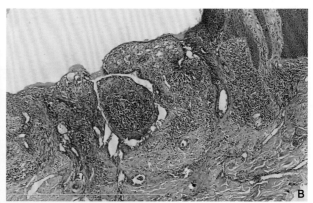
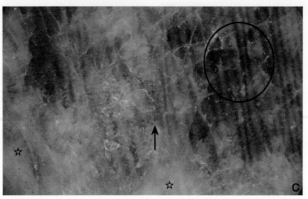

图 10-8 乳头状汗管囊腺瘤的临床、组织病理及皮肤镜表现

A. 右腰部直径 10cm 大小斑块,表面结痂;B. 组织病理改变为真皮内腺腔样肿瘤细胞团块,腔面细胞柱状,呈断头分泌,间质中密集浆细胞浸润(HE ×100);C. 皮肤镜下可见褐色分叶乳头状结构(圆圈),逗号样、不规则线状血管(箭头),黄白色无结构区(星号)(×20)

九、表皮样囊肿

表皮样囊肿是最常见的皮肤囊肿,可发生于皮肤的任何部位,表现为境界清楚的真皮结节,有时肉眼可见中央孔(图 10-9A)。组织病理学上以含颗粒层的复层鳞状上皮为囊壁,囊腔内充满层化角质(图 10-9B)。

本病的皮肤镜表现包括(图 10-9C):

1. 乳白色背景。
2. 中央孔征。
3. 蓝白幕,多见于未破裂的囊肿。

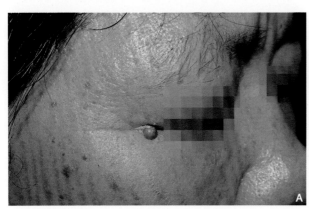
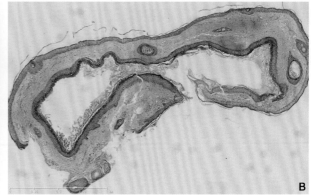

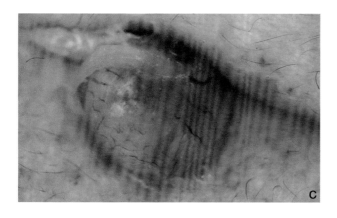

图 10-9 表皮样囊肿的临床、组织病理及皮肤镜表现

A. 右外眦灰蓝色隆起性结节；B. 组织病理学上可见真皮内囊肿形成，囊壁由复层鳞状上皮组成，囊腔中可见角质物（HE ×40）；C. 皮肤镜下可见乳白色背景，蓝白幕，线状及分支状血管扩张（×30）

4. 红色腔隙，多见于破裂的囊肿。

5. 血管结构 未破裂的囊肿多无血管结构或可见分支状血管；破裂的囊肿多为周围线状分支状血管扩张。

十、乳头腺瘤

乳头腺瘤是乳头部位一种罕见的起源于乳头导管或输乳窦的良性肿瘤，又称乳头糜烂性腺瘤病，早期表现为乳头糜烂，常有浆液性分泌物渗出，病程长者乳头呈结节状增生（图 10-10A）。组织病理改变为乳头间质内腺管增生，伴不同程度的导管增生，增生腺管具有上皮、肌上皮两层（图 10-10B）。

本病的皮肤镜表现包括（图 10-10C）：

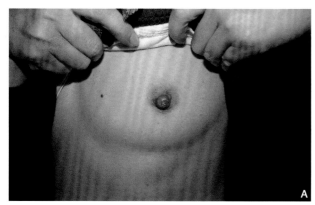
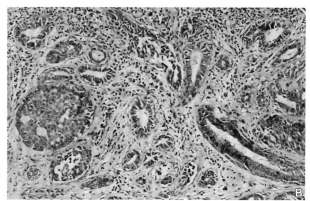
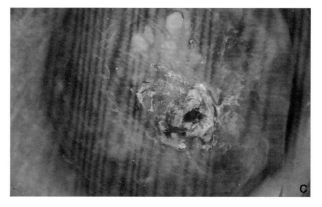

图 10-10 乳头腺瘤的临床及皮肤镜表现

A. 左侧乳头红斑、结痂；B. 组织病理可见真皮大量腺样腔隙，腔隙内可见断头分泌，肿瘤细胞呈乳头状突入腔管，肿瘤周围可见淋巴细胞、浆细胞浸润（HE ×200）；C. 皮肤镜下可见红色背景下分布点状及不规则线状血管，中央可见黄色角化物（×20）

1. 浅红色背景。
2. 黄白色角化过度。
3. 点状、不规则线状血管。

十一、乳房 Paget 病

乳房 Paget 病是位于乳头乳晕部位的表皮内腺癌,是一种较为罕见的乳腺癌类型,由潜在的乳腺导管内原位癌向表皮播散所致(图 10-11)。临床表现似湿疹,伴有鳞屑、糜烂、渗出等,故又称"乳房湿疹样癌"。组织病理以表皮内出现 Paget 细胞为特点。

本病的皮肤镜表现包括:

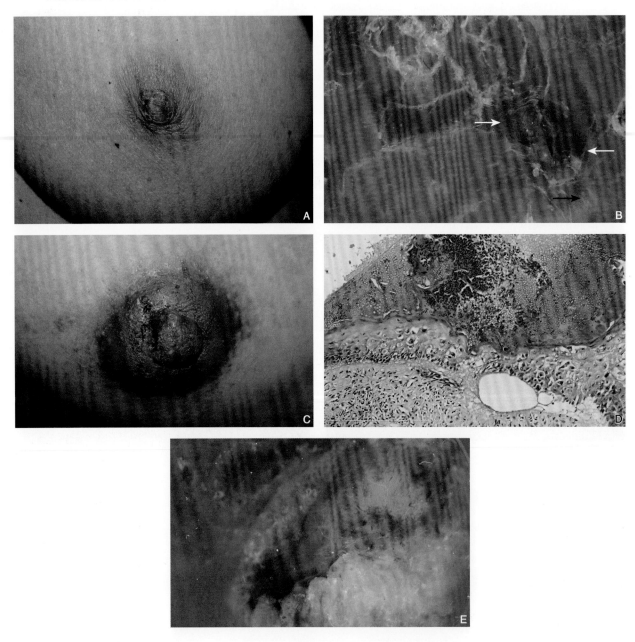

图 10-11　乳房 Paget 病的临床、组织病理及皮肤镜表现

A. 左侧乳头红斑、糜烂,伴结痂;B. 皮肤镜下可见不规则线状血管、亮白色条纹(黑色箭头)、胡椒粉样蓝灰色点(白色箭头)(×30);C. 右侧乳头红色斑块、溃疡,伴渗出、结痂;D. 组织病理可见棘层不规则肥厚,表皮内可见许多胞质淡染的Paget 细胞,呈巢状或散在分布,真皮浅层较多淋巴细胞和组织细胞浸润(HE ×200);E. 皮肤镜下可见不规则线状及螺旋状血管(×20)

1. 不规则线状血管。

2. 胡椒粉样蓝灰色点。

3. 亮白色条纹。

对于更加少见的色素性乳房 Paget 病来说,其临床及皮肤镜表现可酷似黑色素瘤,皮肤镜下可见弥漫性不规则的棕色色素沉着或不典型色素网、不规则点/球、蓝白结构等,需借助组织病理及免疫组化加以鉴别。

十二、乳房外 Paget 病

本病是发生于顶泌汗腺部位的上皮内腺癌,与内脏恶性肿瘤相关。原发性乳房外 Paget 病来源于生殖器皮肤的多功能干细胞,继发性乳房外 Paget 病通常表现为潜在的皮肤附属器腺瘤或潜在内脏恶性肿瘤在皮肤上的延伸。皮损表现为界限清楚的红色斑块,可有白色鳞屑及糜烂而呈"草莓和乳酪"状外观,外阴及肛周是好发部位(图 10-12A)。组织病理特点为表皮内出现不同数量的特征性 Paget 细胞(图 10-12B)。

本病的皮肤镜特征包括(图 10-12C 和 10-12D):

1. 乳红色区域。

2. 浅表鳞屑。

3. 点状、球状、不规则线状、多形性血管。

4. 灰/棕色点或结构区。

5. 亮白色条纹。

6. 白色无结构区。

7. 溃疡或糜烂。

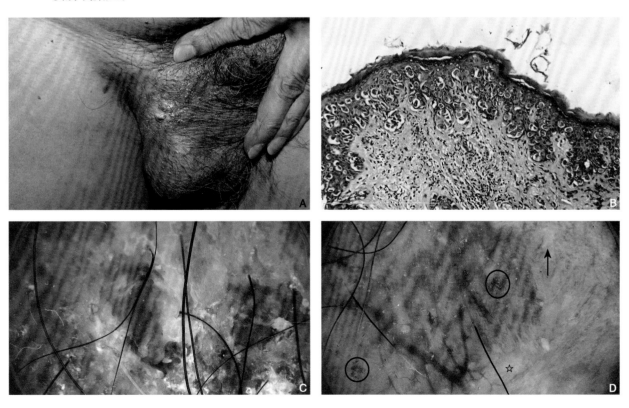

图 10-12 乳房外 Paget 病的临床、组织病理及皮肤镜表现

A. 右侧阴囊红色斑块、丘疹,附白色鳞屑;B. 组织病理学上棘细胞层内可见 Paget 细胞团及单个散在细胞,胞质淡染,真皮浅中层淋巴细胞浸润(HE ×200);C、D. 皮肤镜下可见乳红色区域、糜烂及浅表鳞屑(C),点球状、线状及树枝状血管,棕色点(圆圈),亮白色条纹(箭头),白色无结构区(星号)(D)(×20)

十三、Rosai-Dorfman 病

又称窦性组织细胞增生症伴巨大淋巴结病,临床特点是双侧巨大的、无痛性颈部淋巴结病变,伴发热、红细胞沉降率增快、中性粒细胞增多、贫血及多克隆 IgG 球蛋白血症,病程迁延,可见病情缓解与加重交替出现。本病可累及所有器官,当皮肤为唯一受累的器官时称皮肤型 Rosai-Dorfman 病。约 10%的患者有皮损,表现为多发红色至棕红色或黄瘤样的斑片、丘疹、结节或斑块,眼皮及颧骨区域为好发部位(图 10-13A)。组织学以真皮内密集的组织细胞浸润为特点,伴散在的淋巴细胞、中性粒细胞和浆细胞,组织细胞表达 S100、CD68,不表达 CD1a。本病的皮损表现无特异性,诊断依靠组织病理及免疫组化,皮肤镜可为诊断提供线索。

本病的皮肤镜表现包括(图 10-13B):

1. 红色或橘红色背景。

2. 树枝状血管。

3. 黄色均质区域。

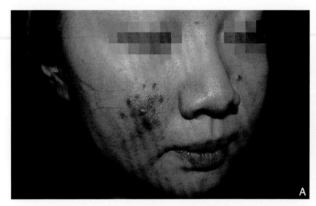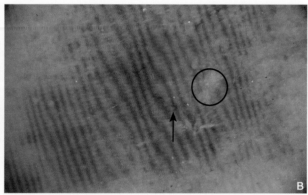

图 10-13 Rosai-Dorfman 病的临床及皮肤镜表现

A. 右颊部黄红色斑块、结节,周围可见卫星灶状分布小丘疹;B. 皮肤镜下可见橘红色背景,分支状血管(箭头),黄色均质区域(圆圈)(×20)

十四、幼年黄色肉芽肿

幼年黄色肉芽肿是最常见的非朗格汉斯细胞组织细胞增生症,大多累及婴幼儿,皮损表现为红棕色或黄色的丘疹结节,好发于头颈、躯干上部及四肢末端,可单发也可多发,皮损大多可自行消退(图 10-14A)。本病还可累及眼睛、肺等其他器官。组织病理学上以泡沫样组织细胞及 TOUTON 巨细胞浸润为特点(图 10-14B)。

本病的皮肤镜特征包括(图 10-14C):

1. 落日征 中央橘黄色背景,周围绕以红斑晕。是本病的特异性表现。

2. 苍白至浅黄色的云雾状区域。

3. 线状及分支状血管。

4. 亮白色条纹。

5. 细的色素网。

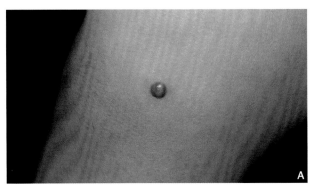
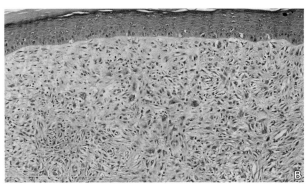
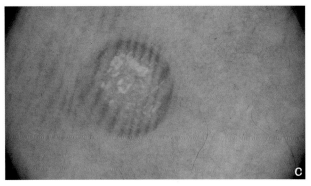

图 10-14　幼年黄色肉芽肿的临床、组织病理及皮肤镜表现

A. 右膝前内侧红棕色圆顶状丘疹；B. 组织病理可见真皮内结节状细胞浸润，主要由大量组织细胞、梭形组织细胞、泡沫细胞和 Touton 巨细胞组成，并可见纤维组织细胞增生（HE ×100）；C. 皮肤镜下可见落日征、浅黄色的云雾状区域、亮白色条纹、点状及线状血管扩张（×20）

十五、异物肉芽肿

为异物在皮肤组织中引起的慢性肉芽肿性反应，临床表现多样，常见的有红至红棕色丘疹、结节和斑块（图 10-15A）。组织病理上过敏性反应类型主要特点是病变区成群上皮样组织细胞，非过敏性反应则以异物巨细胞浸润为主（图 10-15B）。

本病的皮肤镜表现包括（图 10-15C）：

1. 橘黄色背景。
2. 亮白色条纹。
3. 树枝状、不规则线状血管扩张。

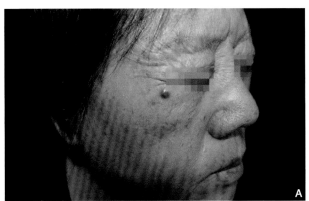
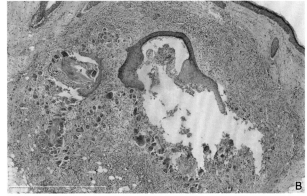

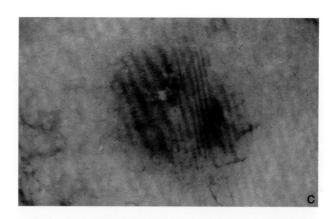

图 10-15　异物肉芽肿的临床、组织病理及皮肤镜表现

A. 右颞部暗红色小丘疹;B. 组织病理改变为表皮萎缩,真皮局部可见破损毛囊,周围较多异物
巨细胞及淋巴组织细胞,成纤维细胞增生(HE ×40);C. 皮肤镜下可见橘黄色背景下不规则线
状及树枝状血管扩张、亮白色条纹,本例中还可见中央角栓及出血(×30)

十六、木村病

木村病是一种以面颈部无痛性皮下结节或包块为特征的慢性炎症性疾病(图 10-16A),常累及唾液
腺,并伴有良性反应性区域淋巴结肿大、外周血嗜酸性粒细胞及 IgE 升高,组织病理学改变以致密的淋巴
细胞浸润及淋巴滤泡增生为特点,周围伴有较多的嗜酸性粒细胞,可见血管增生(图 10-16B)。

本病的皮肤镜特征包括(图 10-16C):

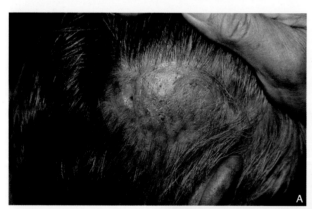
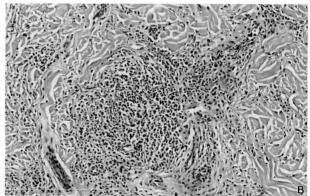
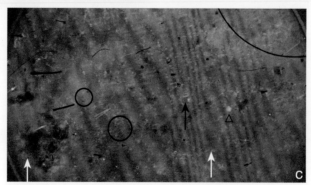

图 10-16　木村病的临床、组织病理与皮肤镜表现

A. 右侧头部皮下包块,表面呈暗红色,附鳞屑、结痂;B. 组织病理可见真皮内团块状密集淋巴细胞浸润,周围较多嗜
酸性粒细胞(HE ×100);C. 皮肤镜下可见棕色色素沉着及色素网(白色箭头),点球状及线状血管(圆圈),亮白色条
纹(黑色箭头),粟粒样囊肿(三角形)(×20)

1. 点球状、线状血管。
2. 亮白色条纹。
3. 棕色色素沉着及色素网。
4. 粟粒样囊肿。

十七、伴嗜酸性粒细胞增多性血管淋巴样增生

本病可能与外伤、动静脉分流有关,典型皮损表现为粉红至暗红色血管瘤样丘疹或结节,常成簇出现,好发于头颈部,尤其耳周、头皮(图 10-17A)。部分患者有局部淋巴结肿大和外周嗜酸性粒细胞增多。特征性组织病理改变为上皮样(靴钉样、鹅卵石样)血管内皮细胞形成的毛细血管大小的血管,围绕着大的厚壁血管分叶状增生,伴有嗜酸性粒细胞及淋巴细胞浸润(图 10-17B)。

本病的皮肤镜特征包括(图 10-17C):

1. 红色背景。
2. 紫红色腔隙。
3. 多形性血管 点状、螺旋状、不规则线状血管。
4. 亮白色条纹或白色无结构区。

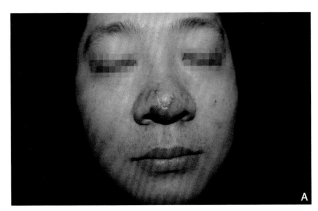
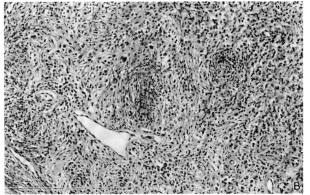
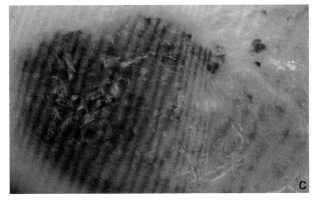

图 10-17 伴嗜酸性粒细胞增多性血管淋巴样增生的临床、组织病理及皮肤镜表现
A. 鼻部多发暗红色丘疹、结节;B. 组织病理学上可见真皮血管增生,管腔扩张,内皮细胞肿胀,密集嗜酸性粒细胞及浆细胞浸润,并可见淋巴细胞及组织细胞浸润(HE ×100);C. 皮肤镜下可见紫红色腔隙、多形性血管、亮白色条纹(×20)

十八、色素性荨麻疹

肥大细胞增生症是一种罕见的以肥大细胞在多种器官或组织(皮肤、骨髓、骨骼系统、胃肠道、脾脏、淋巴结和肝脏)中增生聚集为表现的疾病。其中色素性荨麻疹是肥大细胞增生症最常见的皮肤表现,临床上表现为红色或棕红色、圆形至卵圆形斑疹、丘疹和斑块,由于色素增加而颜色逐渐加深,Darier 征阳性(图

10-18A）。

本病的皮肤镜表现（图 10-18B）：

1. 棕色色素网。

2. 均质的棕色或橘黄色点。

3. 偶见线状血管交织形成血管网（"网状血管"模式）。

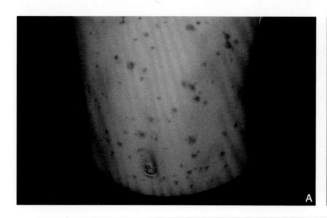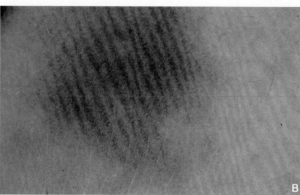

图 10-18 色素性荨麻疹

A.躯干四肢大小不一的棕色斑片，Darier 征阳性；B.可见棕色色素网（×20）

参考文献

[1] MOSCARELLA E,ARGENZIANO G,LONGO C,et al. Clinical,dermoscopic and reflectance confocal microscopy features of sebaceous neoplasms in Muir-Torre syndrome[J]. J Eur Acad Dermatol Venereol,2013,27(6):699-705.

[2] NAVARRETE-DECHENT C, URIBE P, GONZALEZ S. Desmoplastic trichilemmoma dermoscopically mimicking molluscum contagiosum[J]. J Am Acad Dermatol,2017,76(2s1):S22-s24.

[3] ARDIGO M,ZIEFF J,SCOPE A,et al. Dermoscopic and reflectance confocal microscope findings of trichoepithelioma[J]. Dermatology,2007,215(4):354-358.

[4] PITARCH G, BOTELLA-ESTRADA R. Dermoscopic Findings in Trichoblastoma[J]. Actas Dermosifiliogr,2015,106(9): e45-48.

[5] LAZARIDOU E,FOTIADOU C,PATSATSI A,et al. Solitary trichoepithelioma in an 8-year-old child:clinical,dermoscopic and histopathologic findings[J]. Dermatol Pract Concept,2014,4(2):55-58.

[6] AKAY BN,KITTLER H,SANLI H,et al. Dermatoscopic findings of cutaneous mastocytosis[J]. Dermatology,2009,218(3): 226-230.

[7] EDAMITSU T,MINAGAWA A,KOGA H,et al. Eccrine porocarcinoma shares dermoscopic characteristics with eccrine poroma: A report of three cases and review of the published work[J]. J Dermatol,2016,43(3):332-335.

[8] PINHEIRO R,OLIVEIRA A,MENDES-BASTOS P. Dermoscopic and reflectance confocal microscopic presentation of relapsing eccrine porocarcinoma[J]. J Am Acad Dermatol,2017,76(2S1):S73-S75.

[9] ZABALLOS P,BANULS J,MEDINA C,et al. Dermoscopy of apocrine hidrocystomas:a morphological study[J]. JEADV,2014, 28(3):378-381.

[10] DUMAN N,DUMAN D,SAHIN S. Pale halo surrounding a homogeneous bluish-purplish central area:dermoscopic clue for eccrine hidrocystoma[J]. Dermatol Pract Concept,2015,5(4):43-45.

[11] ZABALLOS P,SERRANO P,FLORES G,et al. Dermoscopy of tumours arising in naevus sebaceous:a morphological study of 58 cases[J]. J Eur Acad Dermatol Venereol,2015,29(11):2231-2237.

[12] LOMBARDI M,PIANA S,LONGO C,et al. Dermoscopy of syringocystadenoma papilliferum[J]. Australas J Dermatol,2018, 59(1):e59-e61.

[13] SUH KS,KANG DY,PARK JB,et al. Usefulness of Dermoscopy in the Differential Diagnosis of Ruptured and Unruptured Epidermal Cysts[J]. Ann Dermatol Annals Dermatol,2017,29(1):33-38.

［14］TAKASHIMA S,FUJITA Y,MIYAUCHI T,et al. Dermoscopic observation in adenoma of the nipple［J］. J Dermatol,2015,42（3）:341-342.

［15］ERRICHETTI E,AVELLINI C,PEGOLO E,et al. Dermoscopy as a Supportive Instrument in the Early Recognition of Erosive Adenomatosis of the Nipple and Mammary Paget's Disease［J］. Ann Dermatol Annals Dermatol,2017,29（3）:365-367.

［16］CRIGNIS GS,ABREU L,BUCARD AM,et al. Polarized dermoscopy of mammary Paget disease［J］. An Bras Dermatol,2013,88（2）:290-292.

［17］BRUGUES A,IRANZO P,DIAZ A,et al. Pigmented mammary Paget disease mimicking cutaneous malignant melanoma［J］. J Am Acad Dermatol,2015,72（4）:e97-98.

［18］YANAGISHITA T,TAMADA Y,TANAKA M,et al. Pigmented mammary Paget disease mimicking melanoma on dermatoscopy ［J］. J Am Acad Dermatol,2011,64（6）:e114-116.

［19］MUN JH,PARK SM,KIM GW,et al. Clinical and dermoscopic characteristics of extramammary Paget disease:a study of 35 cases［J］. Br J Dermatol,2016,174（5）:1104-1107.

［20］WANG F,ZHOU H,LUO DQ,et al. Dermatoscopic findings in cutaneous Rosai-Dorfman disease and response to low-dose thalidomide［J］. JDDG,2014,12（4）:350-352.

［21］VANO-GALVAN S,ALVAREZ-TWOSE I,DE LAS HERAS E,et al. Dermoscopic features of skin lesions in patients with mastocytosis［J］. Arch Dermatol Archives Dermatol,2011,147（8）:932-940.

［22］RODRIGUEZ-LOMBA E,AVILES-IZQUIERDO JA,MOLINA-LOPEZ I,et al. Dermoscopic features in 2 cases of angiolymphoid hyperplasia with eosinophilia［J］. J Am Acad Dermatol,2016,75（1）:e19-21.

［23］RUBEGNI P,MANDATO F,FIMIANI M. Juvenile xanthogranuloma:dermoscopic pattern［J］. Dermatology,2009,218（4）:380-381.

［24］HUSSAIN SH,KOZIC H,LEE JB. The utility of dermatoscopy in the evaluation of xanthogranulomas［J］. Pediatr Dermatol Pediatric Dermatol,2008,25（4）:505-506.

［25］BOMBONATO C,ARGENZIANO G,LALLAS G,et al. Orange color:a dermoscopic clue for the diagnosis of granulomatous skin diseases［J］. J Am Acad Dermatol,2015,72（1 Suppl）:S60-63.

第十一章

炎症性皮肤病

近年来,皮肤镜已越来越多地应用于炎症性皮肤病领域,包括红斑鳞屑性皮肤病、面部炎症性皮肤病、肉芽肿性疾病、血管炎、自身免疫病及遗传代谢性皮肤病等。根据国际皮肤镜协会的最新共识,炎症性皮肤病的皮肤镜特征主要包括以下方面:血管(形态、分布)、鳞屑(颜色、分布)、毛囊改变、其他结构(颜色和分布)、特异线索。血管形态描述术语包括:点状血管、线状血管、分支状血管及线状弯曲血管。血管分布的描述包括:均匀分布、簇集分布、外周分布、网状分布及非特异分布;鳞屑颜色包括:白色、黄色和褐色;鳞屑分布包括:弥漫分布、中央分布、外周分布、片状分布;毛囊改变包括:毛囊角栓、毛囊红点、毛周白晕、毛囊周围色素沉着;其他结构,颜色包括:白色、褐色、灰色、蓝色、橙色、黄色和紫色;其他结构,形态包括:无结构区、点/球、线、环;特殊线索包括 Wickham 纹(扁平苔藓)、双游离缘的外周角化性结构(汗孔角化症)、海绵状水疱(湿疹)等。特别要强调的是,对于炎症性皮肤病的诊断,不能仅仅依赖皮肤镜检查,需要结合病史、临床表现、皮肤镜表现,甚至组织病理检查综合考虑,才能做出最终的正确诊断。

第一节　红斑及丘疹鳞屑性皮肤病

此类疾病是一组临床上表现为红斑、丘疹,伴或不伴鳞屑的炎症性皮肤病,包括银屑病、皮炎/湿疹、扁平苔藓、毛发红糠疹、玫瑰糠疹等,由于疾病临床表现类似,不典型的病例往往鉴别诊断困难,皮肤镜作为无创的检查工具,可协助上述疾病的诊断和鉴别诊断。此外,早期蕈样肉芽肿、二期梅毒疹,临床也表现为鳞屑性红斑,易于误诊为炎症性皮肤病,皮肤镜可协助鉴别诊断或促成进一步的实验室检查及组织病理活检,故在这一章中叙述。

一、银屑病

银屑病(psoriasis)是临床常见的易反复发作的红斑鳞屑性疾病,根据临床特征,常常将本病分为寻常型、红皮病型、关节病型以及脓疱型四型。皮肤镜可用于银屑病和其他以鳞屑性红斑为主要表现的疾病,如慢性湿疹、脂溢性皮炎、早期蕈样肉芽肿等的鉴别诊断,也可用于判断药物疗效及副作用。

1. 寻常型银屑病的皮肤镜表现

(1) 斑块状银屑病的皮肤镜表现(图 11-1 ~ 图 11-3)

1) 点状血管(包括点状血管、球状血管)。

2) 线状弯曲血管(包括发夹样血管、环状血管)。

3) 出现发夹样血管和环状血管对诊断有很高的特异性(较高的放大倍数,更易观察到发夹样血管和环状血管)。

4) 血管结构呈均匀分布。

5) 弥漫/片状分布的白色鳞屑。

6) 其他特征包括亮红色背景和点状出血(Auspitz 征)。

(2) 点滴状银屑病的皮肤镜表现(图 11-4)

1) 目前报道较少,类似斑块状银屑病。

2) 皮肤镜可协助鉴别点滴状银屑病和慢性苔藓样糠疹。

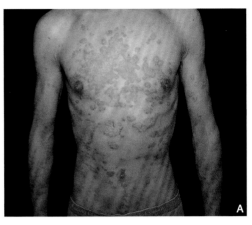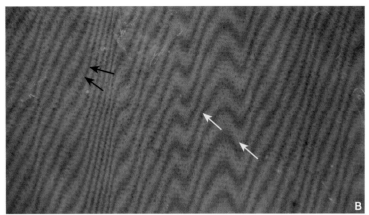

图 11-1 斑块状银屑病（一）

A.躯干、四肢泛发鳞屑性斑块；B.均匀分布的点状血管、环状血管（黄色箭头）和发夹样血管（黑色箭头），亮红色背景（×30）

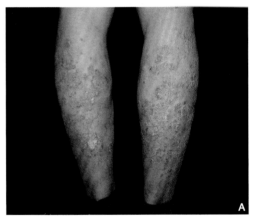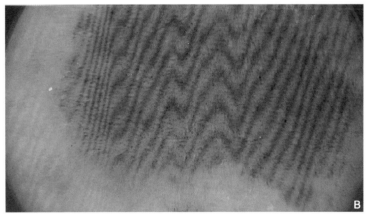

图 11-2 斑块状银屑病（二）

A.下肢多发红色斑块，覆有白色鳞屑；B.均匀分布及串珠状分布的点状血管及环状血管，片状分布的白色鳞屑，可见亮红色背景（×20）

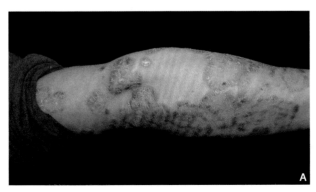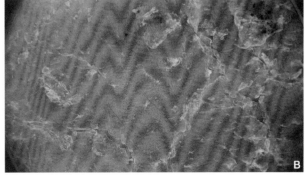

图 11-3 斑块状银屑病（三）

A.上肢多发鳞屑性斑片、斑块；B.均匀分布的点状血管，片状分布的白色鳞屑，可见亮红色背景和点状出血（×20）

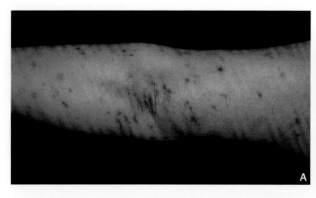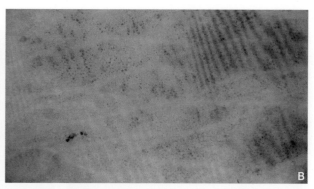

图 11-4　点滴状银屑病

A. 上肢多发红色小丘疹,部分表面可见白色鳞屑;B. 皮肤镜下可见点状及环状血管(×30)

2. 红皮病型银屑病的皮肤镜表现(图 11-5)

(1) 目前报道较少,类似斑块状银屑病。

(2) 可协助鉴别其他原因,如皮炎湿疹、毛发红糠疹、蕈样肉芽肿等所致红皮病。

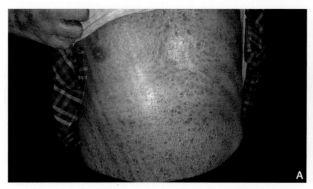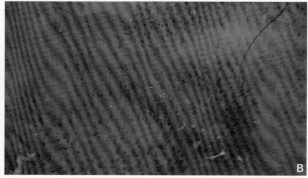

图 11-5　红皮病型银屑病

A. 躯干弥漫水肿性红斑,覆银白色鳞屑;B. 皮肤镜下可见均匀分布的点状、环状及发夹样血管(×40)

3. 特殊部位银屑病

(1) 头皮银屑病的皮肤镜表现(图 11-6、图 11-7)

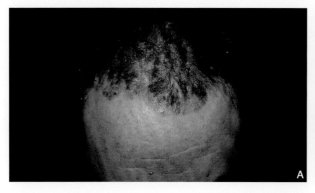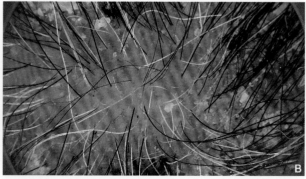

图 11-6　头皮银屑病(一)

A. 头皮暗红色斑块,可见黏着性鳞屑和束状发;B. 皮肤镜下可见毛囊周围均匀分布的点状血管,片状分布的白色鳞屑,亮红色背景和点状出血(×20)

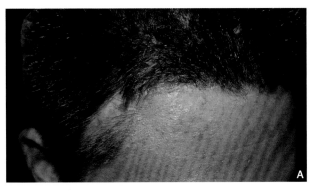
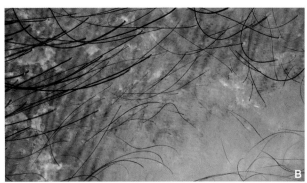

图 11-7 头皮银屑病(二)

A. 头皮暗红色斑块,可见黏着性鳞屑;B. 皮肤镜下可见毛囊周围均匀分布的点状血管、环状血管和发夹样血管,后两者对诊断头皮银屑病具有很高的特异性,此外还可见片状分布的白色鳞屑(×40)

1) 类似斑块状银屑病,毛囊周围可以受累。

2) 均匀分布点状血管、环状血管和发夹样血管。

3) 环状血管和发夹样血管对于诊断头皮银屑病有很高的特异性。

4) 弥漫或片状分布的白色鳞屑。

5) 亮红色背景。

6) 点状出血。

有研究认为,皮肤镜下头皮银屑病严重指数(videodermoscopy scalp psoriasis severity index,VSCAPSI),是评估头皮银屑病严重程度及辅助判断药物疗效的有效客观指标。计算方法是将头皮分为左侧、右侧、前部和后部四个部分,每个部分所占权重比不同,对每个部分的点状血管、环状血管、发夹样血管、红斑和鳞屑情况进行评分,各部分以上五项总分乘以该部分所占权重比,相加的总和即为头皮银屑病严重指数。

(2) 银屑病甲的皮肤镜表现(具体见第十三章)(图 11-8)

1) 甲床及近端甲皱襞可见扩张迂曲的小血管。

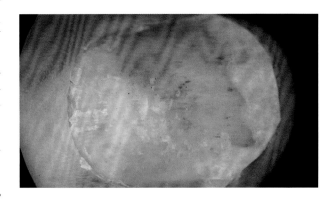

图 11-8 银屑病甲

皮肤镜下可见甲分离,甲板可见鳞屑,顶针样凹陷,甲床部位可见扩张迂曲的血管;甲板近端出现鳞屑,提示甲母质受累(×20)

2) 顶针样凹陷。

3) 可见甲碎裂、甲分离、甲板脓疱。

4) 甲板剥脱提示银屑病病情严重,甲板近端出现鳞屑提示甲母质受累。

(3) 手掌部位银屑病的皮肤镜表现(图 11-9)

1) 均匀分布的点状血管。

2) 弥漫分布的白色鳞屑,罕见黄色鳞屑,后者协助鉴别手掌湿疹。

4. 皮肤镜下表现与组织病理表现的关系(图 11-10)

(1) 均匀分布的血管结构对应表皮银屑病样增生,真皮乳头扩张的小血管。

(2) 皮肤镜与扩张的真皮乳头毛细血管垂直,显示点状或球状血管。

(3) 皮肤镜与真皮乳头毛细血管一定角度倾斜,显示环状或发夹样的血管。

(4) 弥漫分布的白色鳞屑对应融合性角化不全。

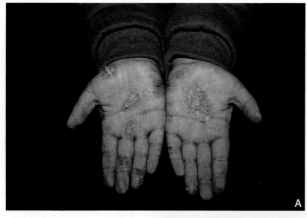
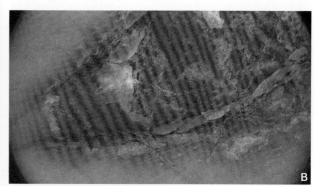
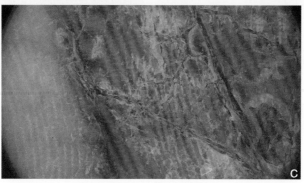

图 11-9　手掌银屑病

A.手掌多发红色斑块,边界清楚,覆白色鳞屑;B.皮肤镜下可见亮红色背景,均匀分布的点状血管,白色鳞屑(×20);
C.亮红色背景,弥漫分布的白色鳞屑(×20)

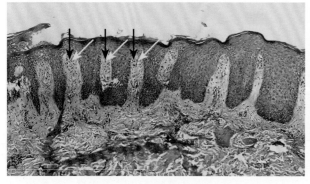
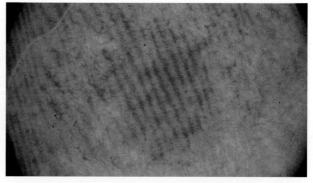

图 11-10　银屑病组织病理

可见表皮银屑病样增生,真皮乳头可见扩张的毛细血管(HE×100);均匀分布的血管结构对应表皮银屑病样增生,真皮乳头扩张的小血管;血管结构的不同与扩张的真皮乳头毛细血管与皮肤镜的相对角度有关:黑色箭头所示方向可见点状或球状血管,黄色箭头所示方向可见环状血管或发夹样血管;弥漫分布的白色鳞屑对应融合性角化不全

图 11-11　银屑病皮损外用糖皮质激素后

皮损内点状血管减少,皮损区域外可见大量明显扩张的线状血管,提示治疗有效,但出现了早期皮肤萎缩(×20)

　　研究发现,皮肤镜可用于判断外用糖皮质激素治疗银屑病疗效和评估副作用,皮损区域内血管结构(点状血管、发夹样血管等)减少,提示治疗有效;而皮损区域外出现线状血管,提示外用糖皮质激素导致的早期皮肤萎缩(图 11-11)。同时有研究发现,在应用生物制剂的过程中,出现点状出血,预示着疗效较好;而点状血管持续存在或再次出现,提示病情迁延或复发。

二、皮炎/湿疹

湿疹/皮炎(eczema/dermatitis)是由多种内外因素引起的变态反应性皮肤疾病,皮损呈多形性改变,可根据皮疹进展情况,分为急性、亚急性和慢性,急性者表现为红斑、水疱、渗出、结痂,慢性者表现为皮肤肥厚、苔藓化和鳞屑。

1. 急性皮炎/湿疹的皮肤镜表现(图 11-12)
(1) 红色斑片。
(2) 黄色鳞屑/结痂——黄色区域(yellow clod sign)。

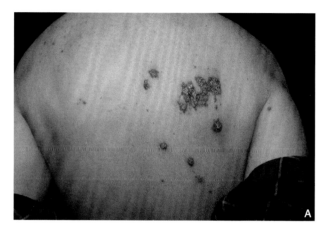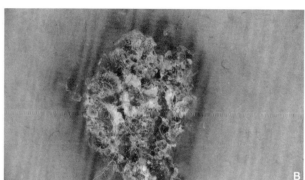

图 11-12　急性皮炎

A.临床上可见背部多发红斑、渗出及结痂;B.皮肤镜下可见红斑,弥漫分布的黄白色鳞屑/结痂(×30)

2. 慢性皮炎/湿疹的皮肤镜表现(图 11-13~图 11-15)
(1) 不均匀分布的点状血管。
(2) 血管结构组织病理上对应棘层不规则增生肥厚基础上真皮乳头扩张的小血管。
(3) 海绵状水疱。
(4) 片状分布/弥漫分布的黄色鳞屑。
(5) 暗红色背景。

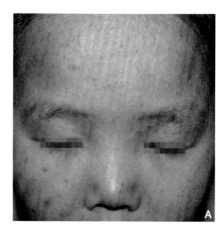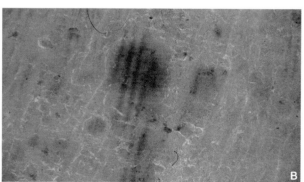

图 11-13　面部慢性皮炎

A.特应性皮炎患者面部的慢性皮炎改变;B.皮肤镜下可见不均匀分布的点状血管,海绵状水疱和弥漫分布的黄白色鳞屑以及暗红色背景(×30)

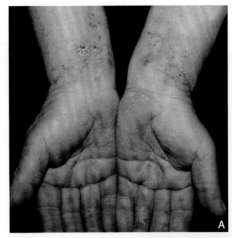
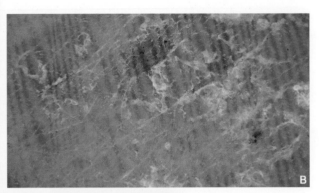
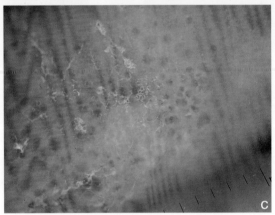

图 11-14　双腕部、手掌慢性湿疹/皮炎

A. 临床上双腕部苔藓化丘疹、结痂,双手指掌侧斑块、结痂;B. 皮肤镜下可见不均匀分布的点状血管和黄色鳞屑/结痂,还可见暗红色背景及血痂(×30);C. 海绵状水疱(×30)

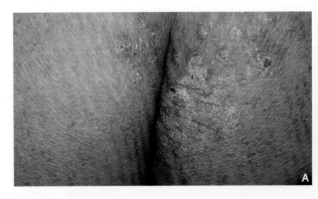
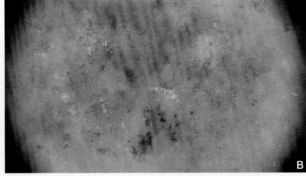

图 11-15　臀部慢性湿疹/皮炎

A. 臀部暗红色苔藓样斑块;B. 皮肤镜下可见不均匀分布的点状血管和片状分布的黄色鳞屑和结痂,此外还可见暗红色背景及血痂(×20)

特殊部位,如手掌部位湿疹虽然角质层较厚,皮肤镜下结构不易显示,但仔细观察还是可见上述表现,有时还可见棕色至橘黄色点或球,黄色鳞屑和橘黄色结痂(图 11-16)。这些特征可协助鉴别手掌部位的银屑病,后者未见上述表现。

3. 皮炎湿疹所致红皮病的皮肤镜表现

(1) 不均匀分布点状血管。

（2）粉红色背景。

（3）黄色鳞屑/浆痂，偶见白色鳞屑。

4. 皮肤镜在斑块状银屑病及慢性皮炎/湿疹诊断及鉴别诊断中的应用（图 11-17 和表 11-1）

（1）斑块状银屑病表现为亮红色背景，均匀分布的点状血管，弥漫/片状分布的白色鳞屑。

（2）慢性湿疹/皮炎表现为暗红色背景，不均匀分布的点状血管，海绵状水疱，片状分布的黄色鳞屑。

（3）环状血管或发夹样血管对于诊断银屑病有很高的特异性（分别 91.9% 和 94.6%）。

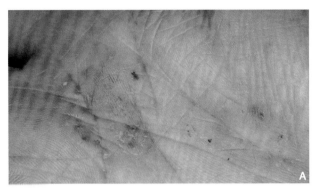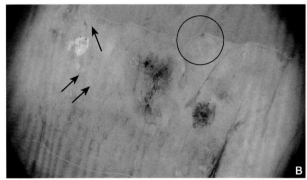

图 11-16　手掌部慢性皮炎/湿疹

A. 手掌红斑、脱屑及抓痕；B. 皮肤镜下可见不均匀分布的血管结构（圆圈内），黄色鳞屑和结痂，黄棕色点或小球（箭头所示），还可见血痂（×20）

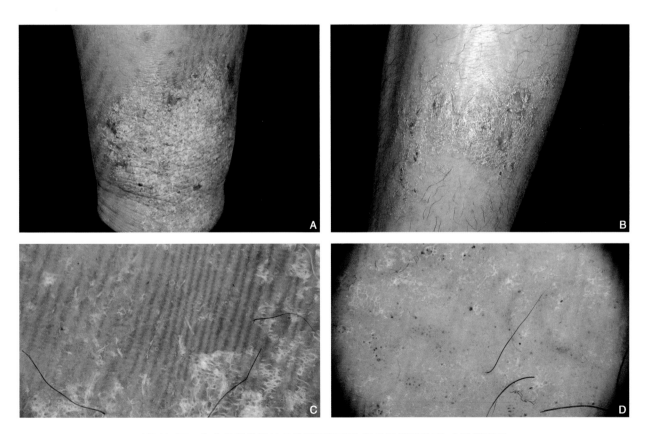

图 11-17　临床表现类似的斑块型银屑病和慢性湿疹的临床、皮肤镜表现

A、B. 临床上 2 个病例均表现为红色斑片或斑块，表面可见白色鳞屑，皮肤镜照片表现迥异；C. 表现为均匀分布的点状血管，白色鳞屑，亮红色背景，符合斑块状银屑病表现（×30）；D. 表现为不均匀分布的点状血管，黄白色鳞屑，暗红色背景符合慢性湿疹/皮炎表现（×20）

表 11-1 斑块状银屑病和慢性皮炎/湿疹的皮肤镜特征对比

皮肤镜特征	斑块状银屑病	慢性皮炎/湿疹
背景颜色		
亮红	+++	+
暗红	+	++
血管形态		
点状	+++	+++
环状/发夹样	++	+
血管分布		
均匀	+++	+
不均匀	+	+++
非血管结构		
白色鳞屑	+++	+
黄色鳞屑	+	++

三、脂溢性皮炎

脂溢性皮炎(seborrheic dermatitis)好发于头皮、面部、上胸部等皮脂溢出部位,典型皮疹表现为黄红色斑片,上覆油腻性鳞屑或结痂(面部脂溢性皮炎的皮肤镜表现见本章第二节)。

1. 头皮脂溢性皮炎的皮肤镜表现(图 11-18 ~ 图 11-20)

(1) 不均匀分布的分支状血管和线状弯曲血管。

(2) 部分病例可见毛囊周围白色或黄色的无结构区。

(3) 蜂窝状色素网表现为均质的呈蜂窝样分布的纤细色素网,可能与合并脂溢性脱发有关。

(4) 血管结构在组织病理上对应真皮乳头下方扩张的血管。

2. 皮肤镜在头皮银屑病和脂溢性皮炎鉴别诊断中的应用(图 11-21 和表 11-2)

(1) 分支状血管、线状弯曲血管、白色或黄色无结构区和蜂窝状色素网提示头皮脂溢性皮炎。

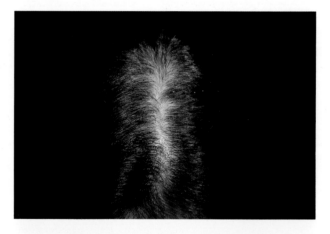

图 11-18 头皮脂溢性皮炎的临床表现

头皮淡红色斑片及油腻细屑,该患者同时伴有明显的脂溢性脱发

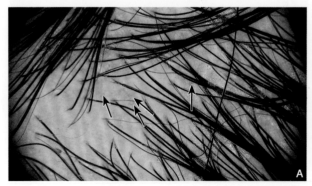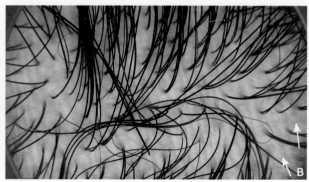

图 11-19 头皮脂溢性皮炎的皮肤镜表现(一)

A. 不均匀分布的分支状血管和线状弯曲血管(黑色箭头)(×20);B. 暗红色背景,不均匀分布的分支状血管和线状弯曲血管(白色箭头)(×20)

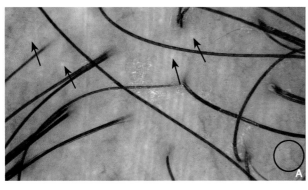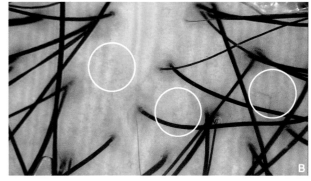

图 11-20 头皮脂溢性皮炎的皮肤镜表现(二)

A. 不均匀分布的分支状血管和线状弯曲血管(黑色圆圈)和明显的白色无结构区(黑色箭头);B.蜂窝状色素网(白色圆圈)(×50)

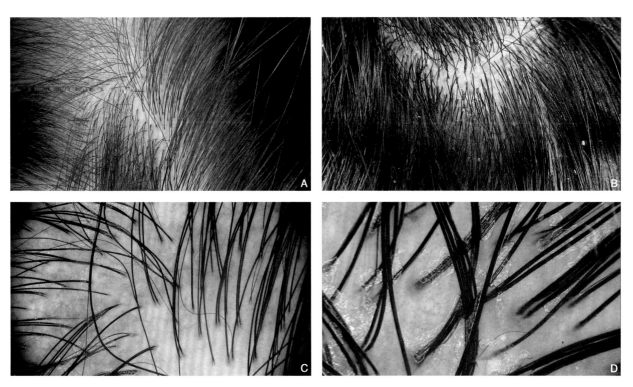

图 11-21 临床表现类似的头皮脂溢性皮炎和银屑病的临床及皮肤镜表现

A、B.临床表现类似的头皮脂溢性皮炎和头皮银屑病,两者从肉眼上比较难以区分;C、D.分别为 A 和 B 的皮肤镜照片;C. 可见分支状血管和蜂窝状色素网,为头皮脂溢性皮炎表现(×20);D. 可见点状血管、环状血管和发夹样血管,考虑头皮银屑病表现(×50)

表 11-2 头皮脂溢性皮炎和头皮银屑病皮肤镜特征对比

皮肤镜特征	头皮脂溢性皮炎	头皮银屑病
血管结构		
点状血管	+	++
发夹样血管	+	+++
线状弯曲血管	++	+
分支状血管	+++	−
非血管结构		
白色鳞屑	+	++
黄色鳞屑	++	+
白色或黄色无结构区域	++	−
点状出血	−	++
蜂窝状色素网	++	−

（2）点状血管、球状血管、环状血管、发夹样血管、白色鳞屑和点状出血提示头皮银屑病。

四、玫瑰糠疹

玫瑰糠疹（pityriasis rosea）是一种常见的急性炎症皮肤病，大部分病例可见早期出现的母斑，典型皮损表现为躯干部位呈"圣诞树"样分布的椭圆形鳞屑性红斑，鳞屑一般附着于红斑的边缘，本病组织病理无特征性，而临床表现又易于与银屑病、脂溢性皮炎、慢性苔藓样糠疹等相混淆，而皮肤镜作为无创的检查工具，有助于本病与其他红斑鳞屑性疾病的鉴别诊断。

玫瑰糠疹的皮肤镜表现（图11-22~图11-24）：

1. 外周分布的白色鳞屑，即"领圈"征（collarette sign）。
2. 黄色背景。
3. 不规则分布或簇集分布的点状血管和线状血管。

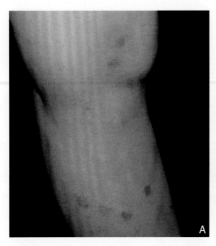
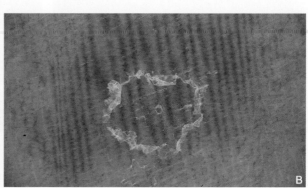

图 11-22　玫瑰糠疹（一）

A.可见下肢多发椭圆形红斑及领圈状鳞屑;B.皮肤镜下可见不规则分布点状及线状血管,外周分布的白色鳞屑（"领圈"征）（×30）

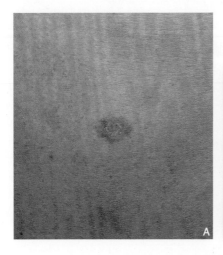
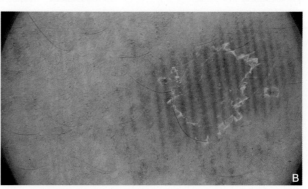

图 11-23　玫瑰糠疹（二）

A.可见水肿性红斑及领圈状鳞屑;B.皮肤镜下可见黄红色背景,外周分布的白色鳞屑（"领圈"征）（×20）

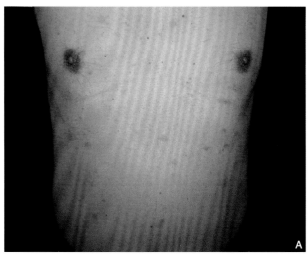
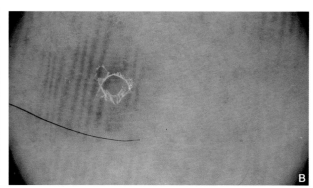

图 11-24 玫瑰糠疹（三）

A.躯干多发圆形及椭圆形红斑,部分可见领圈状鳞屑;B.明显的呈外周分布的白色鳞屑("领圈"征)(×20)

五、蕈样肉芽肿及副银屑病

蕈样肉芽肿(mycosis fungoides)是最常见的原发性皮肤 T 细胞淋巴瘤,因早期蕈样肉芽肿(斑片期和早期斑块期)常表现为鳞屑性红斑,单凭临床表现诊断困难,极易误诊为其他炎症性皮肤病。而副银屑病(parapsoriasis)的某些类型,如慢性苔藓样糠疹,也易与银屑病等疾病相混淆。故将上述两种疾病在一起叙述,皮肤镜可协助二者与其他炎症性皮肤病的鉴别诊断,促成进一步的组织病理学检查。

1. 早期蕈样肉芽肿的皮肤镜表现(图 11-25、图 11-26)

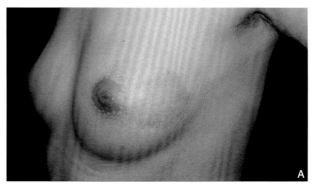
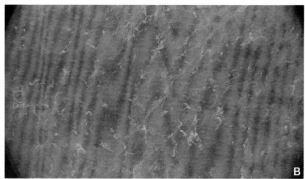
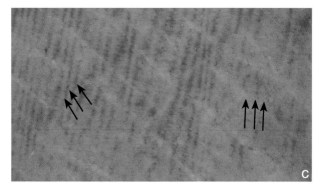

图 11-25 红斑期蕈样肉芽肿

A.左侧乳房浸润性淡红色斑片,呈羊皮纸样外观,可见白色鳞屑;B.皮肤镜下可见橘黄色斑片状区域,暗红色背景,均匀分布的点状血管和白色鳞屑(×20);C.放大后可见明显的点状血管、线状弯曲血管及"精子样"结构(箭头)(×40)

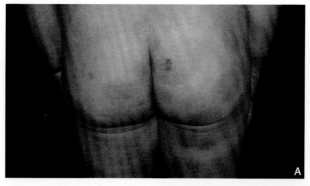
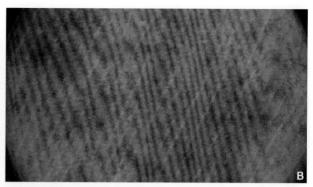
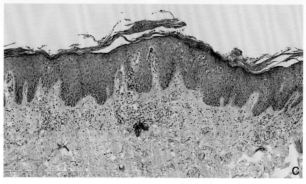

图 11-26　早期蕈样肉芽肿

A. 臀部、下肢浸润性暗红色至暗褐色斑片,呈羊皮纸样外观,可见白色鳞屑;B. 皮肤镜下可见暗红色背景,橘黄色斑片状区域,均匀分布的点状血管,线状弯曲血管及"精子样"结构(×20);C. 组织病理可见表皮角化过度伴角化不全,棘层肥厚,可见淋巴细胞进入表皮,形成"Pautrier 微脓疡",基底细胞液化变性,真皮浅层淋巴样细胞呈苔藓样浸润,结合免疫组化染色(CD4+++,CD8+,CD20 个别+)符合蕈样肉芽肿改变(HE×100)

(1) 暗红色背景。

(2) 均匀分布的点状血管。

(3) 线状弯曲血管:以往曾用细的短棒状血管及"精子样"结构来描述。"精子样"结构是一种由点状血管和细的弧形线状血管组成的复合性血管结构,该结构对于诊断早期蕈样肉芽肿具有很高的特异性。

(4) 橘黄色斑片状区域。

(5) 片状分布的白色鳞屑。

(6) 偶可见紫癜样点。

2. 早期蕈样肉芽肿皮肤镜表现及组织病理改变的对应关系(图 11-27)

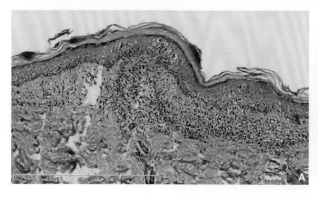
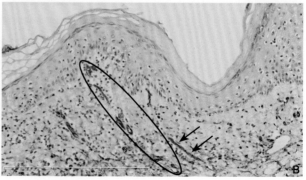

图 11-27　早期蕈样肉芽肿组织病理表现

A. 组织病理上可见表皮角化过度伴角化不全,棘层肥厚,基底细胞液化变性,真皮浅层淋巴细胞带状浸润,非典型淋巴细胞进入表皮,形成"Pautrier 微脓疡",符合蕈样肉芽肿改变(HE×100);B. 免疫组化 CD34 染色可清晰的显示血管结构,其中,细的短棒状血管可能对应真皮浅层乳头下方扩张的血管(箭头),"精子样"血管对应真皮乳头扩张的血管纵行延伸至真皮乳头下方(圆圈和箭头)(CD34×100)

（1）细的短棒状血管可能对应真皮浅层乳头下方扩张的血管。

（2）"精子样"血管对应真皮乳头扩张的血管纵行延伸至真皮乳头下方。

（3）白色鳞屑对应表皮角化不全。

3. 皮肤镜在早期蕈样肉芽肿、斑块状银屑病及慢性皮炎/湿疹鉴别诊断中的应用（图 11-28 和表 11-3）

（1）早期蕈样肉芽肿表现为细的短棒状血管，"精子样"血管及橘黄色斑片状区域。

（2）"精子样"血管对于诊断早期蕈样肉芽肿具有高度的特异性。

（3）斑块状银屑病表现为亮红色背景，均匀分布的点状血管，可见弥漫分布的白色鳞屑。

（4）慢性湿疹/皮炎表现为暗红色背景，不均匀分布的点状血管，可见片状分布的黄色鳞屑。

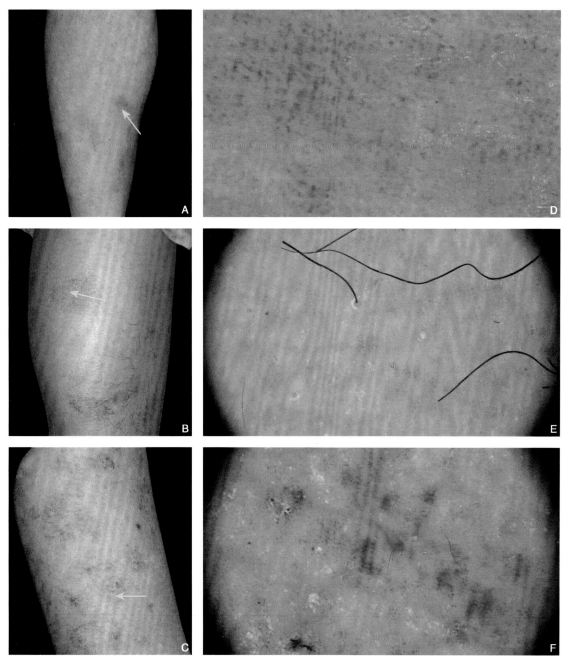

图 11-28　临床表现类似的早期蕈样肉芽肿、慢性皮炎和斑块状银屑病的临床及皮肤镜表现

A、B、C. 临床表现类似的三种疾病；D、E、F. 分别为蕈样肉芽肿、慢性皮炎和斑块状银屑病的皮肤镜照片，D. 可见均匀分布的细的短棒状血管和"精子样"血管，考虑早期蕈样肉芽肿（×20）；E. 可见不均匀分布的点状血管，黄色鳞屑，考虑慢性皮炎（×20）；F. 可见亮红色背景，均匀分布的点状血管，白色鳞屑和点状出血，考虑斑块状银屑病（×20）

表 11-3 早期蕈样肉芽肿和临床表现类似的炎症性皮肤病（斑块型银屑病及慢性皮炎）的皮肤镜特征对比

皮肤镜特征	早期蕈样肉芽肿	斑块型银屑病及慢性皮炎
背景颜色		
亮红	+	++
暗红	+	+
血管形态		
点状	+	++
环状/发夹样	+	++
线状弯曲	+++	+
精子样	+++	−
血管分布		
均匀	+	++
簇状	+	+
不均匀	+	+
非血管结构		
白色鳞屑	+	+
黄色鳞屑	−	+
橘黄色斑片状区域	+++	+

4. 其他类型蕈样肉芽肿的皮肤镜表现

（1）红皮病型蕈样肉芽肿表现为粉白色背景，均匀分布的点状血管及"精子样"血管，片状分布的白色鳞屑。

（2）皮肤异色病型蕈样肉芽肿表现为多角形色素网、色素点，点状血管及发夹样血管，红色及黄色斑片。

（3）蕈样肉芽肿所致掌跖角化表现为白色至粉红色的背景，和相对较大的、淡黄色的鳞屑，可以协助鉴别其他原因所致掌跖角化，如银屑病、皮炎/湿疹、毛发红糠疹等。

5. 副银屑病的皮肤镜表现

（1）慢性苔藓样糠疹皮肤镜表现（图 11-29）

1）橘黄色无结构区（弥漫或局灶性）。

2）弥漫分布或外周分布的白色鳞屑。

3）不规则分布的点状血管，线状弯曲血管。

4）乳红色区域。

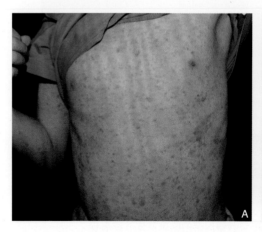
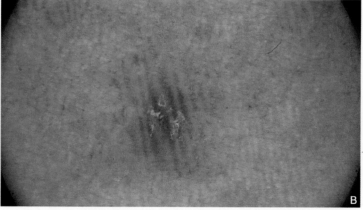

图 11-29　慢性苔藓样糠疹

A. 临床上可见躯干四肢泛发黄红色斑片，表面细小鳞屑；B. 皮肤镜下可见橘黄色无结构区，外周分布的白色鳞屑，不规则分布的点状血管（×20）；C. 皮肤镜下可见橘黄色无结构区，不规则分布的点状及线状弯曲血管（×20）

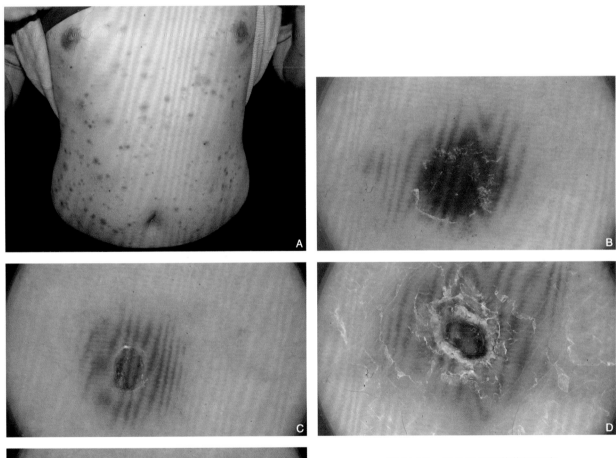

图 11-30　急性痘疮样苔藓样糠疹

A. 临床上可见躯干四肢泛发褐红色豌豆大丘疹，部分皮损中央坏死、结痂；B. 皮肤镜下早期皮损，可见紫癜样外观，外周分布的点状血管，可见内缘游离的领圈样鳞屑（×20）；C. 皮肤镜下成熟皮损，具有中央无定形的棕色结痂，皮损周围环状分布的点状和线状血管，形成靶样外观（×20）；D. 皮肤镜下成熟皮损，具有中央无定形的棕色结痂，环状分布的点状及线状血管，皮损周围可见内缘游离的领圈样鳞屑（×20）；E. 皮肤镜下愈合期皮损，表现为中央白色区域，外周分布的点状及线状血管，呈靶样外观（×20）

（2）急性痘疮样苔藓样糠疹的皮肤镜表现（图 11-30）

1）早期皮损具有紫癜样外观（红细胞外渗而出现或多或少的弥漫性出血区）。

2）成熟皮损具有中央无定形的棕色结痂（表皮坏死所致）。

3）愈合期皮损的特征性表现为中央白色区域（纤维化所致）。

4）皮损周围可见环状分布的点状和/或线状血管，形成靶样外观。

5）所有阶段的皮损周围均可见内缘游离的领圈样鳞屑。

六、扁平苔藓

　　扁平苔藓（lichen planus）是一种特发的皮肤黏膜炎症性疾病，经典的扁平苔藓以瘙痒性紫红色丘疹为特征，好发于四肢屈侧，表面有轻度光泽，并能看到细小白线组成的网状结构，即 Wickham 纹。Wickham 纹对于诊断扁平苔藓具有很高的敏感度和特异度。而在皮肤镜下可以清晰地观察到肉眼难以辨认的细小的 Wickham 纹和其他特征性表现，提高临床诊断的准确率。不同类型扁平苔藓的皮肤镜特征有所不同；随着皮疹的发生、发展与消退，在皮肤镜下也会有相应的改变。

　　1. 扁平苔藓皮肤镜表现及对应的组织病理改变

（1）Wickham 纹：对应颗粒层楔形增厚、棘层肥厚及其上方致密的角化过度。

（2）点状或线状血管：对应真皮乳头层扩张的血管结构。

（3）不同模式的色素结构：对应底基层色素细胞增多、色素失禁及真皮浅层噬色素细胞。

　　2. 扁平苔藓不同时期皮肤镜表现

（1）成熟期皮损：①Wickham 纹。②外周放射状排列的点状或线状血管。

（2）消退期皮损：多表现为不同模式的色素结构。

　　3. 经典扁平苔藓皮肤镜表现（图 11-31 和图 11-32）

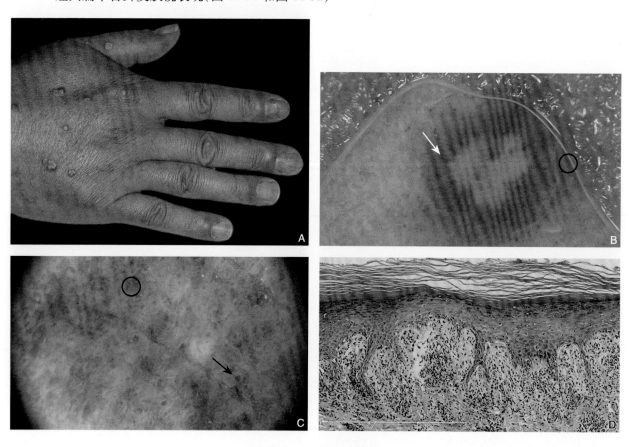

图 11-31　经典扁平苔藓

A. 右手背部多发紫红色多角形丘疹；B. 圆形 Wickham 纹，点状、线状血管呈 Wickham 纹外周放射状分布（白色箭头），片状均质黄棕色色素（黑色圆圈）（×40）；C. 片状均质黄棕色色素（黑色圆圈），蓝白结构，毛囊角栓（黑色箭头）（×20）；D. 组织病理可见表皮角化过度，颗粒层增厚，基底层液化变性，真皮浅层淋巴细胞及组织细胞带状浸润（HE×100）

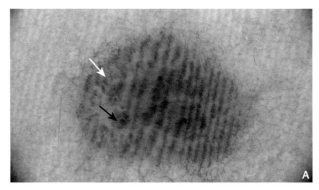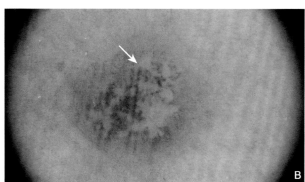

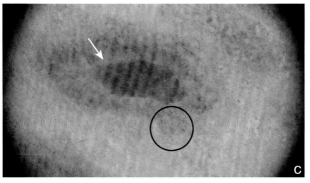

图 11-32 经典扁平苔藓皮肤镜下不同类型的 Wickham 纹

A. 网状 Wickham 纹,点状、线状血管呈 Wickham 纹外周放射状分布(白色箭头),毛囊角栓(黑色箭头)(×40);B. 球状、分支状 Wickham 纹,点状、球状血管在 Wickham 纹外周放射状分布(白色箭头)(×20);C. 环状 Wickham 纹(白色箭头),点状球状蓝灰色色素及片状均质黄棕色色素(黑色圆圈)(×20)

(1) 常见皮肤镜表现

1) Wickham 纹(网状、环状、球状、分支状及线状)。

2) 多种血管结构(点状、线状、分支状及线状弯曲血管)。

3) 血管呈 Wickham 纹外周放射状分布(常见)或弥漫分布。

4) 蓝灰色、黄棕色色素结构(点状/球状、片状均质、网状)。

(2) 少见皮肤镜表现

1) 蓝白结构。

2) 毛囊角栓。

4. 色素性扁平苔藓皮肤镜表现(图 11-33)

(1) 常见皮肤镜表现

1) 蓝白结构。

2) 毛囊角栓。

3) 蓝灰色、黄棕色色素结构(点状/球状、片状均质、网状)。

(2) 少见皮肤镜表现

1) Wickham 纹(网状、环状、球状、分支状、线状)。

2) 点状、线状、分支状及线状弯曲血管。

3) 血管呈 Wickham 纹外周放射状(常见)分布或弥漫分布。

经典扁平苔藓和色素性扁平苔藓皮肤镜特征的比较如表 11-4。

值得注意的是,扁平苔藓皮损也可发生于黏膜部位和头皮,以上特殊部位的扁平苔藓也可出现 Wickham 纹、线状血管等扁平苔藓的典型皮肤镜下改变(图 11-34~图 11-36)。因此,皮肤镜也可用于协助特殊部位扁平苔藓的鉴别诊断。

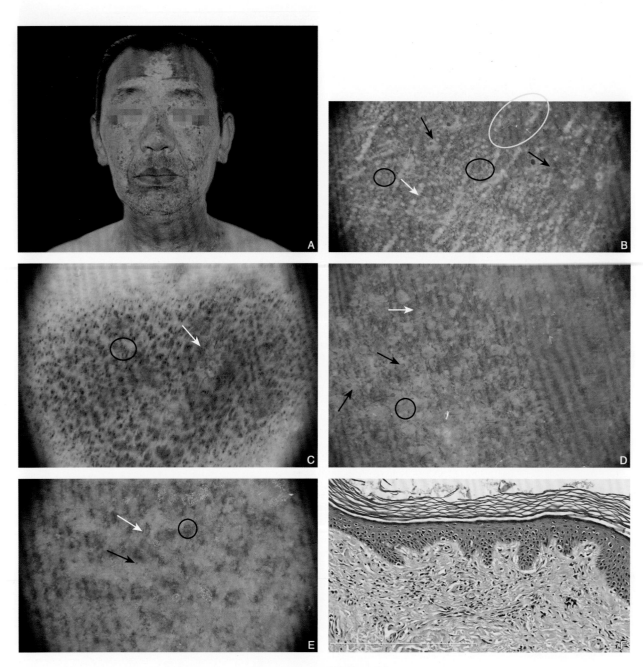

图 11-33 色素性扁平苔藓

A.面颈部泛发对称褐色斑片;B.蓝白结构(黄色圆圈);毛囊角栓(黑色箭头);点状、球状蓝灰色色素颗粒(白色箭头),片状均质黄棕色色素(黑色圆圈)(×20)C.网状 Wickham 纹,点状蓝灰色色素颗粒(白色箭头),点球状及片状均质黄棕色色素(黑色圆圈)(×20);D.球状蓝灰色色素颗粒(白色箭头),点球状及片状均质黄棕色色素(黑色圆圈),毛囊角栓(黑色箭头)(×40);E.点状、球状蓝灰色色素(白色箭头),片状均质黄棕色色素(黑色圆圈),毛囊角栓(黑色箭头)(×20);F.组织病理可见表皮角化过度,棘层萎缩变薄,基底层点状液化变性。真皮浅层淋巴细胞、组织细胞带状浸润,可见较多噬色素细胞(HE×100)

表 11-4　经典扁平苔藓和色素性扁平苔藓皮肤镜特征的比较

皮肤镜特征	经典扁平苔藓	色素性扁平苔藓
Wickham 纹	+++	+
蓝白结构	+	++
蓝灰色、黄棕色色素结构	+++ 黄棕色片状均质模式为主	+++ 蓝灰色点状/球状模式为主
毛囊角栓	+	+++
血管结构	+++ 多呈 Wickham 纹外周放射状分布	+

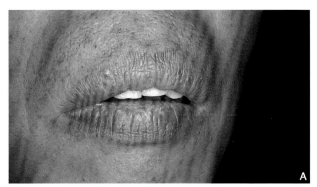
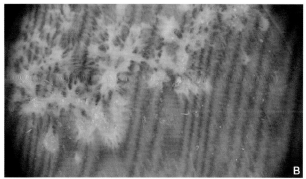

图 11-34　唇部扁平苔藓
A. 下唇紫红色斑片;B. 皮肤镜下可见粗大的分支状 Wickham 纹(×20)

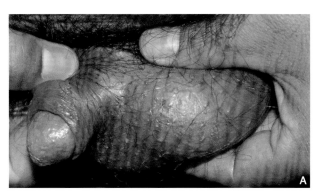
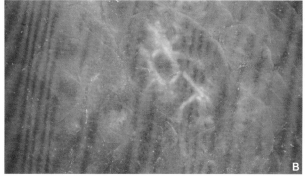
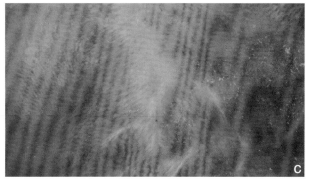

图 11-35　外阴部位扁平苔藓
A. 外阴紫红色斑片;B、C. 皮肤镜下可见分支状 Wickham 纹和线状血管(×30)

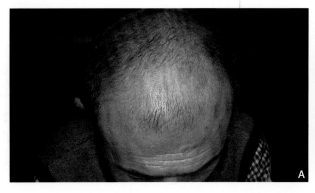
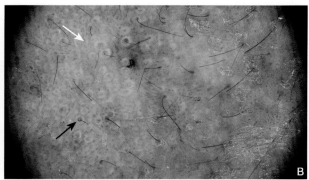

图 11-36　毛发扁平苔藓

A.毛发扁平苔藓临床表现;B.网状 Wickham 纹,毛囊角栓(黑色箭头),点状和线状血管弥漫分布(白色箭头)(×20)

5. 肥厚性扁平苔藓皮肤镜表现(图 11-37)

(1) Wickham 纹。

(2) 粉刺样开口。

(3) 毛囊角栓。

(4) 蓝灰色/棕黑色点球状色素结构。

(5) 点状血管。

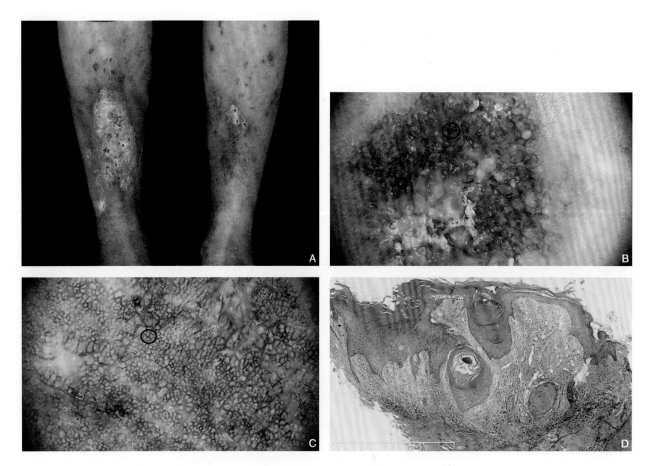

图 11-37　肥厚性扁平苔藓

A.双下肢疣状紫红色斑块;B.毛囊角栓(黑色箭头),片状均质棕黑色色素(黑色圆圈),黄色结构(红色箭头)(×20);
C.网状棕黑色色素(黑色圆圈)(×20);D.角化过度,角栓形成,皮突不规则延长,基底细胞层灶状液化变性,真皮浅
层血管增生,淋巴细胞带状浸润(HE×40)

（6）偶可见黄色结构。

皮肤镜可用于肥厚性扁平苔藓和结节性痒疹的鉴别诊断,后者皮肤镜下无色素结构和粉刺样开口,可见白色星爆样模式(外周放射性白色线),边缘围绕红色或棕黄色结痂、糜烂和/或鳞屑。

七、毛发红糠疹

毛发红糠疹(pityriasis rubra pilaris)是一种较少见的病因不明的炎症性疾病,临床上表现为鳞屑性红斑及正常皮岛,可见毛囊角化性丘疹及掌跖角化,有时不典型病例可能误诊为斑块状银屑病,需结合临床病史及组织病理以明确诊断,皮肤镜可协助二者的鉴别诊断。

1. 经典型毛发红糠疹的皮肤镜表现(图11-38、图11-39)

（1）中央圆形或椭圆形的黄色区域,外周围绕点状及线状血管。

（2）部分圆形区域中央可见毛囊角栓。

（3）片状分布白色鳞屑。

2. 毛发红糠疹所致红皮病的皮肤镜表现(图11-40)

（1）红色背景。

（2）不均匀分布点状血管。

（3）圆形或椭圆形的黄色区域。

（4）弥漫分布白色鳞屑。

（5）皮岛部位皮肤可见网状血管。

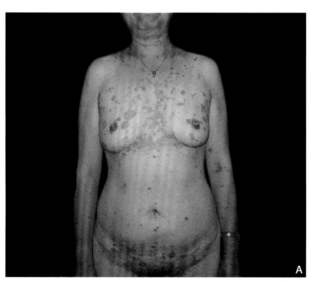

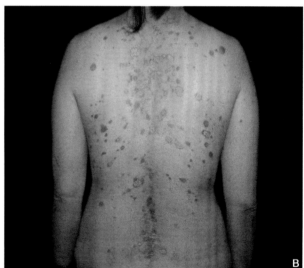

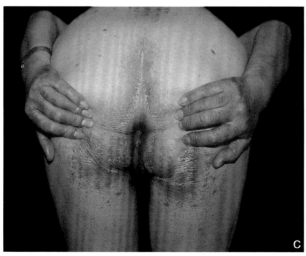

图11-38 经典毛发红糠疹的临床表现

躯干、四肢、手背、肛周橘红色糠秕状鳞屑性斑片,周围孤立毛囊角化性丘疹

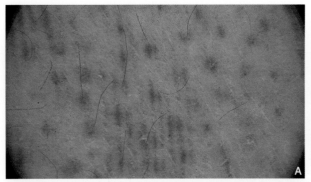
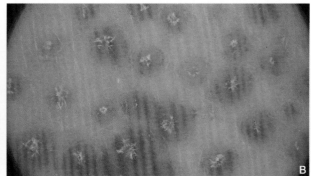
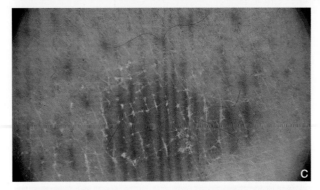

图 11-39　毛发红糠疹的皮肤镜表现

A. 圆形或椭圆形的黄色区域,部分中央可见毛囊角栓,外周围绕点状血管(×20);B. 圆形或椭圆形的黄色区域,中央可见针状毛囊角栓,边缘围绕点状及线状血管(×20);C. 图片下方可见一大的圆形黄色无结构区,无结构区中央可见一毛囊角栓,边缘分布点状血管,还可见沿皮沟及片状分布的白色鳞屑(×20)

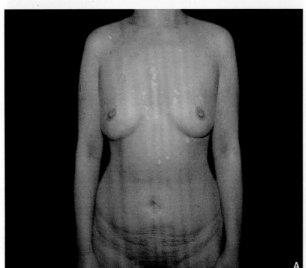
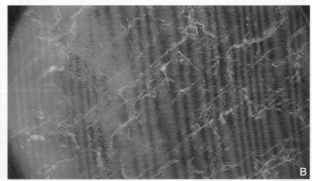
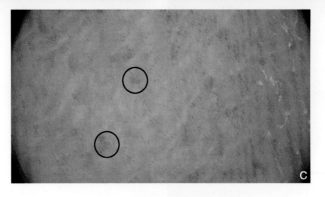

图 11-40　毛发红糠疹所致红皮病

A. 临床可见躯干四肢弥漫黄红色斑片,其上可见糠状鳞屑,部分区域可见正常皮岛;B. 红色背景,不均匀分布的点状血管,可见弥漫分布白色鳞屑(×20);C. 除点状及少量线状血管外,还可见黄色区域(圆圈)(×20)

3. 毛发红糠疹所致掌跖角化的皮肤镜表现(图 11-41)

(1) 片状分布的大小不等均质无结构橙色区域。

(2) 片状白色鳞屑。

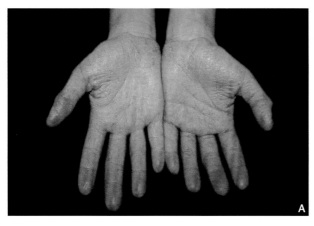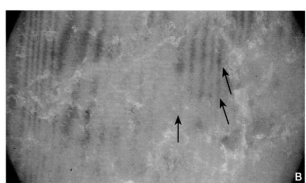

图 11-41　手部毛发红糠疹

A. 双手掌弥漫红斑、角化;B. 片状分布的大小不等的均质无结构橙色区域(箭头),片状白色至黄白色鳞屑,还可见乳红色斑片(×20)

4. 皮肤镜在毛发红糠疹和斑块状银屑病鉴别诊断中的应用(图 11-42 和表 11-5)

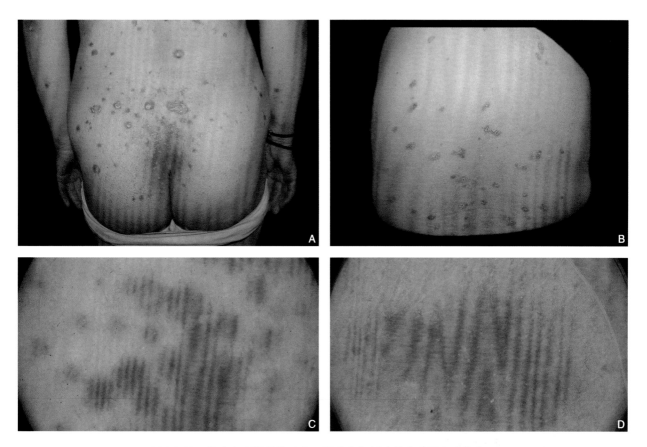

图 11-42　临床表现类似的毛发红糠疹和银屑病的临床及皮肤镜表现

A、B.临床上不易鉴别的毛发红糠疹和银屑病;C.可见中央圆形或椭圆形的黄色区域,毛囊角栓,外周点状及线状血管,为毛发红糠疹(×20);D.可见亮红色背景,均匀分布点状血管,为银屑病表现(×20)

表 11-5 毛发红糠疹和斑块状银屑病的皮肤镜特征比较

皮肤镜特征	毛发红糠疹	斑块型银屑病
背景颜色		
亮红	−	+++
黄红	+++	+
血管形态		
点状	+	+++
线状	++	−
点状+线状	++	+
血管分布		
均匀	+	+++
外周分布	++	−
附加特征		
白色鳞屑	++	+++
黄色鳞屑	+	+
鳞屑片状分布	++	+
鳞屑弥漫分布	+	++
毛囊角栓	+++	−

（1）黄红色背景，线状血管，毛囊角栓提示毛发红糠疹可能性大。

（2）亮红色背景，点状血管，弥漫分布的白色鳞屑提示斑块状银屑病可能性大。

八、多形红斑

多形红斑（erythema multiforme）可能与感染、药物及自身免疫等因素相关，病程多呈自限性，典型皮损呈靶样或虹膜样改变，即由中央暗色区，周边水肿性苍白区，最外层红色边缘组成。目前有关多形红斑的皮肤镜表现的报道极少。

多形红斑的皮肤镜表现（图 11-43）：

1. 中央蓝色斑片。

2. 周围无结构区域。

3. 最外层均质红色区域，一般呈脊状。

4. 可见少量线状血管。

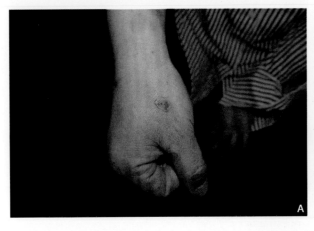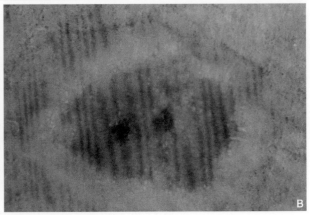

图 11-43 多形红斑

A. 临床上可见手背"靶形"水肿性红斑；B. 皮肤镜下可见三层结构，中央可见结痂及红黄色斑片，中间一层白色无结构区域，最外层均质脊状红色区域，可见线状血管（×20）

九、移植物抗宿主病

移植物抗宿主病(graft-versus-host disease,GVHD)是移植物抗宿主反应所引起的一种免疫性疾病,是异体干细胞移植(allo-HSCT)最常见的并发症,分为急性和慢性,急性多发生在移植100天之内,后者多发生在100天以后,急性GVHD的皮肤表现包括红色瘙痒性或疼痛性斑丘疹,严重者可出现大疱及表皮剥脱;慢性GVHD的皮肤表现包括扁平苔藓样、硬皮病样及皮肤异性色病样等,并最终表现为皮肤硬化和色素沉着。目前有关GVHD的皮肤镜表现的报道很少,皮肤镜作为一种无创的诊断工具,可以协助GVHD的诊断以及与其他疾病的鉴别诊断。

1. 急性GVHD的皮肤镜表现

(1)粉红色或红色背景。

(2)扩张的毛细血管。

皮肤镜可以发现临床不易发现的毛细血管扩张,对于急性GVHD的早期识别有重要意义。

2. 慢性GVHD(主要指丘疹鳞屑性皮疹)的皮肤镜表现

(1)多种血管形态,以点状和线状血管为主。

(2)白色鳞屑。

第二节 面部炎症性皮肤病

脂溢性皮炎、玫瑰痤疮、寻常痤疮、颜面播散性粟粒性狼疮是常见的面部炎症性疾病,均可表现为面部红斑,丘疹或斑块。医生对颜面部皮肤病的诊断多依赖于临床表现,因存在损容性风险,患者对于面部皮损进行有创性的组织病理检查常常存在一定顾虑,皮肤镜等无创性检查手段对于面部疾病的辅助及鉴别诊断具有十分重要的价值。

一、脂溢性皮炎

脂溢性皮炎(seborrheic dermatitis)多见于成人和新生儿,好发于皮脂溢出部位,如头皮(头皮脂溢性皮炎见前文)、面部、胸背部等。皮疹表现为暗红色斑片,附着油腻鳞屑,皮肤镜有助于面部脂溢性皮炎与其他好发于面部的皮肤病相鉴别。

面部脂溢性皮炎的皮肤镜表现(图11-44):

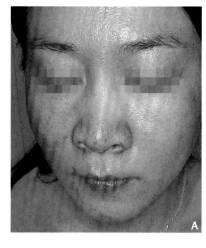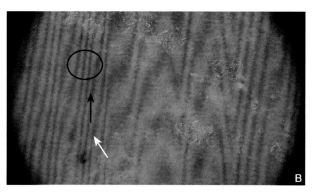

图 11-44 面部脂溢性皮炎

A.面颊部、眉间淡红斑伴少量脱屑;B.皮肤镜下可见片状分布的黄白色鳞屑,淡红色背景,毛囊周围淡黄色晕(黑色箭头),毛囊角栓(白色箭头),模糊的分支状血管(圆圈)(×20)

1. 片状分布的黄色细薄鳞屑,伴或不伴白色鳞屑。

2. 不均匀分布的血管结构(点状血管、分支状血管、线状弯曲血管)。

3. 红色或淡红色背景。

4. 毛囊周围淡黄色晕,似油滴样外观。

5. 偶见白色无结构区和毛囊角栓。

二、玫瑰痤疮

玫瑰痤疮(rosacea)又称酒渣鼻,发病机制不明,可能与血管舒缩神经失调及毛囊虫反复感染有关,本病病程缓慢,分为红斑与毛细血管扩张期、丘疹脓疱期和鼻赘期,三期并无明显界限。本节主要介绍前两期的皮肤镜表现。

1. 玫瑰痤疮的皮肤镜表现(图 11-45)

(1)线状血管网状排列。

(2)紫红色背景。

(3)灰白色角栓及白色线状结构。

(4)还可见玫瑰花瓣征、橘黄色-黄色区域、扩张的毛囊和毛囊性脓疱。

2. 皮肤镜在面部玫瑰痤疮及脂溢性皮炎鉴别诊断中的应用(表 11-6)

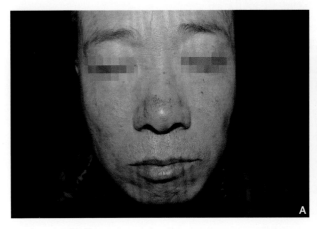
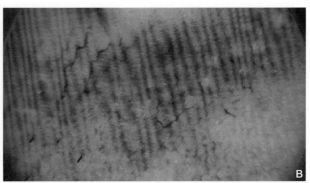

图 11-45 玫瑰痤疮

A. 鼻部可见毛细血管扩张;B. 皮肤镜下可见紫红色的背景,线状血管成网状排列,可见扩张的毛囊及角栓(×20)

表 11-6 面部脂溢性皮炎和玫瑰痤疮皮肤镜特征比较

皮肤镜特征	脂溢性皮炎	玫瑰痤疮
背景颜色		
淡红色或黄红色背景	+++	+
紫红色背景	+	++
血管结构		
线状弯曲血管	+++	+++
分支状血管	++	+++
多角形血管网	+	+++
点状血管	+	+
非血管结构		
毛囊周围黄红色晕	+++	+
毛囊角栓	++	++
脓疱	−	++

（1）面部脂溢性皮炎常见的皮肤镜表现为红色或黄红色背景,不均匀分布的点状血管或分支状血管,毛囊周围淡黄红色油滴状晕,黄白色鳞屑。

（2）玫瑰痤疮在皮肤镜下常表现为紫红色背景,线状血管组成多角形血管网,部分患者可见毛囊性脓疱。

也有文献提出皮肤镜下观察到的灰白色角栓及白色线状结构可能对应与毛囊内蠕形螨感染,即蠕形螨病。同时,皮肤镜可用于玫瑰痤疮患者治疗效果的评价及治疗后随访。

三、寻常痤疮

寻常痤疮(acne vulgaris)好发于青少年,是一种累及毛囊皮脂腺单位的慢性炎症性皮肤病,皮疹呈多形性,表现为粉刺、炎症性丘疹、脓疱、结节、囊肿等。本病一般依靠临床表现诊断,皮肤镜主要用于与其他疾病鉴别,如发疹性毳毛囊肿等。

寻常痤疮的皮肤镜表现:

1. 炎症性痤疮表现为中央境界清楚的黄白色圆形结构,有细的棕色边界,外周围绕红斑(图11-46)。

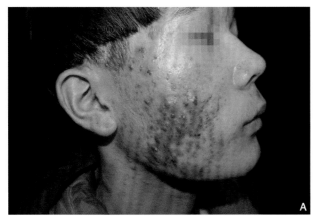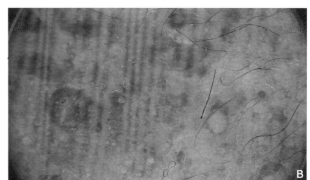

图 11-46　炎症性痤疮

A.面部炎症性丘疹、脓疱、结节、囊肿,局部可见瘢痕形成;B.皮肤镜下可见中央境界清楚的有细的棕色边界的黄白色圆形结构,外周围绕红斑,还可见毛囊角栓和分支状血管(×20)

2. 粉刺性痤疮表现为中央棕黄色角栓,散在炎症性红斑(图11-47)。

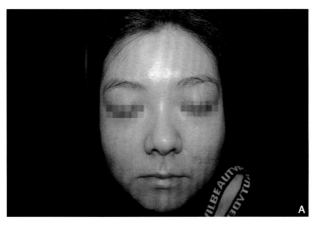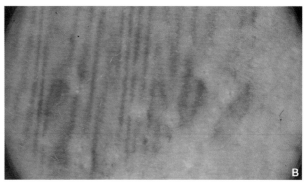

图 11-47　粉刺性痤疮

A.面部多发粉刺;B.皮肤镜下可见多发棕黄色角栓,及炎症性红斑(×20)

皮肤镜可用于鉴别寻常痤疮和发疹性毳毛囊肿(图 11-48)、传染性软疣等疾病：发疹性毳毛囊肿皮肤镜下表现为淡褐色至蓝灰色类圆形结构,中央蓝灰色线条或多发黄色球状无结构区,部分皮损可见片状棕黄色色素结构,毛发清晰；传染性软疣皮肤镜下可见黄白色无结构区和皇冠状血管(详见相关章节)。

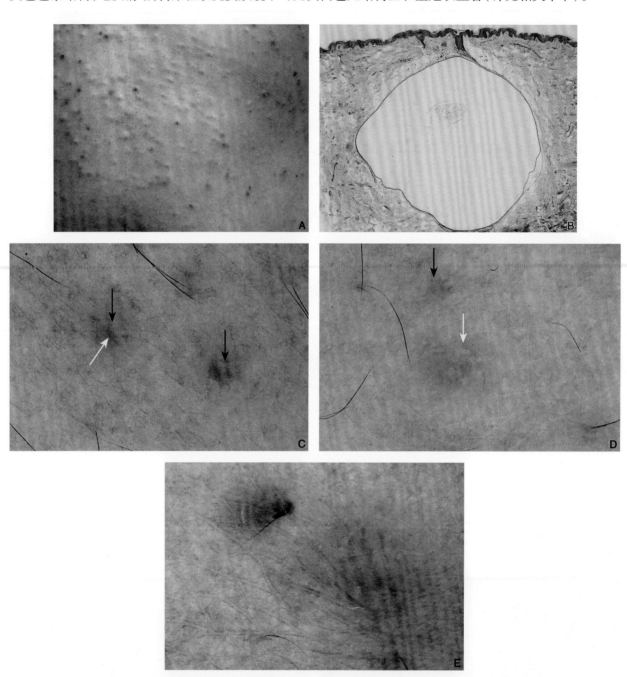

图 11-48　发疹性毳毛囊肿(与寻常痤疮的皮肤镜表现不同,皮肤镜能够协助二者的鉴别诊断)
A.躯干多发肤色至淡黄色丘疹和皮下结节；B.真皮见一囊样结构,囊壁为复层鳞状上皮,内含毳毛,符合发疹性毳毛囊肿诊断(HE×40)；C.淡褐色圆形结构(黑色箭头),中央蓝灰色的线状色素(黄色箭头)(×50)；D.淡褐色及蓝灰色类圆形结构(黑色箭头),中央多发黄色球状无结构区域(黄色箭头)(×50)；E.棕黄色色素结构,毛发清晰(×70)

四、颜面播散性粟粒性狼疮

颜面播散性粟粒性狼疮(lupus miliaris disseminatus faciei)病因不明,过去认为是一种结核疹,目前发现患者大多体健,结核菌素试验阴性,故认为本病与结核无关。本病表现为面部,特别是眼睑、鼻部周围的圆形丘疹或结节,玻片按压呈果酱色,愈后遗留萎缩性瘢痕。

颜面播散性粟粒性狼疮的皮肤镜表现(图 11-49):

1. 红色/橘黄色背景。

2. 靶样毛囊角栓(targetoid follicule plugs)。

3. 线状、发夹样血管呈放射状排列。

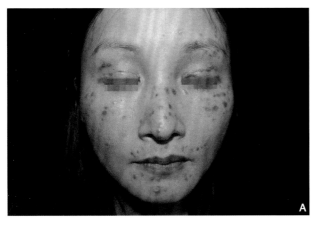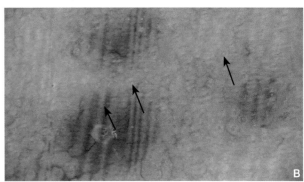

图 11-49 **颜面播散性粟粒性狼疮**

A.面部红色丘疹、结节;B.皮肤镜下可见红色背景,黄色均质无结构区,周围放射状分布的线状、分支状及发夹样血管,可见靶样毛囊角栓(×50)

五、面部肉芽肿

面部肉芽肿(granuloma faciale)是一种病因不明的面部慢性炎症性疾病,表现为面部浸润性结节或斑块,一般无破溃或结痂,病理上可见大量中性粒细胞浸润及嗜酸性粒细胞浸润,早期可见白细胞碎裂性血管炎。

面部肉芽肿的皮肤镜表现(图 11-50):

1. 扩张的毛囊开口。

2. 线状及分支状血管。

3. 粉红色背景。

4. 偶可见毛周白晕,亮白条纹,毛囊角栓,黄色结痂和色素结构。

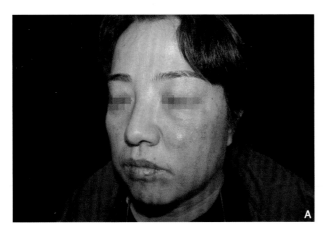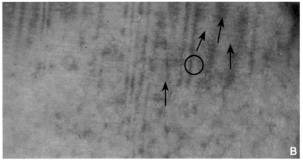

图 11-50 **面部肉芽肿**

A.左侧面部浸润性水肿性斑块;B.皮肤镜下可见粉红色背景,扩张的毛囊开口(箭头)和分支状血管(圆圈),还可见毛周白晕和棕色色素沉着(×20)

第三节 非感染性肉芽肿性皮肤病

结节病、环状肉芽肿和类脂质渐进性坏死是临床上常见的非感染性肉芽肿性皮肤病。皮肤镜下此类疾病均可表现为黄色或橘黄色无结构区,皮肤镜可协助临床医生对此类疾病进行辅助诊断,但皮肤镜很难在各种肉芽肿性疾病之间进行鉴别,还需结合组织病理检查。

一、结节病

结节病(sarcoidosis)是病因不明的系统性肉芽肿性疾病,可累及皮肤、肺部、淋巴结、肝脏、肾脏等各器官,严重者可危及生命。有时皮肤损害可为首发体征,早期诊断对本病预后有重要意义。

结节病的皮肤镜表现(图 11-51):

1. 橘黄色小叶状无结构区。
2. 线状、分支状血管。
3. 部分皮损可见瘢痕样中心。

橘黄色无结构区常提示肉芽肿性皮肤病,如结节病、环状肉芽肿、寻常狼疮以及皮肤利什曼病等。

同时,皮肤镜可以帮助结节病和类脂质渐进性坏死的鉴别诊断。结节病中粉红色背景,橘黄色小叶状结构,白色瘢痕样中心相比类脂质渐进性坏死更加突出。

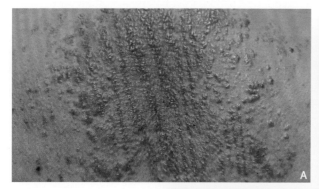
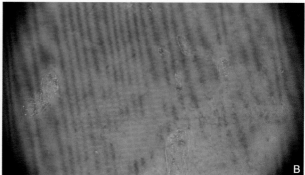
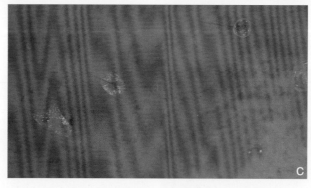

图 11-51 结节病

A. 背部密集分布黄红色丘疹,部分融合成片;B. 皮肤镜下表现为橘黄色小叶状无结构区,边缘线状血管(×20);C. 皮肤镜下可见橘黄色无结构区,其上及周边均可见线状及分支状血管(×50)

二、环状肉芽肿

环状肉芽肿(granuloma annulare)病因不明,有时与糖尿病、甲状腺疾病、血液系统疾病相关,皮损表现为群集性小丘疹,环状排列,病程具有自限性。

环状肉芽肿的皮肤镜表现(病理上有栅栏状肉芽肿形成者)(图 11-52、图 11-53):

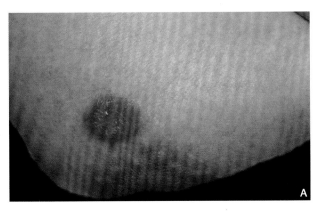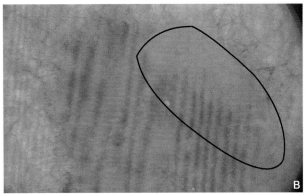

图 11-52 环状肉芽肿(一)

A.躯干环状暗红色斑块;B.皮肤镜下可见橘黄色无结构区(圆圈),粉红色背景,外周分布的线状及分支状血管(×20)

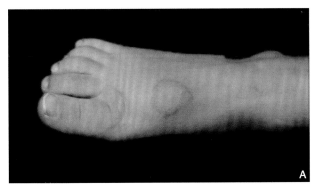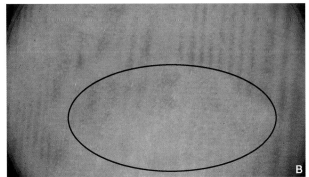

图 11-53 环状肉芽肿(二)

A.足背硬币大小斑块,边缘隆起呈环状;B.皮肤镜下可见橘黄色无结构区(圆圈),粉红色背景(×20)

1. 橘黄色无结构区。
2. 红白色、粉红色、红色、白色或黄白色背景。
3. 点状、线状和分支状血管。
4. 色素改变。

三、类脂质渐进性坏死

类脂质渐进性坏死(necrobiosis lipoidica)表现为胫前硬化性黄红色斑块,可形成溃疡、瘢痕,一部分患者类脂质渐进性坏死与糖尿病相关,部分皮损可继发鳞状细胞癌。

类脂质渐进性坏死的皮肤镜表现(图 11-54):

1. 多种均匀分布的血管结构,初始多为点状和逗号样血管,进展期为网状或发夹样血管,后期为分支状或大理石花纹样血管。
2. 橘黄色/粉白色背景。
3. 黄色-橘黄色无结构区。
4. 可见溃疡及黄色痂皮。

类脂质渐进性坏死和结节病的鉴别要点在于前者血管扩张更为显著,常呈线状分支状血管网;而后者为散在分布的线状或分支状血管。在环状肉芽肿中,分支状血管相比类脂质渐进性坏死少。

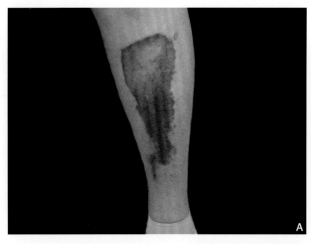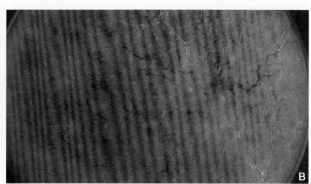

图 11-54 类脂质渐进性坏死(后期皮损)

A. 胫前黄褐色萎缩性斑块、毛细血管扩张;B. 皮肤镜下表现:橘黄色背景,显著的分支状血管,部分呈大理石花纹样,散在"蜂窝状"色素网(×20)

第四节 结缔组织病

自身免疫性结缔组织病是一组多种因素导致的疾病,具有异质性和重叠的临床特征,包括红斑狼疮、皮肌炎、类风湿关节炎和硬皮病等。其中,盘状红斑狼疮及硬斑病的皮肤镜表现已有研究报道。

一、红斑狼疮

红斑狼疮(lupus erythematosus)是一种病谱性的自身免疫性疾病,包括盘状红斑狼疮(discoid lupus erythematosus)、亚急性皮肤型红斑狼疮(subacute cutaneous lupus erythematosus)、系统性红斑狼疮、深在性红斑狼疮等,目前盘状红斑狼疮的皮肤镜表现已经有较多报道。

1. 盘状红斑狼疮皮肤镜表现及对应的组织病理改变

(1) 早期皮损的皮肤镜表现(图 11-55~图 11-57)

1) 毛囊红点征(组织病理对应毛囊周围血管扩张、红细胞溢出及炎症细胞浸润)。

2) 毛周白晕(组织病理对应毛囊周围纤维化)。

3) 毛囊角栓。

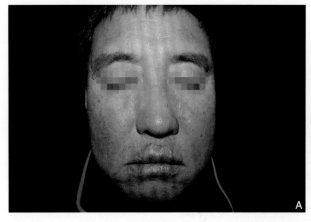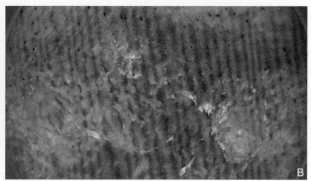

图 11-55 盘状红斑狼疮(一)

A. 唇部盘状红斑,覆白色鳞屑;B. 皮肤镜下可见毛囊角栓、毛周白晕、白色鳞屑,点状血管、分支状血管及线状弯曲血管(×20)

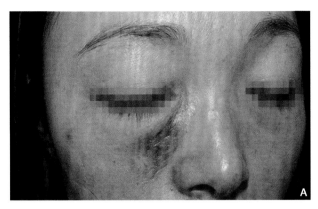
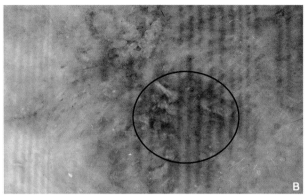

图 11-56　盘状红斑狼疮(二)

A.右颊部暗红色斑片伴萎缩;B.皮肤镜下可见毛囊角栓、毛周白晕、蜂窝状色素网(圆圈),线状、分支状血管及白色无结构区域(×30)

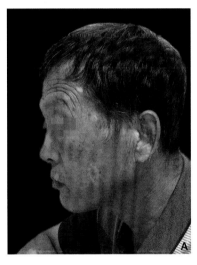
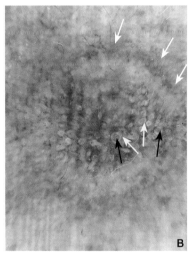

图 11-57　盘状红斑狼疮(三)

A.颊部、鼻背部、耳部粉红色斑片伴萎缩,局部表面可见黏着性鳞屑;B.皮肤镜下可见白色背景、毛囊角栓(黑色箭头)、毛周白晕(黄色箭头),构成"反向草莓征",还可见线状及分支状血管,边缘色素沉着(白色箭头)(×30)

4)点状血管、分支状血管及线状弯曲血管。

5)白色鳞屑。

(2)晚期皮损的皮肤镜表现

1)线状及分支状血管。

2)白色无结构区域(组织病理对应真皮弥漫性纤维化)。

3)色素沉着(蜂窝状色素网或灰蓝色颗粒状色素沉着,组织病理对应色素失禁)。

4)头皮皮损可见蓝白结构(与色素失禁有关,退化结构)。

皮肤镜可以辅助盘状红斑狼疮和日光性角化病的鉴别诊断,DLE 皮肤镜下的毛囊红点征、毛周白晕、毛囊角栓和白色背景,称为"反向草莓征",与 AK 皮肤镜下的"草莓征"可以辅助进行疾病的鉴别。

2.亚急性皮肤型红斑狼疮的皮肤镜表现

(1)粉红色背景。

(2)弥漫分布或外周分布的白色鳞屑。

(3)点状血管、线状血管、分支状血管、线状弯曲血管,至少出现两种上述血管结构。

（4）偶见局灶性分布的橘黄色无结构区域。

二、硬斑病与硬化性苔藓

硬斑病（morphea）又称局限性硬皮病，好发于头面部和四肢，早期表现为水肿性红斑，后期逐渐发生硬化，表面皮肤发亮如蜡样，本病一般不伴系统受累。硬化性苔藓（lichen sclerosus）是一种慢性炎症性皮肤病，病因不明，可发生于任何部位，但以生殖器受累最常见。根据受累部位可分为生殖器外硬化性苔藓及生殖器部位硬化性苔藓。因硬斑病和硬化性苔藓均可引起硬化性斑片，临床上时常难以鉴别，需要组织病理学检查协助诊断。故将两种疾病一并在此叙述（表11-7）。

表 11-7　生殖器外硬化性苔藓和硬斑病皮肤镜特征比较

皮肤镜特征	硬化性苔藓	硬斑病
黄白色无结构区	+++	-
白色云状结构	-	+++
出血	+	-
血管结构	++	++
色素结构	++	++
角栓	++	+
粉刺样开口	++	+

1. 局限性硬皮病（硬斑病）的皮肤镜表现（图11-58）

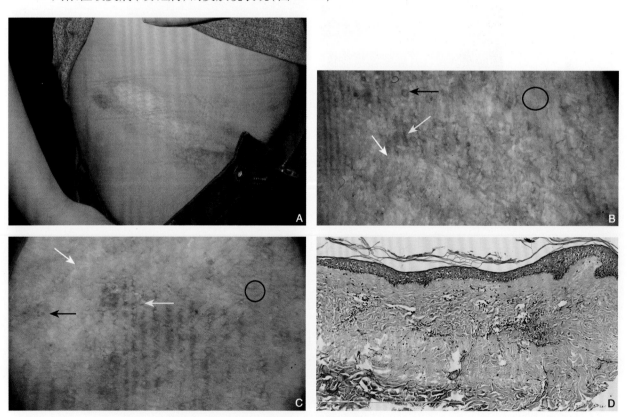

图 11-58　局限性硬皮病

A. 右侧腹股沟带状硬化性斑片，可见萎缩及色素减退斑；B. 白色云状结构（白色箭头），分支状血管（黄色箭头），粉刺样开口（黑色箭头），周围片状均匀棕色色素结构（黑色圆圈）（×20）；C. 白色云状结构（白色箭头），分支状血管（黄色箭头），毛囊角栓（黑色箭头），棕色色素结构（黑色圆圈）（×20）；D. 组织病理可见表皮萎缩，基底细胞层点状液化变性，真皮中层胶原纤维增粗、硬化，附属器减少，血管周围及胶原间可见少量淋巴细胞浸润（HE×40）

（1）白色云状结构（white clouds，曾称为白色纤维束，组织病理上对应真皮纤维化）。

（2）线状、分支状血管。

（3）粉刺样开口、毛囊角栓。

（4）色素结构。

2. 硬化性苔藓的皮肤镜表现

（1）生殖器硬化性苔藓皮肤镜表现（图11-59）

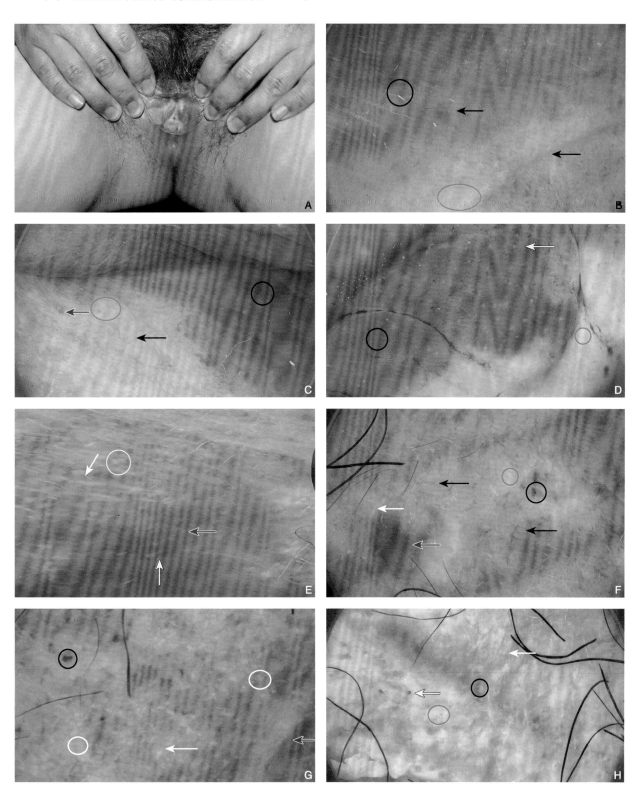

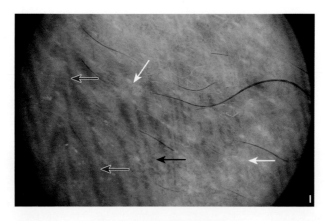

图 11-59 外阴硬化性苔藓

A. 阴部位大小阴唇萎缩,白色硬化性斑片;B. 线状、点状及线状弯曲血管不规则分布(黑色箭头),黄白色无结构区(蓝色圆圈),紫红色小球、斑片(黑色圆圈)(×20);C. 分支状血管不规则分布(黑色箭头),黄白色无结构区(蓝色圆圈),蓝灰色片状色素结构(红色箭头),紫红色斑片(黑色圆圈)(×20);D. 黄白色无结构区(蓝色圆圈),紫红色斑片(黑色圆圈),毛囊角栓(黄色箭头)(×30);E. 亮白条纹(白色箭头),褐色片状色素结构(红色箭头),玫瑰花瓣征(白色圆圈),毛囊角栓(黄色箭头)(×30);F. 点状、分支状血管不规则分布(黑色箭头),紫红色小球、斑片(黑色圆圈),黄白色无结构区(蓝色圆圈),褐色色素结构片状分布(红色箭头),亮白条纹(白色箭头)(×20);G. 黄白色无结构区(蓝色圆圈),紫红色小球、斑片(黑色圆圈),褐色片状色素结构(红色箭头),玫瑰花瓣征(白色圆圈),亮白条纹(白色箭头)(×30);H. 黄白色无结构区(蓝色圆圈),紫红色小球、斑片(黑色圆圈),亮白条纹(白色箭头),粉刺样开口(黄色箭头)(×20);I. 线状、点状血管不规则分布(黑色箭头),蓝灰色及褐色片状色素结构(红色箭头),亮白条纹(白色箭头)(×20)

1) 常见皮肤镜表现

黄白色无结构区。

褐色或蓝灰色色素结构/胡椒粉样结构。

以线状血管为主,点状、线状弯曲及分支状血管不规则分布。

2) 不常见皮肤镜表现

亮白条纹/冰隙样结构。

紫红色小球、斑片。

玫瑰花瓣征。

粉刺样开口、毛囊角栓。

(2) 生殖器外硬化性苔藓皮肤镜表现(图 11-60)

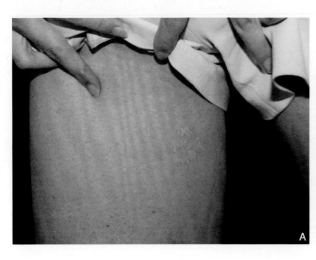

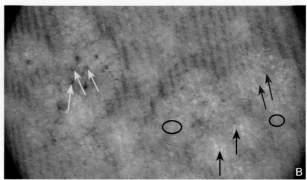

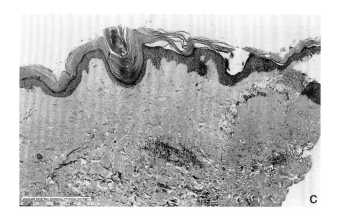

图 11-60　生殖器外硬化性苔藓

A.右下肢多发点状萎缩性白斑;B.可见黄白色无结构区(黑色箭头)、粉刺样开口(黄色箭头)、毛囊角栓(红色箭头)、亮白条纹(圆圈)及少量线状血管(×20);C.表皮角化过度,毛囊角栓,基底层液化变性,真皮浅层明显纯一化变性,胶原间散在淋巴细胞浸润(HE×40)

1）黄白色无结构区。

2）粉刺样开口。

3）毛囊角栓。

4）亮白条纹。

5）线状,点状及分支状血管。

6）褐色或蓝灰色色素结构。

第五节　皮肤血管炎

血管炎是发生于血管壁的一种特殊炎症性疾病,根据受累血管的管径大小可分类为皮肤小血管炎,如过敏性紫癜、荨麻疹性血管炎、持久性隆起性红斑;小和中等血管炎,如 ANCA 相关性血管炎;中等血管炎,如结节性多动脉炎;以及大血管炎。其中,皮肤小血管炎,即皮肤白细胞碎裂性血管炎的典型表现为可触及的丘疹或斑片状紫癜,也可表现为荨麻疹样丘疹、水疱、大疱、坏死或多形红斑样皮损。但紫癜并非是皮肤血管炎的特异性表现,任何累及皮肤血管,引起血管壁受损、红细胞外渗的疾病,均可以导致紫癜样损害。皮肤血管炎的临床诊断需通过组织病理证实,有时需要多次活检。已有研究提示,各种病因引起的紫癜在皮肤镜下有不同的模式,可协助临床诊断及鉴别诊断,或协助确定活检部位。

一、紫癜性皮损

紫癜性皮损的皮肤镜下模式:

1. 均质模式　广泛均质的无结构紫癜性区域。见于非炎症性紫癜,出血倾向(如华法林过量)和血管壁或血管外基质异常(如老年性和类固醇紫癜)。

2. 斑点模式　紫色至棕-橘色背景(紫红色背景提示真皮血管内的红细胞或血红蛋白溢出,而棕黄色背景则提示含铁血黄色沉积)上多发的小的模糊的紫癜性斑点和/或境界清楚的紫癜性小球,可伴有坏死或血管性结构。见于炎症性紫癜,如白细胞碎裂性血管炎和色素性紫癜性皮病。

3. 毛周模式　毛囊周围紫癜性晕,部分可见"螺旋样发"和毛囊角栓。见于坏血病。

二、过敏性紫癜

过敏性紫癜(henoch-schonlein purpura)的皮肤镜表现(图 11-61):

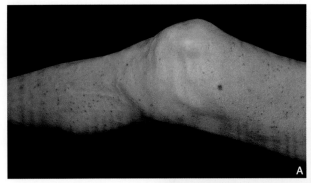
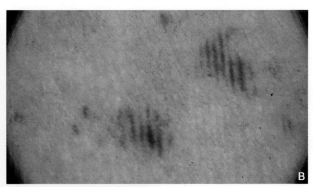
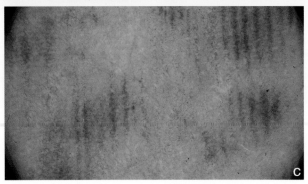

图 11-61 过敏性紫癜

A. 下肢散在多发紫红色可触性紫癜;B. 皮肤镜下可见紫红色背景,多发的边界模糊的紫癜性斑点(×20);C. 另一视野可见紫红色背景,可见点状、线状及分支状血管(×20)

1. 红色或紫红色背景。
2. 多发性紫癜性斑点。
3. 紫癜性小球。
4. 点状、线状及分支状血管。

三、色素性紫癜性皮病

1. 各种类型的色素性紫癜性皮病(pigmentary purpuric dermatosis),皮肤镜表现无明显差别。本病的皮肤镜表现如下(图 11-62~图 11-64):

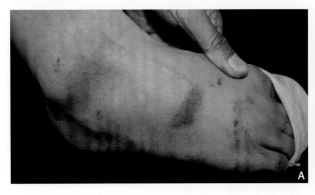
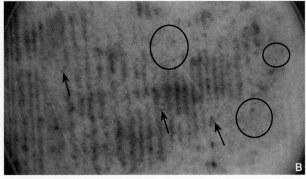

图 11-62 色素性紫癜性皮病(一)

A. 右足背、踝部苔藓样棕红色紫癜样斑片;B. 皮肤镜下可见铜红色至棕色的背景,多发性的紫癜性小球(箭头),可见棕色色素网(圆圈)和模糊的线状血管(×20)

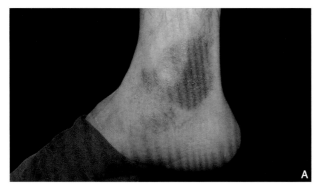
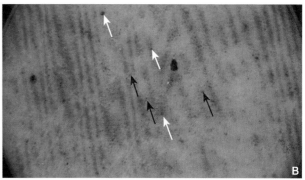

图 11-63　色素性紫癜性皮病(二)

A. 右足踝部铁锈色苔藓样紫癜性斑片;B. 皮肤镜下可见棕色背景,多发性紫红色紫癜性点和小球(黑色箭头)、棕色点及小球(白色箭头),点状及短的线状血管,此外还可见血痂(×20)

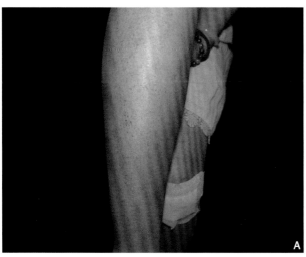
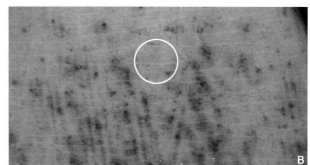
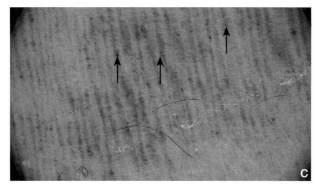

图 11-64　色素性紫癜性皮病(三)

A. 下肢散在的隆起性棕红色紫癜性丘疹;B. 皮肤镜下可见棕色背景,紫癜性点和小球,以及明显的棕色色素网(圆圈)(×20);C. 另一视野可见棕色背景,紫癜性点和较多棕色点(箭头)(×20)

(1) 紫癜性点和小球。

(2) 深棕色/铜红色背景。

(3) 其他特征包括点状、线状和/或分支状血管、棕色点和小球、棕色色素网和蓝灰色小点。

2. 金黄色苔藓与钱币样湿疹的皮肤镜特征鉴别(图 11-65 和表 11-8)

(1) 金黄色苔藓皮肤镜下常表现为铜红色背景,紫癜性小球,蓝灰色小点和棕色色素网。

(2) 钱币状湿疹皮肤镜下常表现为亮黄色团块,鳞屑和血痂。

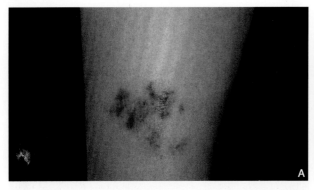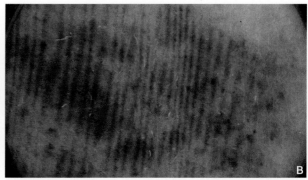

图 11-65 金黄色苔藓

A. 右下肢金黄色斑片、棕红色紫癜样丘疹；B. 皮肤镜下可见铜红色背景，紫癜性点和小球，棕色色素网（×20）

表 11-8 金黄色苔藓和钱币样湿疹皮肤镜特征的比较

皮肤镜特征	金黄色苔藓	钱币状湿疹
深棕色/铜红色背景	+++	-
紫癜性小球	+++	-
色素结构（灰色小点/棕灰色色素网）	+++	-
鳞屑	-	+++
亮黄色团块	-	+++
血痂	-	+++

四、荨麻疹性血管炎

荨麻疹性血管炎（urticarial vasculitis）的皮肤镜表现（图 11-66）：

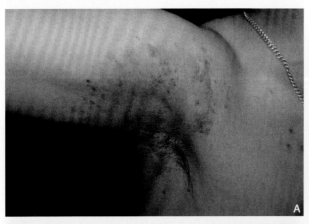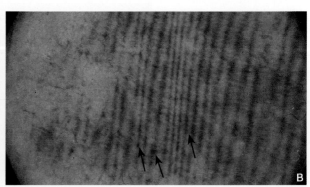

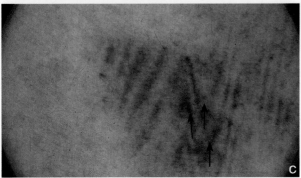

图 11-66 荨麻疹性血管炎

A. 腋下红色风团样损害，有刺痛感，持续时间长，消退后遗留色素沉着；B. 皮肤镜下除了线状及分支状血管外，还可见数个紫癜性小球（箭头）（×20）；C. 另一视野可见明显的紫癜性小球（箭头）（×20）

1. 棕-橘色背景。
2. 紫癜性点或小球。
3. 蓝灰色点。
4. 点状、线状和/或分支状血管。

寻麻疹性血管炎早期皮损中的紫癜性点或小球比晚期皮损中的少。紫癜性斑点或小球在寻麻疹性血管炎中的出现频率远低于过敏性紫癜和色素性紫癜性皮病;但一旦在风团性皮损中观察到该征象,提示寻麻疹性血管炎的可能性大。紫癜性点或小球状结构有助于与寻麻疹鉴别,后者表现为线状血管和红色无结构区域,而无紫癜性点或小球结构。线状血管对应真皮乳头下方水平扩张的血管,红色无结构区域对应真皮明显水肿使血管结构被掩盖。皮肤镜还可以帮助医师选取临床上怀疑血管炎患者的最典型皮损进行组织病理学取材,具有血管炎组织病理学改变的皮损皮肤镜下可观察到蓝灰色斑点。

第六节　代谢性皮肤病

一、原发性皮肤淀粉样变

原发性皮肤淀粉样变(primary cutaneous amyloidosis)是临床上常见的一种淀粉样蛋白在真皮组织中沉积的慢性皮肤疾病,一般无系统受累,苔藓样皮肤淀粉样变和斑状皮肤淀粉样变是最为常见的两种临床类型。多数皮疹可以依靠临床诊断,但在其他皮肤病中也可以出现与其类似的临床表现,如慢性单纯性苔藓、炎症后色素沉着、结节性痒疹等。对于某些鉴别困难的皮疹可能需要皮肤组织病理检查进行证实。而皮肤镜作为一种无创的检查手段,对于皮肤淀粉样变的诊断和鉴别诊断有良好的辅助作用(表 11-9)。

表 11-9　苔藓样皮肤淀粉样变和斑状皮肤淀粉样变皮肤镜特征的比较

皮肤镜特征	苔藓样皮肤淀粉样变	斑状皮肤淀粉样变
中心区域	+++	+++无瘢痕样结构
色素结构	+++	+++
亮白条纹	+	−
出血	++	−

1. 苔藓样皮肤淀粉样变(lichenoid amyloidosis)(图 11-67)
(1) 中心区域
1) 白色、棕色、可见瘢痕样结构。
2) 组织病理上对应于致密的角化过度和棘层肥厚。
(2) 周围不同模式的色素结构
1) 组织病理上对应基底层色素增多、色素失禁及真皮乳头内淀粉样物质沉积中出现黑素颗粒。
2) 亮白条纹。
3) 出血。
2. 斑状皮肤淀粉样变(macular amyloidosis)(图 11-68)
(1) 中心区域
1) 白色、棕色;无瘢痕样结构。
2) 组织病理上,白色对应角化过度和棘层肥厚,棕色对应疏松的呈网篮状的角质层。
(2) 周围不同模式的色素结构组织病理上对应于基底层色素增多、色素失禁及真皮乳头内淀粉样物质沉积中出现黑素颗粒。

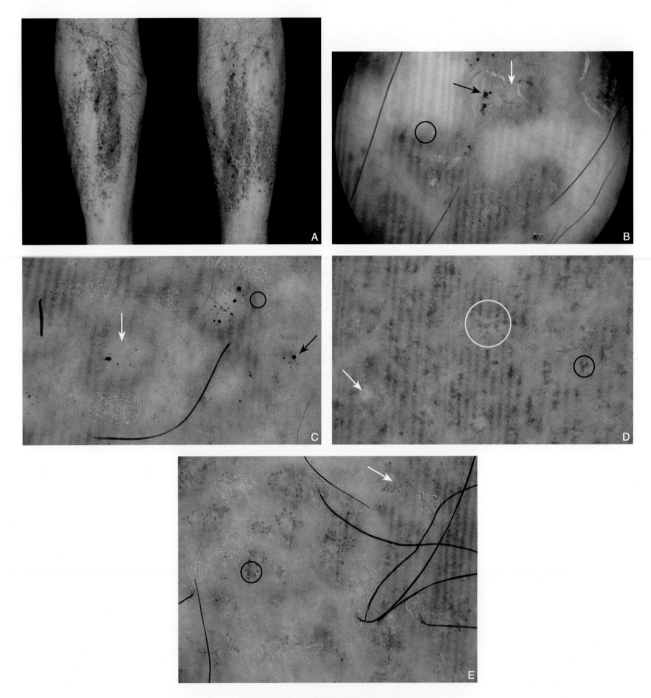

图 11-67 苔藓样皮肤淀粉样变

A. 双胫前苔藓样丘疹,部分融合成斑块;B. 皮肤镜下可见瘢痕样中心区域(白色箭头),周围球状、片状棕色色素结构(黑色圆圈),散在出血点(黑色箭头)(×20);C. 白色中心区域(白色箭头),周围片状均匀棕色色素结构(黑色圆圈),散在出血点(黑色箭头)(×40);D. 亮白条纹(黄色圆圈),白色和棕色中心区域(白色箭头),球状、片状及叶状(黑色圆圈)棕色色素结构散在分布(×40);E. 白色中心区域(白色箭头),边缘点状、球状棕色色素结构,部分呈放射状(黑色圆圈)(×40)

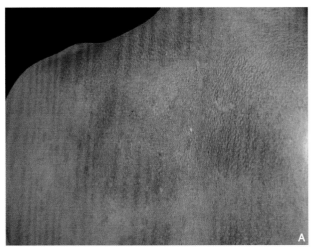
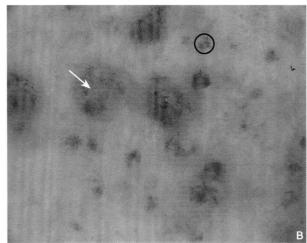
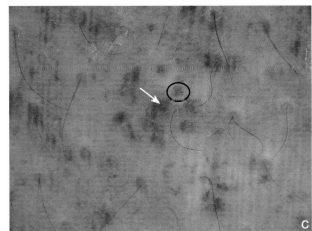
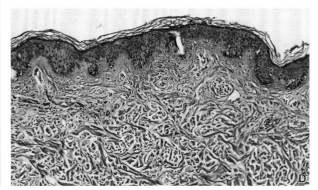
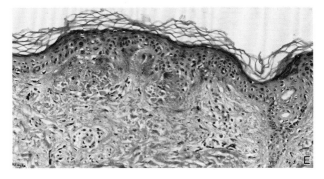

图 11-68 斑状皮肤淀粉样变

A. 背部波纹状褐色斑片;B. 棕色和白色中心区域(白色箭头),周围点状、片状棕色色素结构(黑色圆圈)(×40);
C. 棕色中心区域(白色箭头),周围点状、球状及线状棕色色素结构(黑色圆圈)(×40);D. 角质层呈网篮状,基底层
色素增加,真皮乳头增宽,可见嗜酸性淀粉样物质沉积(HE×40);E. 刚果红染色阳性(×100)

二、黑棘皮病

黑棘皮病(acanthosis nigricans)是以皮肤颜色加深及乳头状或天鹅绒样增生为特征的疾病,有多种类型,组织病理上表现为表皮轻到中度角化过度及乳头瘤样增生,棘层轻度不规则增厚,典型病变为真皮乳头指状向上突起,乳头间有轻度和中度棘层肥厚,并充满角质。

黑棘皮病的皮肤镜表现(图 11-69):

1. 沟嵴模式,沟深且宽,嵴乳头样增生,部分呈脑回状,边缘颜色加深。

2. 皲裂的地表样结构。

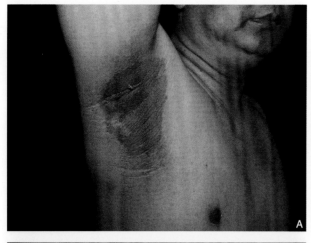

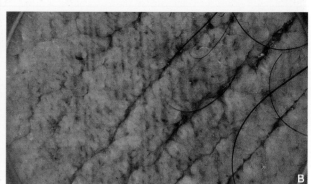

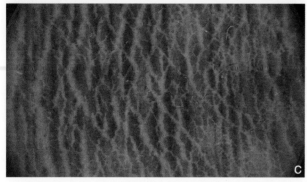

图 11-69 黑棘皮病

A.腋窝色素沉着,皮肤增厚,似天鹅绒样;B.可见沟嵴模式,沟深且宽,嵴乳头样增生,部分呈脑回状,边缘颜色加深(×20)C.可见皲裂的地表样结构(×20)

第七节 色素性及其他炎症性皮肤病

一、白癜风

白癜风(vitiligo)是一种常见的后天性皮肤色素脱失性疾病,发病机制尚不完全明确,可能与遗传、自身免疫及神经精神等因素相关。临床上可分为泛发型、节段型、局限型等。临床上不典型的白癜风,特别是局限型白癜风易与其他色素减退性疾病混淆,如白色糠疹、炎症后色素减退、无色素痣等,皮肤镜可协助鉴别诊断。

白癜风的皮肤镜表现(图 11-70、图 11-71):

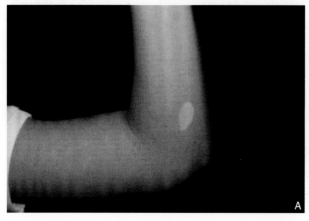

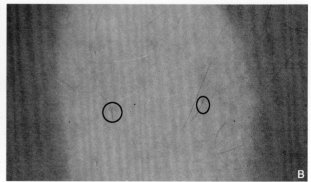

图 11-70 白癜风(一)

A.左前臂瓷白色斑片;B.皮肤镜下亮白色区域,可见毛囊周围色素沉着(圆圈),散在白色毳毛(×20)

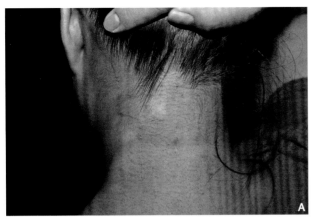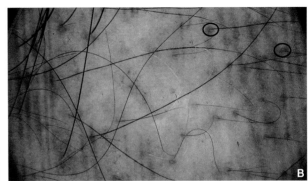

图 11-71　白癜风(二)

A.颈后部色素减退斑;B.皮肤镜下亮白色区域,可见毛囊周围色素沉着(圆圈),皮损周围色素增加(×20)

1. 境界清楚的亮白色区域。
2. 毛囊周围色素沉着(更常见于复色的皮损或进行期皮损)。
3. 其他皮肤镜表现包括毛发变白,皮损周围色素增加,反向色素网,网状色素沉着和毛细血管扩张。

其中,亮白色区域合并毛囊周围色素沉着为白癜风的特征性皮肤镜表现,有重要的鉴别诊断意义,可用于与花斑癣、白色糠疹、无色素痣等鉴别。

二、黄褐斑

黄褐斑(melasma)是一种好发于女性的色素沉着性疾病,发病机制可能与血中雌性激素水平增高有关,表现为颧颊部为主的黄褐或深褐色斑片。皮肤镜有助于与好发于面部的其他色素沉着性疾病相鉴别,也可用于本病疗效观察。

黄褐斑的皮肤镜表现(图 11-72):

1. 淡黄褐色均匀一致的斑片,深褐色点或小球,褐色弧形或环状区域,毛囊周围及附属器周围不受累。
2. 假性色素网。
3. 毛细血管网。
4. 毳毛增粗变黑。

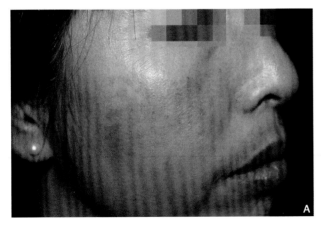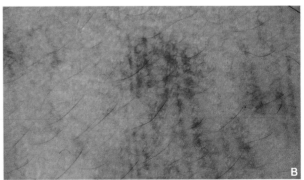

图 11-72　黄褐斑

A.颊部褐色斑片;B.可见淡黄褐色均匀一致的斑片,假性色素网及褐色弧形或环状区域,毳毛增粗(×30)

皮肤镜可用于鉴别黄褐斑和其他发生于面部的色素性疾病,如 Riehl 黑变病,后者表现为弥漫性棕色色素沉着和假性色素网,可见规则分布的棕色至蓝灰色小点;而太田痣可见蓝灰色线状色素沉着以及色素减退性小球。

三、皱褶部网状色素异常症

皱褶部网状色素异常症(Dowling-Degos disease)是一种常染色体显性遗传疾病,外显率不同,但通常是散发的,临床上通常表现为皱褶部位为主的色素沉着,常常于成年后出现。

皱褶部网状色素异常症的皮肤镜表现:

1. 棕色至红棕色背景。
2. 中央棕色星状模式。
3. 有时可见囊肿和毛囊角栓。

四、融合性网状乳头瘤病

融合状网状乳头瘤病(confluent and reticulated papillomatosis)表现为融合成斑片状或网状的棕色蜡样点状丘疹,常发生于女性患者,好发于 20～30 岁,皮损常常位于肩胛区、乳房下、上腹部,本病病因不明,可能与肥胖和 2 型糖尿病相关。临床上,本病有时易于黑棘皮病和花斑癣混淆,有时几者或合并出现,使确诊困难,皮肤镜有助于协助鉴别诊断。

融合性网状乳头瘤病的皮肤镜表现(图 11-73):

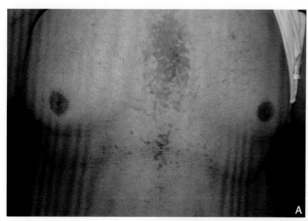
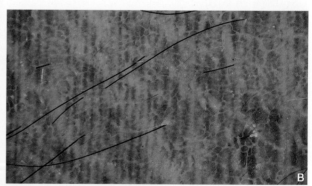
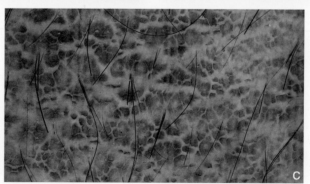

图 11-73　融合性网状乳头瘤病

A.前胸褐色丘疹斑片融合成网状;B.境界清楚的均质多角形棕色色素沉着被白色或苍白色条纹分割,形成沟回样模式,可见白色鳞屑;C.境界清楚的均质多角形棕色色素沉着被白色或苍白色条纹分割,形成沟回样模式(×30)

　　1. 境界清楚或不清楚的均质的多角形棕色色素沉着被白色或苍白色条纹分割,形成鹅卵石样模式或沟回样模式。

2. 白色鳞屑。

组织病理上棕色色素沉着和白色鳞屑对应角化过度、角化不全和基底层色素增加,而沟回样模式对应表皮乳头瘤样增生。

五、汗孔角化病

汗孔角化病(porokeratosis)是一组遗传性角化异常性疾病,临床上除了经典型之外,还有浅表播散型、单侧线状型、播散性浅表光线性汗孔角化病、疣状斑块型等,各种临床类型可在同一患者或者家系中合并出现。目前已经有多种类型的汗孔角化病的皮肤镜表现的病例报道。

汗孔角化病的皮肤镜表现:

1. 双游离缘的外周角化性结构,又称为"白色轨道征"或"火山口样轮廓(lines of volcanic crater)",组织病理对应角质样板层(coronoid lamella)。

2. 中央可见白色至棕色均质区域,红棕色点或球,以及多种血管结构(点状或线状)。

经典型与播散性浅表光线性汗孔角化病的皮肤镜表现差别不大,后者在角化性边缘处还可见色素沉着,特别是在色素性播散性浅表光线性汗孔角化病中(图11-74、图11-75),疣状汗孔角化病还可见玫瑰花瓣征。墨水实验可以使汗孔角化病的角化性边缘更加明显,同时,紫外线皮肤镜也可更清楚地显示其角化性边缘,后者在紫外线照射下可发光,似"钻石项链"样(图11-76)。皮肤镜可辅助鉴别汗孔角化病和银屑病,后者无白色角化边缘。

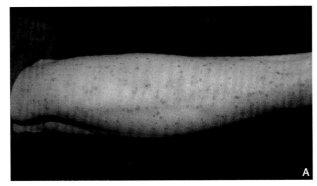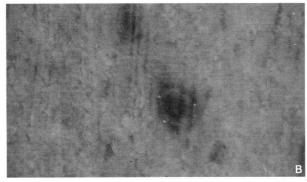

图 11-74　浅表播散性汗孔角化病(一)

A.躯干四肢褐色扁平丘疹,部分边缘呈堤状隆起;B.可见双游离缘的外周角化性结构("白色轨道征"),中央可见棕色均质区域,边缘处还可见色素沉着(×30)

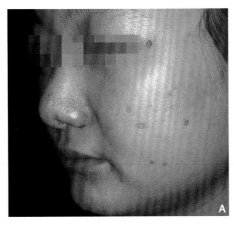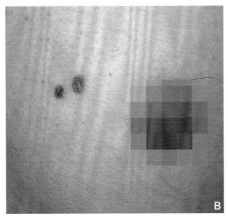

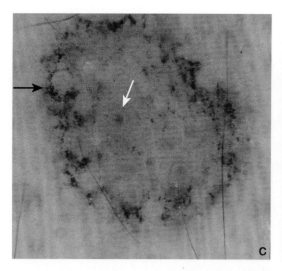
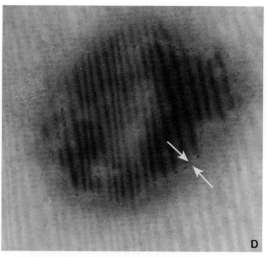

图 11-75　浅表播散性汗孔角化病（二）

A、B.浅褐色类圆形斑片，绿豆至黄豆大小，界清，边缘堤状隆起，中央皮肤轻度萎缩；C.皮损边缘环绕点状、球状棕色色素结构（黑色箭头），皮损中央少量点状、片状棕色色素结构，扩张的毛囊开口内可见毛囊角栓（白色箭头）（×20）；D.皮损边界外围浅棕色色素结构，"白色轨道征"（黄色箭头），中心白色均质区域（×20）

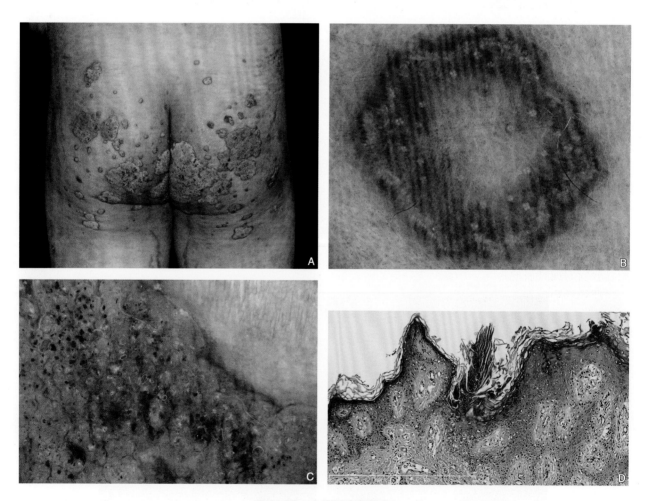

图 11-76　疣状汗孔角化病

A.臀部大小不等境界清楚棕色疣状角化性斑块；B.双游离缘的外周角化性结构，中央白色均质区域，可见点状血管，玫瑰花瓣征（×20）；C.乳头瘤样模式，可见点状血管（×50）；D.组织病理可见角化不全柱，其下方颗粒层消失，可见角化不良细胞，符合汗孔角化病表现（HE×100）

六、毛囊角化病

毛囊角化病（Darier disease）是由 *ATP2A2* 基因突变导致的一种遗传性疾病，临床可表现为泛发型和局限型，临床表现为红棕色角化性丘疹，泛发或局限分布，组织病理上可见棘层松解，表皮内裂隙形成，可见角化不良细胞，可见圆体和谷粒细胞。

毛囊角化病的皮肤镜表现：

1. 中央局限性的星形/多边形/圆形至椭圆形的黄色至棕色区域。
2. 周边围绕程度不等的白色晕。
3. 粉红色背景。
4. 伴或不伴白色鳞屑。
5. 伴或不伴周围有白色晕的点状或线状血管。

七、Grover 病

本病病因不明，临床表现为散在的躯干部位为主的瘙痒性红棕色丘疹、丘疱疹，组织病理可见表皮内裂隙形成，棘层松解有四种类型，包括毛囊角化病样、天疱疮样、海绵水肿样和慢性家族良性天疱疮样。

Grover 病的皮肤镜表现：

1. 毛囊角化病样表现为中央局限性的星形/多边形/圆形至椭圆形的黄色至棕色区域周边围绕程度不等的白色晕。
2. 海绵水肿样表现为黄红色背景，点状或球状血管，白色鳞屑。

组织病理上以棘层松解性角化不良为主要表现的疾病，如毛囊角化病、毛囊角化病样 Grover 病以及 BRAF 抑制剂所致的棘层松解性角化不良均表现出类似的皮肤镜表现，原因是这些病组织病理表现较为相似。其中，中央黄色至棕色区域对应致密的角化不全和角化不良，而粉红色的背景及血管结构对应浅层真皮的炎症。

八、获得性穿通性皮病

获得性穿通性皮病（acquired perforating dermatosis）是一组以真皮内成分经表皮排出为特征的疾病，通常发生在成年人，根据临床表现和经表皮排出物质的不同，可分为反应性穿通性胶原病、穿通性毛囊炎、匐行性穿通性弹力纤维变性和毛囊及毛囊旁角化过度症。目前有关这一组疾病的报道较少，但可以看出，皮肤镜可以协助其与结节性痒疹的鉴别诊断，后者常常表现为白色星爆样模式，边缘围绕红色或棕黄色结痂、糜烂和/或鳞屑。

获得性穿通性皮病的皮肤镜表现：

1. 反应性穿通性胶原病表现为中央黄棕色无结构区，边缘围绕白色边，最外层可见红色晕。
2. 穿通性毛囊炎表现为中央亮白色团块，边缘围绕灰色无结构区域，最外层可见棕色网。

参考文献

［1］SGOUROS D, APALLA Z, IOANNIDESD, et al. Dermoscopy of Common Inflammatory Disorders［J］. Dermatol Clin, 2018, 36（4）: 359-368.

［2］徐晨琛, 刘洁, 刘跃华. 皮肤镜在非色素性皮肤疾病中的常见应用进展［J］. 中华医学杂志, 2014, 94（46）: 3688-3690.

［3］刘洁, 邹先彪. 红斑鳞屑性皮肤病皮肤镜诊断专家共识［J］. 中国麻风皮肤病杂志, 2016, 32（2）: 65-69.

［4］ERRICHETTI E, STINCO G. Dermoscopy in General Dermatology: A Practical Overview［J］. Dermatol Ther, 2016, 6（4）: 471-507.

［5］LALLAS A, KYRGIDIS A, TZELLOS TG, et al. Accuracy ofdermoscopic criteria for the diagnosis of psoriasis, dermatitis, lichen planus and pityriasisrosea［J］. Br J Dermatol, 2012, 166（6）: 1198-1205.

［6］徐晨琛, 刘洁, 陈典, 等. 皮肤镜在寻常型银屑病与慢性湿疹鉴别诊断中的意义［J］. 中华医学杂志, 2014, 94（36）: 2833-2837.

［7］ ERRICHETTI E,STINCO G. Dermoscopy in differential diagnosis of palmar psoriasis and chronic hand eczema［J］. J Dermatol, 2016,43(4):423-425.

［8］ ZALAUDEK I, ARGENZIANO G. Dermoscopysubpatterns of inflammatory skin disorders［J］. Arch Dermatol, 2006, 142 (6):808.

［9］ ERRICHETTI E,LACARRUBBA F, MICALI G, et al. Differentiation of pityriasislichenoideschronica from guttate psoriasis by dermoscopy［J］. Clin Exp Dermatol,2015,40(7):804-806.

［10］ ERRICHETTI E,PICCIRILLO A,STINCO G. Dermoscopy as an auxiliary tool in the differentiation of the main types of erythroderma due to dermatological disorders［J］. Int J Dermatol,2016,55(12):e616-e618.

［11］ LALLAS A,APALLA Z,ARGENZIANO G,et al. Dermoscopic pattern of psoriatic lesions on specific body sites［J］. Dermatol, 2014,228(3):250-254.

［12］ KIM GW,JUNG HJ,KO HC,et al. Dermoscopy can be useful in differentiating scalp psoriasis from seborrhoeic dermatitis［J］. Br J Dermatol,2011,164(3):652-656.

［13］ 徐晨琛,陈典,刘洁. 皮肤镜在头皮银屑病和脂溢性皮炎诊断和鉴别诊断中的应用［J］. 中华医学杂志,2014,94(44): 3467-3471.

［14］ ROSSI A,MANDEL V D,GARELLI V,et al. Videodermoscopy scalp psoriasis severity index(VSCAPSI):a useful tool for evaluation of scalp psoriasis［J］. Eur J Dermatol,2011,21(4):546-551.

［15］ ROSSI A,PRANTEDA G,IORIO A,et al. Efficacy ofIralfaris shampoo in the treatment of scalp psoriasis:a videodermoscopy evaluation prospective study in 70 patients［J］. Ital Dermatol Venereol,2012,147(6):625-630.

［16］ PIRACCINI BM,BRUNI F,STARACE M. Dermoscopy of non-skin cancer nail disorders［J］. Dermatol Ther,2012,25(6): 594-602.

［17］ GONCHAROVA Y,ATTIA EA,SOUID K,et al. Dermoscopic features of clinically inflammatory dermatoses and their correlation with histopathologic reaction patterns［J］. Arch Dermatol Res,2015,307(1):23-30.

［18］ VAZQUEZ-LOPEZ F,MARGHOOB AA. Dermoscopic assessment of long-term topical therapies with potent steroids in chronic psoriasis［J］. J Am Acad Dermatol,2004,51(5):811-813.

［19］ LALLAS A,ARGENZIANO G,ZALAUDEK I,et al. Dermoscopic hemorrhagic dots:an early predictor of response of psoriasis to biologic agents［J］. Dermatol Pract Concept,2016,6(4):7-12.

［20］ NAVARINI AA,FELDMEYER L,TONDURY B,et al. The yellow clod sign［J］. Arch Dermatol,2011,147(11):1350.

［21］ THOMAS M,YADAV T,KHOPKAR U. The role of dermoscopy using a triple light source in the diagnosis of pityriasis rosea: an observational pilot study［J］. Int J Dermatol,2017,56(7):e147-e148.

［22］ LALLAS A,APALLA Z,LEFAKI I,et al. Dermoscopy of early stage mycosis fungoides［J］. J Eur Acad Dermatol Venereol, 2013,27(5):617-621.

［23］ XU C,LIU J,WANG T,et al. Dermoscopic patterns of early-stage mycosis fungoides in a Chinese population［J］. Clin Exp Dermatol,2019,44(2):169-175.

［24］ PING X,CHENG T. Dermoscopy of poikilodermatous mycosis fungoides(MF)［J］. J Am Acad Dermatol,2016,74(3): e45-e47.

［25］ ERRICHETTI E,STINCO G. Dermoscopy as a supportive instrument in the differentiation of the main types of acquired keratoderma due to dermatological disorders［J］. J Eur Acad Dermatol Venereol,2016,30(12):e229-e231.

［26］ ANKAD B S,BEEGOUDER S L. Pityriasis lichenoides et varioliformis acuta in skin of color:new observations by dermoscopy ［J］. Dermatol Pract Concept,2017,7(1):27-34.

［27］ 罗毅鑫,池诚,刘洁,等. 经典和色素性扁平苔藓常见皮肤镜特征的比较［J］. 中国麻风皮肤病杂志,2016,32(9): 533-536.

［28］ PIRMEZ R,DUQUE-ESTRADA B,DONATI A,et al. Clinical and dermoscopic features of lichen planus pigmentosus in 37 patients with frontal fibrosing alopecia［J］. Br J Dermatol,2016,175(6):1387-1390.

［29］ BAQUERO S E,LORENTELAVIRGEN A I,DOMINGUEZ C J,et al. Value of dermoscopy in the diagnosis and prognostic evaluation of linear pigmented lichen planus［J］. Actas Dermosifiliogr,2015,106(4):339-340.

［30］ ANKAD B S,BEERGOUDER S L. Hypertrophic lichen planus versus prurigo nodularis:a dermoscopic perspective［J］. Dermatol Pract Concept,2016,6(2):9-15.

［31］ ERRICHETTI E,PICCIRILLO A,STINCO G. Dermoscopy of prurigo nodularis［J］. J Dermatol,2015,42:632-634.

［32］ LALLAS A,APALLA Z,KARTERIDOU A,et al. Dermoscopy for discriminating between pityriasis rubra pilaris and psoriasis ［J］. J Dermatol Case Rep,2013,7(1):20-22.

［33］ VAZQUEZ-LOPEZ F,KREUSCH J,MARGHOOB AA. Dermoscopic semiology:further insights into vascular features by screening a large spectrum of nontumoral skin lesions［J］. Br J Dermatol,2015,150(2):226-231.

［34］ KALIYADAN F. Dermoscopy of erythema multiforme［J］. Indian Dermatol Online J,2017,8(1):75.

［35］ GRAZYNA K W,TOMASZ C,TOMASZ K,et al. Dermoscopic Follow-Up of the Skin towards Acute Graft-versus-Host-Disease in Patients after Allogeneic Hematopoietic Stem Cell Transplantation［J］. Biomed Res Int,2016,2016:4535717.

［36］ LALLAS A,ARGENZIANO G,APALLA Z,et al. Dermoscopic patterns of common facial inflammatory skin diseases［J］. J Eur Acad Dermatol Venereol,2014,28(5):609-614.

［37］ LALLAS A,SIDIROPOULOS T,LEFAKI I,et al. Photoletter to the editor:Dermoscopy of granuloma faciale［J］. J Dermatol Case Rep,2012,6(2):59-60.

［38］ LALLAS A,ARGENZIANO G,LONGO C,et al. Polygonal vessels of rosacea are highlighted by dermoscopy［J］. Int J Dermatol,2014,53(5):e325-327.

［39］ SEGAL R,MIMOUNI D,FEUERMAN H,et al. Dermoscopy as a diagnostic tool in demodicidosis［J］. Int J Dermatol,2010,49 (9):1018-1023.

［40］ KELATI A,MERNISSI FZ. Granulomatous rosacea:a case report［J］. J Med Case Rep,2017,11(1):230.

［41］ MICALI G,DALL'OGLIO F,VERZI AE,et al. Treatment of erythemato-telangiectatic rosacea with brimonidine alone or combined with vascular laser based on preliminary instrumental evaluation of the vascular component［J］. Lasers Med Sci,2018,33 (6):1397-1400.

［42］ 池诚,罗毅鑫,刘洁. 皮肤镜在损容性皮肤病中的应用［J］. 中华皮肤科杂志,2018,51(12):922.

［43］ PATRICIA AC,SILVIA MR,ADRIANA VH,et al. Dermoscopy Distinction of Eruptive Vellus Hair Cysts with Molluscum Contagiosum and Acne Lesions［J］. Pediatr Dermatol,2012,29(6):772-773.

［44］ AYHAN E,ALABALIK U,AYCI Y. Dermoscopic evaluation of two patients with lupus miliaris disseminatus faciei［J］. Clin Exp Dermatol,2014,39(4):500-502.

［45］ BORGIA F,GIUFFRIDA R,VACCARO M,et al. Photodynamic therapy in lupus miliaris disseminatus faciei's scars［J］. Dermatol Ther,2016,29(5):320-324.

［46］ PELLIVANO R,TIODOROVIC-ZIVKOVIC D,GOURHANT JY,et al. Dermoscopy of cutaneous sarcoidosis［J］. Dermatology, 2010,221(1):51-54.

［47］ CHAUHAN P,MEENA D,HAZARIKA N. Dermoscopy of Sarcoidosis:A Useful Clue to Diagnosis［J］. Indian Dermatol Online J,2018,9(1):80-81.

［48］ IMAN H,FATIMA ZAHRA M. Dermoscopic features of sarcoidosis［J］. Pan Afr Med J,2014,18:111.

［49］ ERRICHETTI E,LALLAS A,APALLA Z,et al. Dermoscopy of Granuloma Annulare:A Clinical and Histological Correlation Study［J］. Dermatology,2017,233(1):74-79.

［50］ BOMBONATO C,ARGENZIANO G,LALLAS A,et al. Orange color:adermoscopic clue for the diagnosis of granulomatous skin diseases［J］. J Am Acad Dermatol,2015,72(1 Suppl):S60-63.

［51］ RAMADAN S,HOSSAM D,SALEH MA. Dermoscopy could be useful in differentiating sarcoidosis from necrobiotic granulomas even after treatment with systemic steroids［J］. Dermatol Pract Concept,2016,6(3):17-22.

［52］ PELLICANO R,CALDAROLA G,FILABOZZI P,et al. Dermoscopy of Necrobiosis Lipoidica and Granuloma Annulare［J］. Dermatology,2013,226(4):319-323.

［53］ ERRICHETTI E,STINCOG. Dermatoscopy of Granulomatous Disorders［J］. Dermatol Clin,2018,36(4):369-375.

［54］ LALLAS A,ZABALLOS P,ZALAUDEK I,et al. Dermoscopic patterns of granuloma annulare and necrobiosis lipoidica［J］. Clin Exp Dermatol,2013,38(4):425-427.

［55］ NAVARRETE-DECHENT C,PUERTO C D,BAJAJ S,et al. Dermoscopy of elastosis perforans serpiginosa:A useful tool to distinguish it from granuloma annulare［J］. J Am Acad Dermatol,2015,73(1):e7-9.

［56］ CHUH AA T,ZAWAR V. Demonstration of residual perifollicular pigmentation in localized vitiligo-a reverse and novel application of digital epiluminescence dermoscopy［J］. Compu Med Imaging Graph,2004,28(4):213-217.

［57］ 李芸,刘洁,孙秋宁. 黄褐斑的皮肤镜学特征［J］. 中国医学科学院学报,2015,37(2):226-229.

［58］ SONTHALIA S,JHA A K,LANGAR S. Dermoscopy of Melasma［J］. Indian Dermatol Online J,2017,8(6):525.

[59] MANAS C,SHEKHAR N. Dermoscopy of Pigmentary Disorders in Brown Skin[J]. Dermatol Clin,2018,36(4):473-485.

[60] GEIBLER S,DYALL-SMITH D,CORAS B,et al. Unique brown star shape on dermatoscopy of generalized Dowling-Degos disease[J]. Australas J Dermatol,2011,52(2):151-153.

[61] BERNARDES F,QUARESMA M V,REZENDE F C,et al. Confluent and reticulate papillomatosis of Gougerot-Carteaud and obesity:dermoscopic findings[J]. An Bras Dermatol,2014,89(3):507-509.

[62] NICOLA A,MAGLIANO J. Dermoscopy of disseminated superficial actinic porokeratosi[J]. Actas Dermosifiliogr,2017,108(5):e33-e37.

[63] JHA A K,SONTHALIA S,LALLAS A. Dermoscopy of Porokeratosis of Mibelli[J]. Indian Dermatol Online J,2017,8(4):304-305.

[64] SOTOODIAN B,MAHMOOD M N,SALOPEK T G. Clinical and Dermoscopic Features of Pigmented Disseminated Superficial Actinic Porokeratosis:Case Report and Literature Review[J]. J Cutan Med Surg,2018,22(3):229-231.

[65] LUO Y,LIU J. Image Gallery:Verrucous porokeratosis with characteristic histopathological and dermoscopic features[J]. Br J Dermatol,2017,176(4):e38.

[66] UHARA H,KAMIJO F,OKUYAMA R,et al. Open pores with plugs in porokeratosis clearly visualized with the dermoscopic furrow ink test:report of 3 cases[J]. Arch Dermatol,2011,147(7):866-868.

[67] THATTE S S,KHARKAR V D,KHOPKAR U S. "Diamond necklace"appearance in superficial porokeratosis[J]. J Am Acad Dermatol,2014,70(6):e125-e126.

[68] CHI C,LIU J. Image Gallery:Porokeratosis under the dermoscopic furrow ink test and ultraviolet light[J]. Br J Dermatol,2018,178(1):308.

[69] MOSCARELLA E,LONGO C,ZALAUDEK I,et al. Dermoscopy and confocal microscopy clues in the diagnosis of psoriasis and porokeratosis[J]. J Am Acad Dermatol,2013,69(5):e231-e233.

[70] ENZO E,VINCENZO M,ENRICO P,et al. Dermoscopy:a useful auxiliary tool in the diagnosis of type 1 segmental Darier's disease[J]. Dermatol Pract Concept,2016,6(2):53-55.

[71] ERRICHETTI E,STINCO G,LACARRUBBA F,et al. Dermoscopy of Darier's disease[J]. J Eur Acad Dermatol Venereol,2016,30(8):1392-1394.

[72] LACARRUBBA F,BOSCAGLIA S,NASCA MR,et al. Grover's disease:dermoscopy,reflectance confocal microscopy and histopathological correlation[J]. Dermatol Pract Concept,2017,7(3):51-54.

[73] KITTISAK P,TANAKA M. Dermoscopic findings in a case of reactive perforating collagenosis[J]. Dermatol Pract Concept,2015,5(2):75.

[74] LALLAS A,APALLA Z,LEFAKI I,et al. Dermoscopy of discoid lupus erythematosus[J]. Br J Dermatol,2013,168(2):284-288.

[75] JHA AK,SONTHALIA S,SARKAR R. Dermoscopy of discoid lupus erythematosus[J]. Indian Dermatol Online J,2016,7(5):458.

[76] INUI S,ITAMI S,MURAKAMI M,et al. Dermoscopy of discoid lupus erythematosus:report of two cases[J]. J Dermatol,2014,41(8):756-757.

[77] CERVANTES J,HAFEEZ F,MITEVA M. Blue-White Veil as Novel Dermatoscopic Feature in Discoid Lupus Erythematosus in 2 African-American Patients[J]. Skin Appendage Disord,2017,3(4):211-214.

[78] LALLAS A,APALLA Z,ARGENZIANO G,et al. Clues for differentiating discoid lupus erythematosus from actinic keratosis[J]. J AmAcad Dermatol,2013,69(1):e5-e6.

[79] ERRICHETTI E,PICCIRILLO A,VIOLA L,et al. Dermoscopy of subacute cutaneous lupus erythematosus[J]. Int J Dermatol,2016,55(11):e605-e607.

[80] ERRICHETTI E,LALLAS A,APALLA Z,et al. Dermoscopy of Morphea and Cutaneous Lichen Sclerosus:Clinicopathological Correlation Study and Comparative Analysis[J]. Dermatology,2017,233(6):462-470.

[81] SHIM WH,JWA SW,SONG M,et al. Diagnostic usefulness ofdermatoscopy in differentiating lichen sclerous et atrophicus from morphea[J]. J Am Acad Dermatol,2012,66(4):690-691.

[82] BORGHI A,CORAZZA M,MINGHETTI S,et al. Clinical and dermoscopic changes of vulvar lichen sclerosusafter topical corticosteroid treatment[J]. J Dermatol,2016,43(9):1078-1082.

[83] BORGHI A,CORAZZA M,MINGHETTI S,et al. Dermoscopic Features of Vulvar Lichen Sclerosus in the Setting of a Prospec-

tive Cohort of Patients:New Observations[J]. Dermatology,2016,232(1):71-77.

[84] 罗毅鑫,刘洁,池诚,等.外阴硬化性苔藓的皮肤镜特征分析[J].中华皮肤科杂志,2018,51(11):809-811.

[85] LARRE BORGES A,TIODOROVIC-ZIVKOVIC D,LALLAS A,et al. Clinical,dermoscopic and histopathologic features of genital and extragenital lichen sclerosus[J]. J Eur Acad Dermatol Venereol,2013,27(11):1433-1439.

[86] VAZQUEZ-LOPEZ F,GARCIA-GARCIA B,SANCHEZ-MARTIN J,et al. Dermoscopic Patterns of Purpuric Lesions[J]. Arch Dermatol,2010,146(8):938-938.

[87] OZKAYA DB,EMIROGLU N,SU O,et al. Dermatoscopic findings of pigmented purpuric dermatosis[J]. An Bras Dermatol,2016,91(5):584-587.

[88] SUH KS,PARK JB,YANG MH,et al. Diagnostic usefulness ofdermoscopy in differentiating lichen aureus from nummular eczema[J]. J Dermatol,2017,44(5):533-537.

[89] PORTELA PS,MELO DF,ORMIGA P,et al. Dermoscopy of lichen aureus[J]. AnBras Dermatol,2013,88(2):253-255.

[90] SUH KS,KANG DY,LEE KH,et al. Evolution of urticarial vasculitis:a clinical,dermoscopic and histopathological study[J]. J EurAcad Dermatol Venereol,2014,28(5):674-675.

[91] VAZQUEZ-LOPEZ F,MALDONADO-SERAL C,SOLAER-SANCHEZ T,et al. Surface microscopy for discriminating between common urticaria and urticarial vasculitis[J]. Rheumatology(Oxford),2003,42(9):1079-1082.

[92] VAZQUEZ-LOPEZ F,FUEYO A,SANCHEZ-MARTIN J,et al. Dermoscopy for the screening of common urticaria and urticaria vasculitis[J]. Arch Dermatol,2008,144(4):568-568.

[93] CHOO JY,BAE JM,LEE JH,et al. Blue-gray blotch:A helpfuldermoscopic finding in optimal biopsy site selection for true vasculitisRRI[J]. J Am Acad Dermatol, 2016,75(4):836-838.

[94] Chuang YY,Lee DD,Lin CS,et al. Characteristic dermoscopic features of primary cutaneous amyloidosis:a study of 35 cases [J]. Br J Dermatol,2012,167(3):548-554.

[95] 罗毅鑫,刘洁,池城,等.原发性皮肤淀粉样变皮肤镜特征分析[J].中华皮肤科杂志,2017,50(7):478-481.

第十二章

感染性和寄生虫性皮肤病

感染性和寄生虫性皮肤病的诊断以病原学检查为主要依据,往往需要专业的检验医师和较为昂贵的检测仪器而且比较耗时。而由皮肤科医生操作的皮肤镜检查直观、方便、快捷,可通过皮肤镜下的结构特征获得较为准确的诊断信息,尤其适合基层医疗单位或巡诊时使用。为了避免感染性皮肤病和寄生虫性皮肤病通过皮肤镜直接接触传染,可以选用偏振光非接触式皮肤镜,无须与患处皮肤直接接触;也可用一次性的食品保鲜膜贴附于皮肤镜接触板表面,其上再涂抹浸润液以避免皮肤镜探头直接与患处接触;亦可用厂家标配的一次性接触片或显微镜用的载玻片置于皮损和皮肤镜之间。

由于感染性和寄生虫性皮肤病的皮肤镜特点尚无大样本的循证医学研究,故临床工作中对于皮肤镜诊断尚存可疑的皮损,我们仍需结合病史、临床表现和必要的病原学检查以及皮肤组织病理活检以资鉴别诊断。

一、尖锐湿疣

尖锐湿疣(condyloma acuminatum)是由人乳头瘤病毒(HPV)感染引起的一种性传播疾病。潜伏期平均 3 个月,临床表现为丘疹、角化性丘疹或斑块、疣状、乳头瘤状、菜花样的赘生物。男性好发于冠状沟、龟头、包皮、系带、尿道、阴茎体、肛周和阴囊等处,女性好发于宫颈、阴道、外阴、肛管和会阴处等。其中尿道内尖锐湿疣通常微小扁平、无症状。

(一)尖锐湿疣的皮肤镜表现

1. 外观　指状模式、镶嵌模式(成簇的点状或肾小球血管,周围环绕着白色的网状结构)、乳头样增生、疣状增生、扁平丘疹等,且同一皮损中常有两种模式并存。

2. 血管表现　有点状血管/球状血管、弯曲(逗号状)血管、环状血管及发夹样血管等(图 12-1),也有部分角化性的皮损无血管表现并可见到色素沉着。

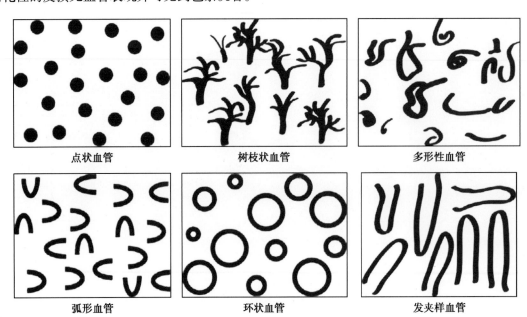

点状血管　　　　树枝状血管　　　　多形性血管

弧形血管　　　　环状血管　　　　发夹样血管

图 12-1　血管形态示意图

　　3. 疣体经醋酸白试验后在皮肤镜下变白,血管结构几乎消失,可能是醋酸使疣体表面角蛋白短暂变性,其内血管伴短暂收缩、血流减少所致,故用皮肤镜观察疣体时应在醋白试验前进行。

　　(二) 皮肤镜在尖锐湿疣诊疗中的意义

　　1. 皮肤镜对于微小尖锐湿疣的诊断尤其重要。既可以确诊微小的皮损是否为尖锐湿疣,又可以观察常见大小的尖锐湿疣周围是否存在微小的尖锐湿疣病灶。微小尖锐湿疣的诊断主要观察血管结构,有异于周围组织;此外,疣体会稍高出正常的皮肤或黏膜组织,在黏膜部位的微小尖锐湿疣基底往往偏乳白色。

　　2. 尖锐湿疣皮肤镜下表现可与假性湿疣、珍珠样丘疹病和生殖器上的传染性软疣及鲍恩样丘疹病鉴别(图 12-2~图 12-16)。假性湿疣显示指状突起均匀一致,皮损中央有点状、球状或弯曲血管。珍珠样丘疹病显示均匀一致的细小的乳头状突起,皮损中央有点状或球状血管传染性软疣见下文。鲍恩样丘疹病的皮肤镜表现为非特异性模式,淡褐色至黑褐色乳头瘤样或角化过度样外观,棕灰色无结构区域,线状排列的棕灰色小点,亦可见点状、球状或发夹状血管。

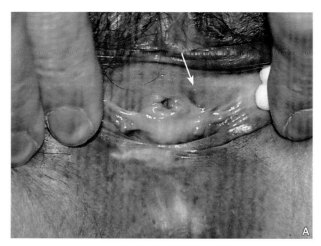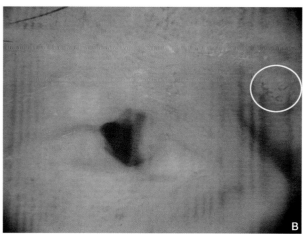

图 12-2　尖锐湿疣(一)

A. 临床外观:细小皮损,无法确诊;B. 皮肤镜:可见扁平丘疹,树枝状血管(×10))

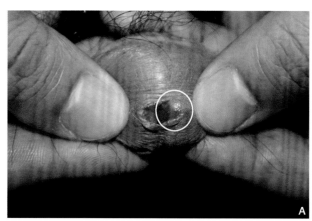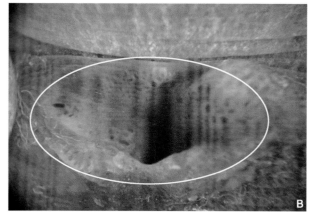

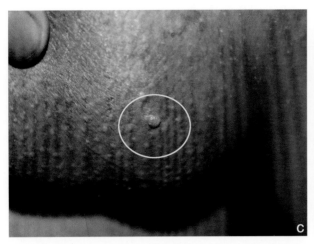
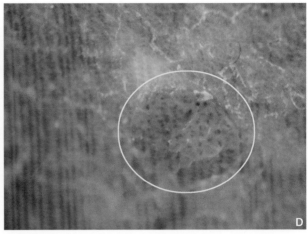

图 12-3 尖锐湿疣(二)

A. 临床外观:细小皮损,无法确诊;B. 皮肤镜:可见点状、球状或逗号状血管;C. 临床外观(与 A 为同例患者):扁平、
光滑、褐色丘疹;D. 皮肤镜:乳头样增生,点状血管,镶嵌征(×10)

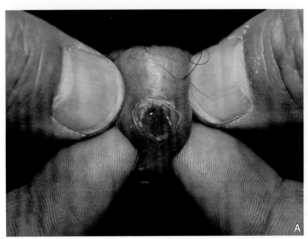
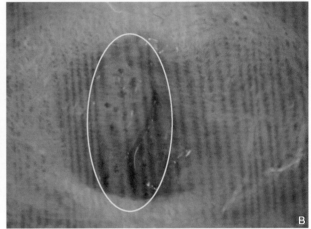

图 12-4 尖锐湿疣(三)

A. 临床外观:未见明显疣体;B. 皮肤镜:尿道内扁平丘疹,点状或球状血管

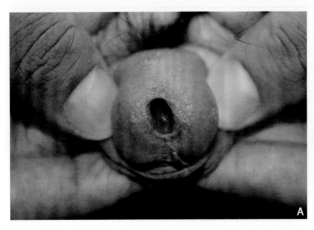
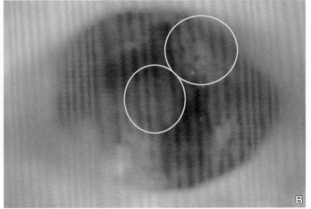

图 12-5 尖锐湿疣(四)

A. 临床外观:未见疣体;B. 皮肤镜:尿道内多发性扁平丘疹,点状或球状血管(×10)

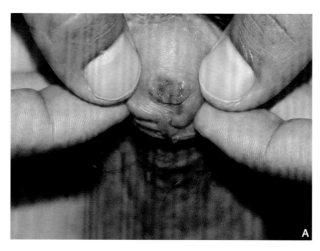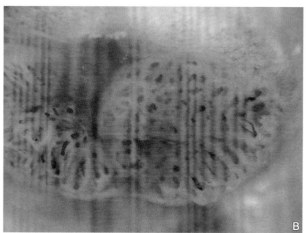

图 12-6 尖锐湿疣（五）

A. 临床外观：可见 1/2 尿道口有疣体；B. 皮肤镜：尿道口 3/4 区域乳头样增生,可见点状或球状血管或发夹样血管（×10）

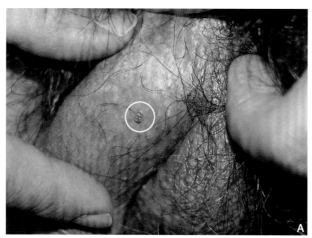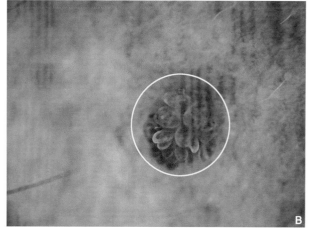

图 12-7 尖锐湿疣（六）

A. 临床外观：扁平、光滑、褐色丘疹；B. 皮肤镜：簇集的乳头样增生,有多形性血管（×10）

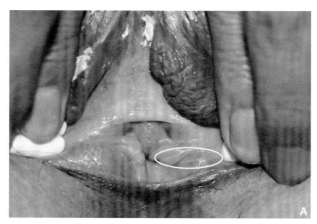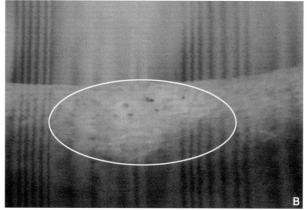

图 12-8 尖锐湿疣（七）

A. 临床外观：大致正常；B. 皮肤镜：扁平丘疹,点状或球状血管（×10）

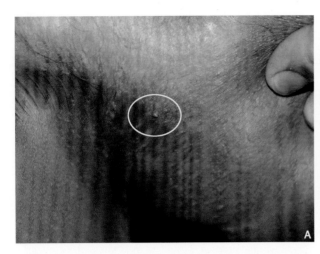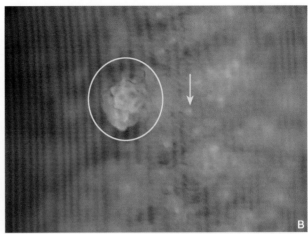

图 12-9　尖锐湿疣(八)

A. 临床外观:单个肉色小丘疹;B. 皮肤镜:单个乳头样增生的丘疹,内有多形性血管,周边散在较多的点状增生的白色微小丘疹系多发性的微小疣体(×10)

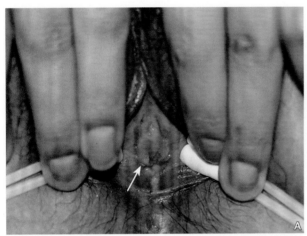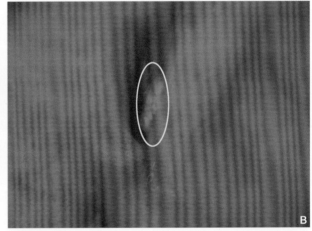

图 12-10　尖锐湿疣(九)

A. 临床外观:单个微小的肉色小丘疹;B. 皮肤镜:细长乳白色扁平丘疹,内有多形性血管(×10)

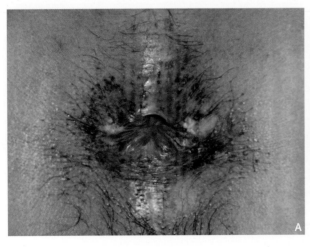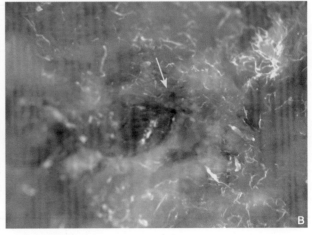

图 12-11　鲍恩样丘疹病

A. 临床外观:多发性肛周褐黑色扁平丘疹;B. 皮肤镜:白色或棕灰色无结构区域,没有明显的血管结构(×10)

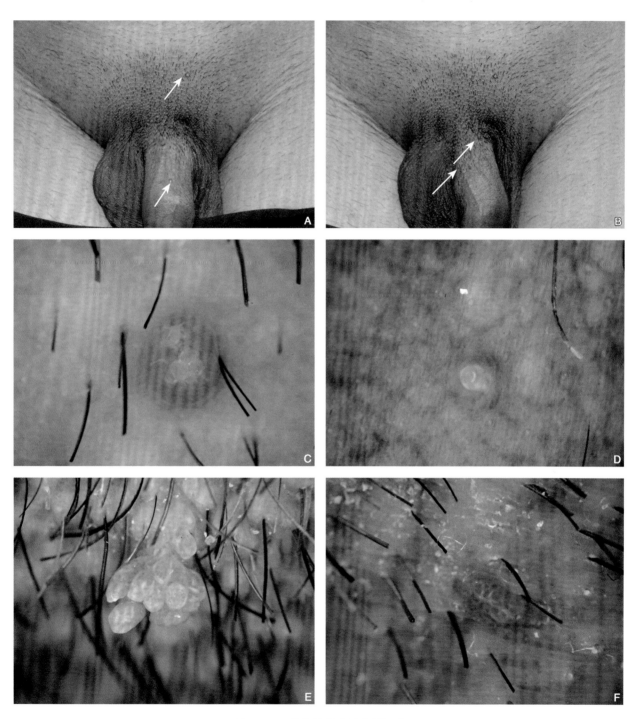

图 12-12 传染性软疣及尖锐湿疣

A、B. 临床外观:四个微小皮损;C. 皮肤镜:中央四叶草形无定型结构,外周放射状血管结构,诊断传染性软疣;D. 半球状增生的疣体,中央黄色圆形均质区,外周皇冠状血管,诊断传染性软疣;E 乳头样增生的疣体,内有多形性血管,诊断尖锐湿疣;F 卵圆形丘疹,内有多形性血管,诊断尖锐湿疣(×10)

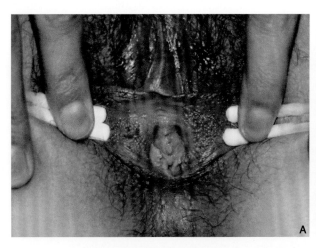
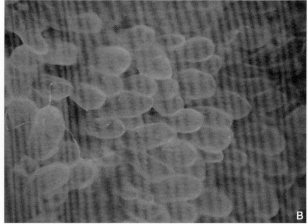

图 12-13 假性湿疣（一）
A. 临床外观：鱼籽状簇集的肉色小丘疹；B. 皮肤镜：均匀一致的指状突起，表面光滑，内有点状血管（×10）

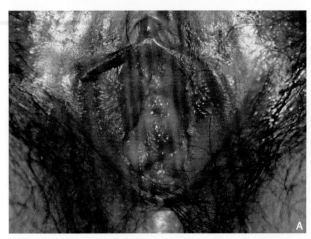
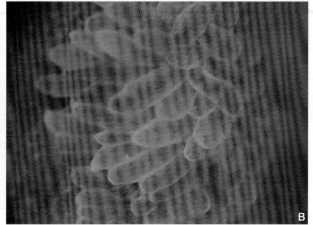

图 12-14 假性湿疣（二）
A. 临床外观：鱼籽状簇集的肉色小丘疹；B. 皮肤镜：均匀一致的指状突起，表面光滑，内有点状血管（×10）

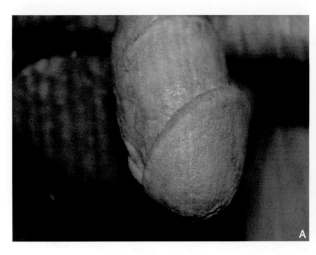
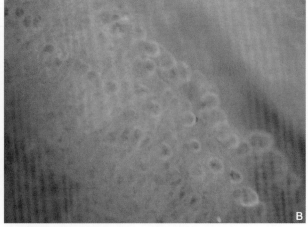

图 12-15 珍珠样丘疹病（一）
A. 临床外观：环冠状沟大小基本一致的肉色小丘疹；B. 皮肤镜：均匀一致的乳头样增生，表面光滑，内有点状血管（×10）

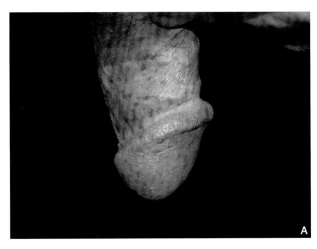
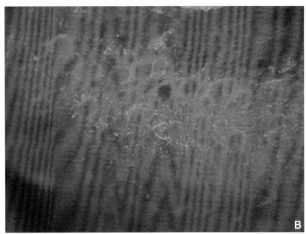

图 12-16 珍珠样丘疹病(二)
A.临床外观:环冠状沟大小基本一致的肉色小丘疹;B.皮肤镜:均匀一致的乳头样增生,表面光滑,内有点状血管(×10)

二、扁平疣

扁平疣(verrucs plana)是由人乳头瘤病毒(HPV)感染引起的一种感染性皮肤病。好发于青少年,临床表现为米粒至黄豆大小的圆形或椭圆形扁平隆起的丘疹,表面光滑淡褐色或正常肤色,数目较多可散在分布亦可聚集成群(图 12-17~图 12-19)。

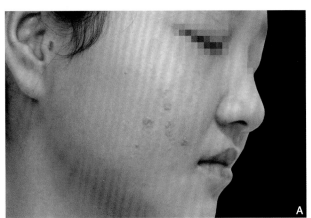
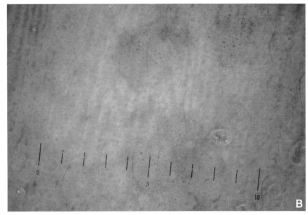

图 12-17 面部扁平疣(一)
A.临床外观:肉色扁平丘疹;B.皮肤镜:均匀一致点状血管,镶嵌征(×10)

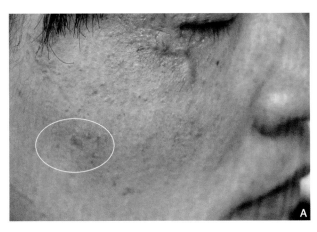
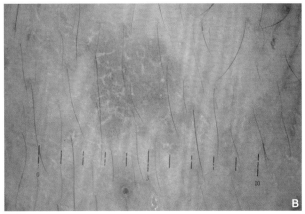

图 12-18 面部扁平疣(二)
A.临床外观:肉色扁平丘疹;B.皮肤镜:均匀一致点状血管,镶嵌征(×10)

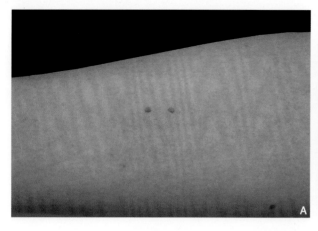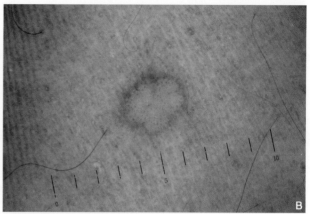

图 12-19　上肢扁平疣

A. 临床外观:肉色扁平丘疹;B. 皮肤镜:均匀一致点状血管,镶嵌征(×10)

（一）扁平疣的皮肤镜表现

浅褐色、肉色至黄色背景上规则分布的点状血管,病理上对应为真皮乳头层毛细血管的顶端。

（二）皮肤镜在扁平疣诊疗中的意义

1. 与日光性黑子和脂溢性角化病鉴别。

2. 评估是否痊愈。

三、寻常疣

寻常疣(verrucs vulgaris)是由人乳头瘤病毒(HPV)感染引起的一种感染性皮肤病。好于儿童和青少年的手指或手背。临床表现为圆形或椭圆形乳头状隆起的皮损,表面粗糙,灰色、淡黄色或污褐色,可单发可多发(图 12-20~图 12-22)。

（一）寻常疣的皮肤镜表现

呈多数紧密排列的乳头瘤样结构,乳头状瘤中心可见红色点状或袢状血管,周围绕以白色的晕,似蛙卵样,这些点状血管比扁平疣中的稍大,常伴有出血及毛细血管血栓。

（二）皮肤镜在寻常疣诊疗中的意义

1. 需要与脂溢性角化病相鉴别。

2. 评估是否治愈。

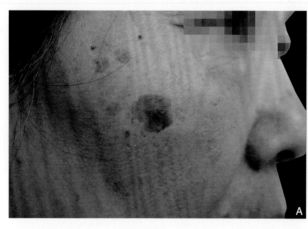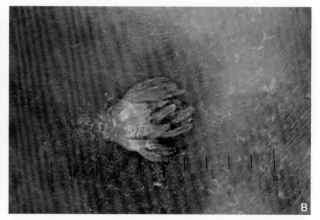

图 12-20　寻常疣(一)

A. 临床外观:脂溢性角化病皮损上的肉色扁平丘疹;B. 皮肤镜:角质性指状突起,伴血栓及出血(×10)

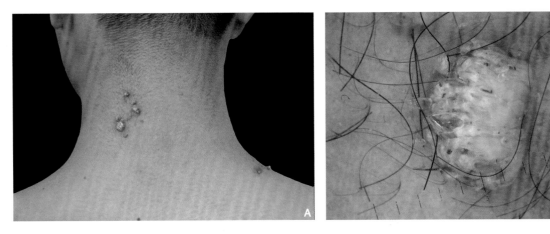

图 12-21　寻常疣(二)
A.临床外观:多个疣状增生的角化性皮损;B.皮肤镜:乳白色疣状增生,伴点状、发夹样血管和出血(×10)

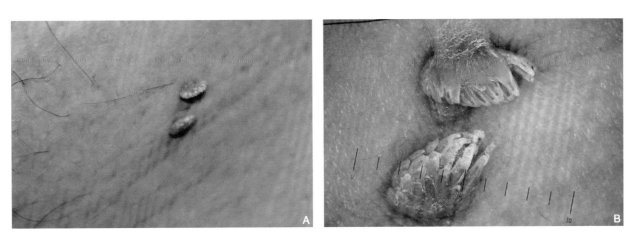

图 12-22　寻常疣(三)
A.临床外观:两个疣状增生的角化性皮损;B.皮肤镜:疣状增生,中心可见红色点状及发夹样血管(×10)

四、甲周疣

甲周疣(perinail warts)是发生于甲缘的一种寻常疣,表现为赘疣样损害,如向甲下蔓延可致甲板破坏,引起裂口、疼痛或继发感染(图 12-23、图 12-24)。

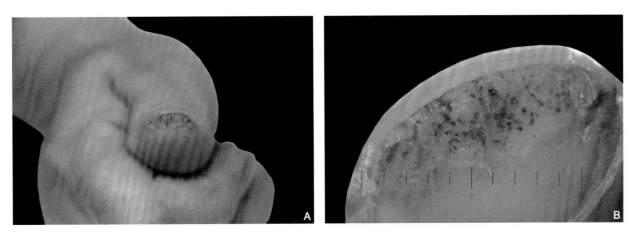

图 12-23　甲周疣(一)
A.临床外观:表面粗糙的疣状增生皮损;B.皮肤镜:疣状增生,表面角化粗糙,可见点状血管和出血(×10)

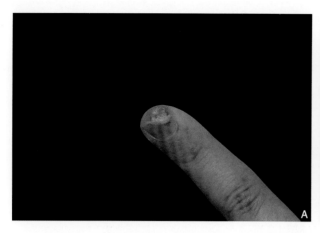
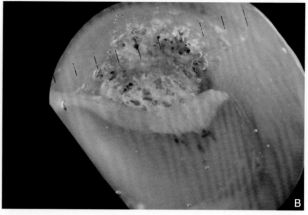

图 12-24　甲周疣（二）

A. 临床外观：表面粗糙的疣状增生皮损；B. 皮肤镜：疣状增生，表面角化粗糙，可见点状血管和出血及甲下出血（×10）

（一）甲周疣的皮肤镜表现

1. 表面粗糙，皮肤不连续，疣状增生。

2. 可见点状血管、球状血管，可见因抵压、摩擦造成的疣体区出血或血栓形成。

（二）皮肤镜在甲周疣诊疗中的意义

1. 需与甲真菌病鉴别。

2. 可评估是否治愈。

五、跖疣

跖疣（verrucs plantaris）是发生于足底的寻常疣，外伤或摩擦为其主要诱因，表现为污灰色、灰褐色的圆形的角化性损害，表面粗糙不平。周围绕以稍高增厚的角质环（图 12-25、图 12-26）。

（一）跖疣的皮肤镜表现

1. 表面粗糙，皮肤不连续。

2. 浅褐色或黄色无结构背景，其上有多数不规则分布的红-褐色-黑色小点或线状条纹（出血），出血是由于足跖部长期血管受压或摩擦所致。

（二）皮肤镜在跖疣诊疗中的意义

1. 需与胼胝（图 12-27）、鸡眼（图 12-28、图 12-29）、足部黑色素瘤鉴别诊断。

2. 评估是否治愈。

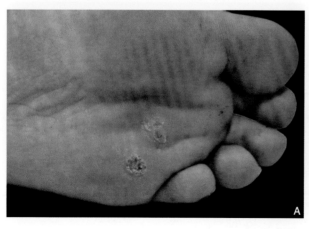
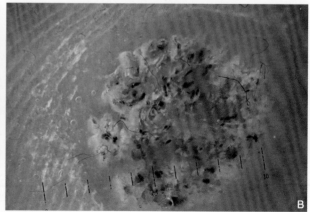

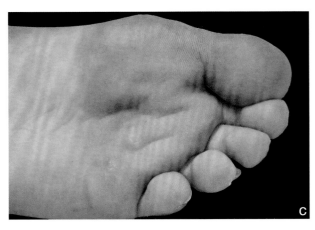

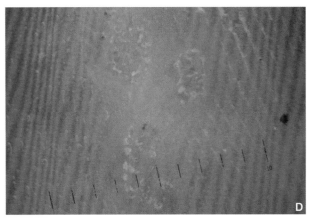

图 12-25　跖疣（一）

A. 临床外观：表面粗糙的角化性增生皮损；B. 皮肤镜：角质增生，表面粗糙，皮纹不连续，可见点状出血及血栓；C. 治疗后外观显示仅角质增生；D. 治疗后镜下仍可见角质增厚及点状血栓，显示未愈（×10）

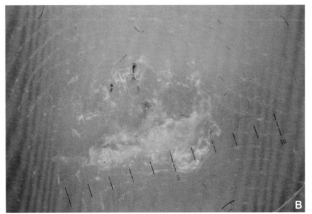

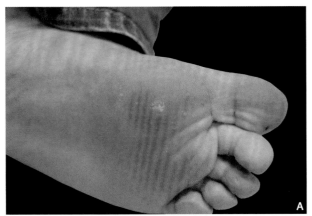

图 12-26　跖疣（二）

A. 临床外观：表面粗糙的角化性增生皮损；B. 皮肤镜：角质增生，表面粗糙，皮纹不连续，可见点状血栓（×10）

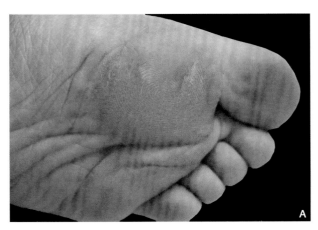

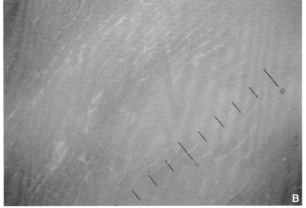

图 12-27　胼胝

A. 临床外观：表面光滑的成片角化性增生皮损；B. 皮肤镜：角质增生，表面光滑，皮纹连续（×10）

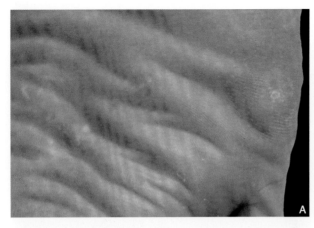
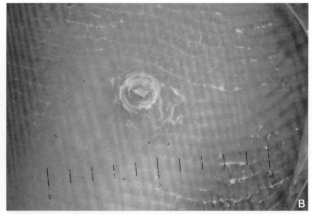

图 12-28 鸡眼（一）

A.临床外观:角化性增生皮损上中心有鳞屑;B.皮肤镜:淡黄色背景下角质增生,中央有鳞屑,皮纹中断,周边绕以淡褐色晕(×10)

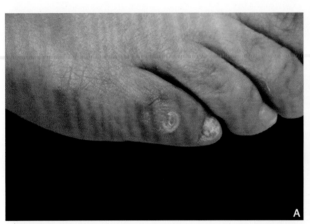
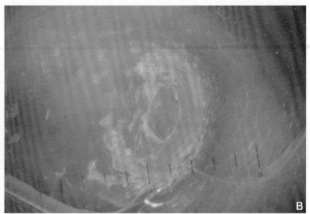

图 12-29 鸡眼（二）

A.临床外观:角化性增生皮损上中心有鳞屑;B.皮肤镜:淡黄色背景下角质增生,中央有鳞屑,皮纹中断,周边绕以淡褐色晕(×10)

六、传染性软疣

　　传染性软疣(molluscum contagiosum)是由传染性软疣病毒(CMV)感染引起的一种病毒性皮肤病。可见于任何年龄人群,常见与儿童。临床表现为 2~4mm 的具蜡样光泽的、顶端凹陷的珍珠状丘疹(图 12-30~图 12-34)。

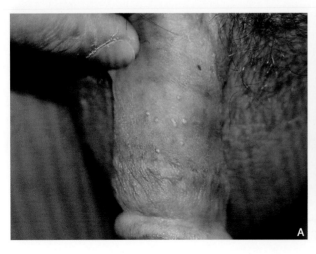
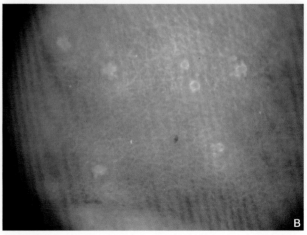

图 12-30　传染性软疣（一）

A.临床外观:多个粟米大小的丘疹;B.皮肤镜:白色无定型结构,外周红晕(×10)

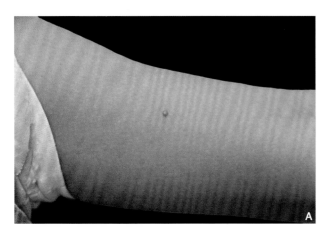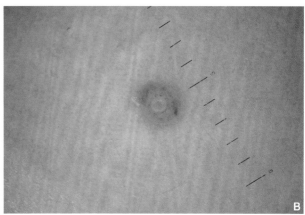

图 12-31 传染性软疣（二）

A.临床外观:单个圆形肉色丘疹;B.皮肤镜:中央白色无定型结构,外周绕以皇冠状血管共同构成日晕样改变(×10)

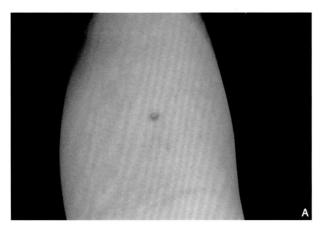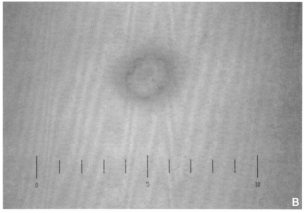

图 12-32 传染性软疣（三）

A.临床外观:单个圆形肉色丘疹;B.皮肤镜:白色无定型结构基础上的中央凹陷,外周绕以皇冠状血管(×10)

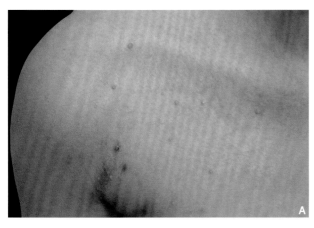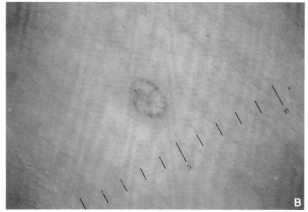

图 12-33 传染性软疣（四）

A.临床外观:多个肉色丘疹;B.皮肤镜:外周皇冠状血管围绕白色无定型结构(×10)

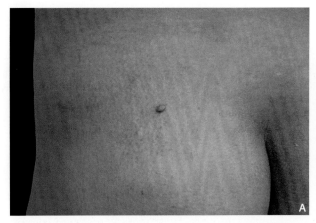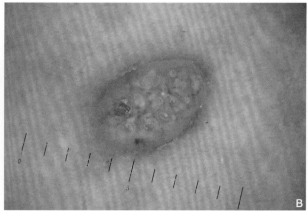

图 12-34　传染性软疣（五）

A. 临床外观：单个肉色丘疹；B. 皮肤镜：多叶状白色无定型结构，间有线状血管（×10）

（一）传染性软疣的皮肤镜表现

1. 典型皮损中央小孔或脐凹状，白色或黄白色无定型结构（圆形、四叶草形或多叶形白色无定型结构）。

2. 外周放射状分布的皇冠状血管结构（放射状排列线状或分支状血管）。

（二）皮肤镜在传染性软疣诊疗中的意义

1. 皮肤镜对于单发的传染性软疣或发生于生殖器部位的传染性软疣有重要的鉴别诊断作用。需要与微小尖锐湿疣、皮脂腺增生、皮脂腺痣、皮脂腺腺瘤等疾病鉴别。

2. 可评估是否治愈。

七、疥疮

疥疮（scabies）是由疥螨引起的一种接触性传染性皮肤病。好发于手缝、腕屈面、腰围、下腹部及两股内侧，表现为瘙痒性的丘疱疹或水疱，常伴夜间奇痒（图 12-35）。

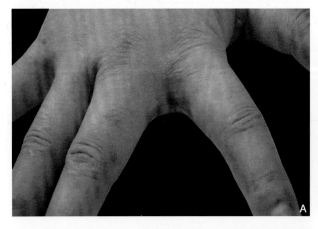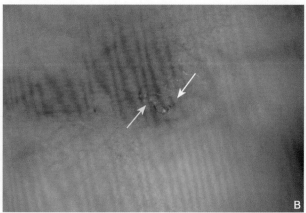

图 12-35　疥疮

A. 临床外观：指缝间小的红色丘疹；B. 皮肤镜：可观察到典型的蛇行隧道（黄箭头）和隧道顶端的"三角滑翔翼"改变（白箭头）（×10）

（一）疥疮的皮肤镜表现

可观察到典型的蛇行隧道和隧道顶端的"三角滑翔翼"改变。

（二）皮肤镜在疥疮诊疗中的意义

1. 有助于无创检测诊断。

2. 需要与手湿疹鉴别诊断。

八、阴虱病

阴虱病(pediculosis pubis)是由阴虱引起的一种体外寄生虫性皮肤病。阴虱一生分卵、若虫和成虫三个阶段。常附着于阴毛处,可因叮咬而引起剧痒(图 12-36)。

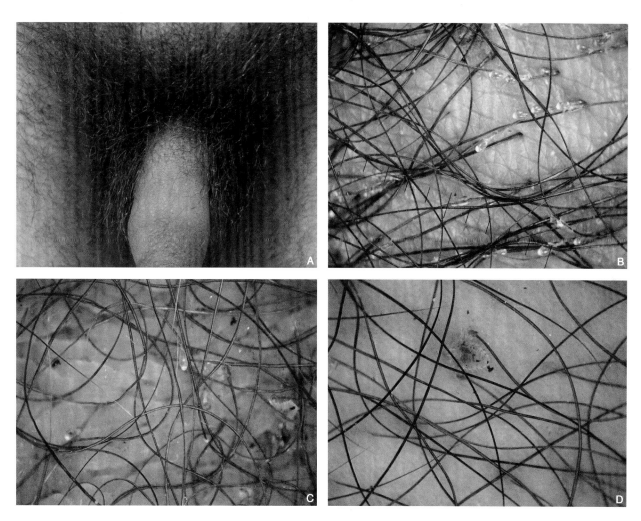

图 12-36　阴虱病

A.临床外观:毛发上似有白色鳞屑样物质;B.皮肤镜:可见虱卵;C.皮肤镜:可见较多虱卵和成虫虫体;D.皮肤镜:可见成虫虫体(×10)

（一）阴虱病皮肤镜表现

有放大作用同时偏振光滤掉反射光,能够对虫体或虱卵三维放大观察。

（二）皮肤镜在阴虱病诊疗中的意义

有助于阴部瘙痒性疾病的诊断。

九、蜱叮咬

蜱叮咬(tick bites)可以引起局部皮肤出现不同程度的炎症反应,轻者表现为红斑,中央有瘀点,重者出现明显水肿、水疱,可以形成结节及溃疡,持续不退,常常伴有刺痛或瘙痒等症状(图 12-37)。

（一）蜱叮咬皮肤镜表现

可见虫体或叮咬处炎症反应。

（二）皮肤镜在蜱叮咬诊疗中的意义

有助于确诊和除去虫体。

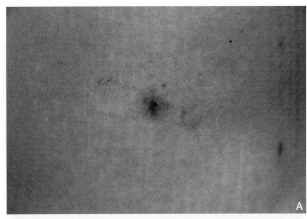
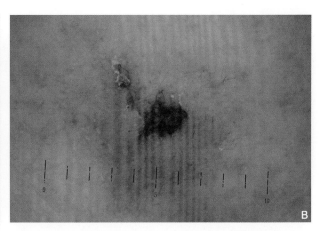
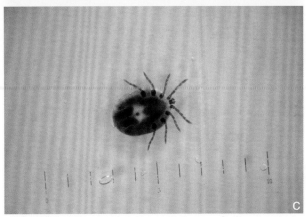

图 12-37　蜱叮咬

A. 临床外观：炎性红斑的中央有虫咬痕迹；B. 皮肤镜：可见叮咬处明显充血和糜烂面，周围有红晕（×10）；C. 皮肤镜下蜱虫成虫（×10）

十、甲真菌病

由皮肤癣菌及其他真菌（酵母和各种霉菌）感染引起的甲板和/或甲床病变统称为甲真菌病（onycho-mycosis）。常始发于单个甲，渐累及其他甲。感染可自甲游离缘、侧缘或甲弧形处开始，呈点状或不规则的白色或污黄色局限性混浊小片，渐扩累及全甲板。致甲板变色、变形、增厚、失去光泽（图 12-38、图 12-39）。

（一）甲真菌病的皮肤镜表现

镜下表现在甲板主要有色素沉着、甲剥离（远端和/或侧缘）、大理石样浑浊区、出血碎片和纵向条纹。不规则的黄色或白色或褐黑色纵向条纹和近端甲参差不齐的锯齿状边缘，间歇性上升模式，远端不规则终止。

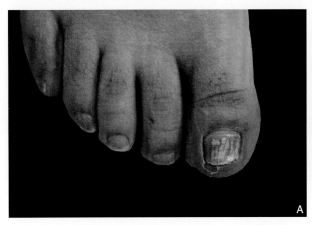
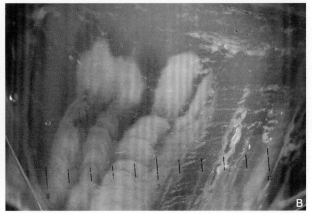

图 12-38　甲真菌病（一）

A. 临床外观：趾甲不规则的黄褐色变；B. 皮肤镜：不规则的黄色或黄白色纵向条纹和近端甲参差不齐的锯齿状边缘，间歇性上升模式，远端不规则终止（×10）

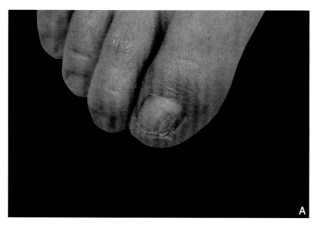
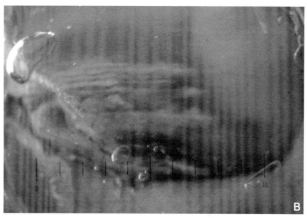

图 12-39　甲真菌病（二）

A. 临床外观:指甲不规则的黄褐色变;B. 皮肤镜:不规则的黄色或黄白色纵向条纹和近端甲参差不齐的锯齿状边缘,间歇性上升模式,远端不规则终止(×10)

（二）皮肤镜在甲真菌病诊疗中的意义

1. 有助于鉴别诊断甲扁平苔藓、甲银屑病（见其他章节）。
2. 方便随诊观察评估疗效。

十一、花斑糠疹

　　花斑糠疹(tinea versicolor)是由马拉色菌引起浅表性真菌感染。多发于温热地带的夏秋季。皮损常见于胸部、背部和颈部。表现为界限清楚的圆形或类圆形斑疹,表面覆以细小的糠秕状鳞屑,可以表现为黄色、棕色、淡褐色或褐色。陈旧性皮损或近痊愈时亦可表现为色素减退(图 12-40~图 12-42)。

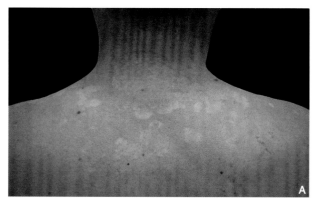
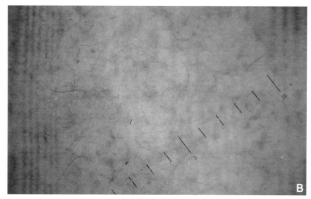
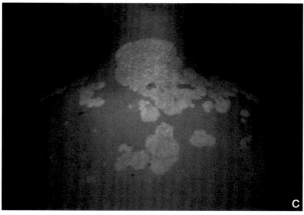

图 12-40　色素减退型花斑糠疹（一）

A. 临床外观:界限清楚的淡白色斑片;B. 皮肤镜:界限清晰的白斑,皮沟中细屑(×10);C.伍德灯:界限清楚的白色斑片,部分融合

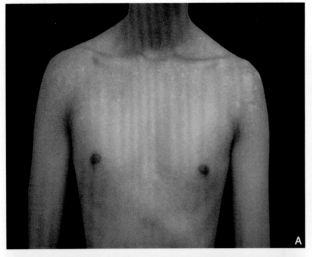

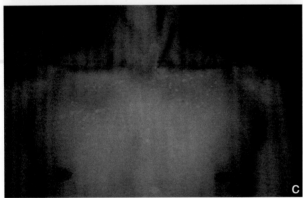

图 12-41 色素减退型花斑糠疹(二)

A.临床外观:界限清晰的表面附有细屑的斑片;B.皮肤镜:细薄鳞屑,由褐色条纹或弥散的褐色素组成的色素网(×10);C.伍德灯:界限清楚的淡白色斑片

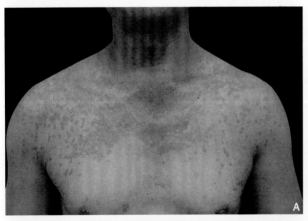

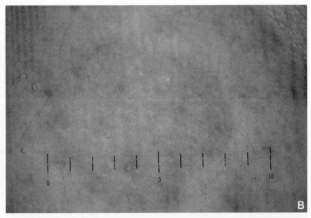

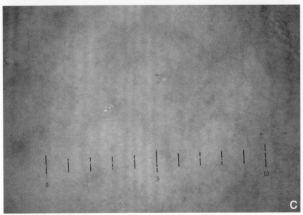

图 12-42 色素沉着型花斑糠疹

A.临床外观:界限清晰的表面附有细屑的斑片;B、C.皮肤镜:细薄鳞屑,由褐色条纹或弥散的褐色素组成的假色素网(×10)

（一）花斑糠疹的皮肤镜表现

1. 色素沉着型花斑糠疹　细薄鳞屑,由褐色条纹或弥散的褐色素组成的色素网。

2. 色素减退型花斑糠疹　界限清晰的白斑,皮沟中细屑。

（二）皮肤镜在花斑糠疹诊疗中的意义

1. 有助于鉴别诊断白癜风、无色素痣、点滴型银屑病、特发性点状色素减退症、蕈样肉芽肿等色素减退性皮肤病。

2. 有助于鉴别诊断玫瑰糠疹、蕈样肉芽肿等色素增加性皮肤病。

十二、头癣

头癣(tinea capitis)是由皮肤癣菌引起的头皮和头发的感染。有黄癣、白癣、脓癣之分。可引起局灶性的脱发(图 12-43)。

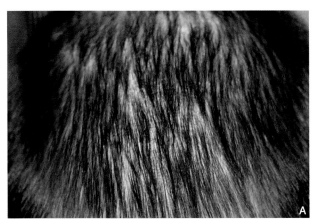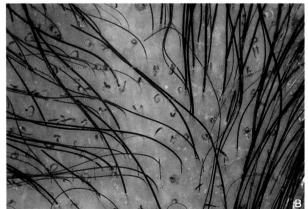

图 12-43　头癣
A. 临床外观:不规则小片状脱发;B. 皮肤镜:脱发多为断发,呈逗号样发(×10)

（一）头癣的皮肤镜表现

脱发多为断发,发干状似逗号,称逗号样发,亦可有营养不良的发干。白癣多由犬小孢子菌感染引起,皮肤镜下表现为长短不一的断发和萎缩的发干,部分断发呈螺旋状,白色光泽性鳞屑附着于发干,逗号状发干并不多见。黑点癣多由断发毛癣菌感染引起,镜下可见大量逗号状发干及夹子状、问号状发干,断发紧贴头皮表面。

（二）皮肤镜在头癣诊疗中的意义

有助于鉴别梅毒性脱发、拔毛癣、斑秃等毛发性疾病。

参考文献

[1] YUNJIE Z,SHUANG J,HUI L,et al. Application of dermoscopy image analysis technique in diagnosing urethral condylomata acuminate[J]. An Bras Dermatol,2018,93(1):67-71.

[2] 中国中西医结合学会皮肤性病学分会皮肤影像学组. 感染性和寄生虫性皮肤病的皮肤镜诊断专家共识[J]. 中国麻风皮肤病杂志,2017,33(1):1-7.

[3] TSCHANDL P,ARGENZIANO G,BAKOS R,et al. Dermoscopy and entomology(entomodermoscopy)[J]. J Dtsch Dermatol Ges,2009,7(7):589-596.

[4] IANHEZ M,CESTARI SDA C,ENOKIHARA MY,et al. Dermoscopic patterns of molluscum contagiosum:a study of 211 lesions confirmed by histopathology[J]. An Bras Dermatol,2011,86(1):74-79.

[5] HALIASOS EC,KERNER M,JAIMES-LOPEZ N,et al. Dermoscopy for the Pediatric Dermatologist Part I:Dermoscopy of Pediatric Infectious and Inflammatory Skin Lesions and Hair Disorders[J]. Pediatric Dermatol,2013,30(2):163-171.

［6］ ZHOU H,TANG XH,DE HAN J,et al. Dermoscopy as an ancillary tool for the diagnosis of pityriasis versicolor［J］. J Am Acad Dermatol,2015,73:e205-e206.

［7］ ERRICHETTI E,STINCO G. Dermoscopy in General Dermatology:A Practical Overview［J］. Dermatol Ther(Heidelb),2016,6 (4):471-507.

第十三章

毛发及甲病

第一节 毛发疾病

皮肤镜用于毛发和头皮疾病观察时又称为毛发镜（trichoscopy），是一种能够观察毛发及头皮结构的便捷有效的影像学手段，可以提供毛干形态、发根形态、皮表微细结构、毛囊单位在皮面开口及毛细血管的信息，用于多种毛发疾病的诊断和鉴别诊断，对毛发疾病的治疗及随访有重要意义，例如毛发镜可作为监测毛发生长周期的客观手段，并一定程度上减少不必要的活检操作。

目前可用于观察头皮及毛发的皮肤镜有多种型号，若要观察头皮血管，则需要放大率高于 20 倍。皮肤镜观察毛发及头皮可以使用浸润式及非浸润式皮肤镜，浸润式皮肤镜常以乙醇或水作为介质，非浸润式偏振光皮肤镜通常用于观察头皮的状态及毛囊周围的鳞屑。

毛发疾病以脱发性疾病多见，可分为获得性和先天性两大类，先天性脱发较少见，获得性脱发性疾病可依病因是否造成永久性损害又分为非瘢痕性脱发和瘢痕性脱发。非瘢痕性脱发疾病的病因主要是头皮局部的免疫性和非免疫性病因造成毛囊周期的改变，包括雄激素性脱发、斑秃、休止期脱发、拔毛癖、牵拉性脱发和梅毒性脱发等。瘢痕性脱发实质为永久性秃发，毛囊遭受损害后不能再生，由胶原纤维增生充填。根据损害靶点是否针对毛囊又可将瘢痕性脱发分为原发性和继发性两种，原发性瘢痕性脱发疾病的致病靶点是毛囊，疾病主要有淋巴细胞性（如盘状红斑狼疮脱发和毛发扁平苔藓）、中性粒细胞性（如秃发性毛囊炎）、混合性和非特异性四类。继发性瘢痕性脱发由头皮局部疾病或物化损伤累及毛囊者，如头癣和烧伤等。

常见毛发疾病具有与病理改变相对应的皮肤镜征象，本章仅介绍几种较典型的脱发性疾病的皮肤镜表现。

一、雄激素性脱发

雄激素性脱发（androgenetic alopecia，AGA）是一种发生于青春期和青春期后的毛发进行性减少性疾病，在男性主要表现为前额发际后移和/或头顶部毛发进行性减少和变细（图 13-1），也称为男性型秃发

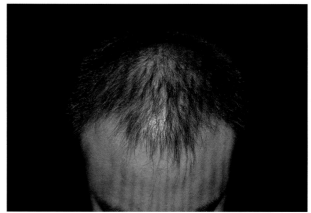

图 13-1　雄激素性脱发临床表现：可见患者头顶部毛发明显稀疏，前额发际线呈 M 型上移

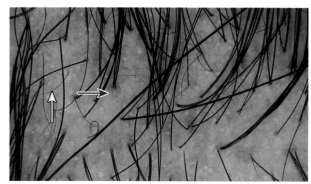

图 13-2　雄激素性脱发皮肤镜表现：可见褐色环（红色箭头），变细毛发（黄色箭头）（×20）

（male pattern alopecia），在女性主要表现为头顶部毛发进行性减少和变细，少部分表现为弥漫性头发变稀，发际线不后移，称为女性型秃发（female pattern alopecia）。

早期 AGA 的皮肤镜表现（图 13-2）：

（1）毛发直径粗细不一，毛干直径的差异>20%。

（2）毳毛比例增加。

（3）褐色毛周征：毛囊周围可见直径约 1mm 的褐色环。

（4）毛囊单位中单一毛发比例增加。

（5）黄点征。

小贴士：

　　AGA 要与急性休止期脱发鉴别，后者最大的特点是残余终毛中，变细毛干的比例小于 20%。

女性 AGA 患者与男性患者相似，但毛干直径的差异不如男性患者大，而以毛囊单位中毛发数目减少、毛发密度减少为主，女性 AGA 患者出现黄点征提示病程进展。

小贴士：

　　早期病变毛囊口周围可有略为凹陷的褐色晕即褐色毛周征，AGA 进展期可有黄点征。

雄激素性脱发皮肤镜诊断标准：

（1）主要标准

1）额部黄点征：额部放大率超过 70 倍的图片中可以见到大于 4 个黄点。

2）额部平均毛发直径低于枕部平均毛发。

3）额部毛发变细（小于 0.03mm）的比率超过 10%。

（2）次要标准

1）毛囊皮脂腺单位中单根毛发的额/枕比增加。

2）毳毛。

3）额部毛周征。

诊断 AGA 需满足 2 条主要标准，或是 1 条主要标准+2 条次要标准。

二、斑秃

斑秃（alopecia areata，AA）是一种病因未明的炎症性、非瘢痕性脱发性疾病，可发生于任何年龄的患者，部分患者在发病前曾有精神应激或情绪波动，多无自觉症状，部分患者可伴有甲白点、甲点状凹陷、甲变脆等甲改变。斑秃按病情发展可分为三期：活动期、静止期及恢复期。

斑秃皮肤镜常见的特征（图 13-3）：

（1）黄点征。

（2）黑点征。

（3）断发。

（4）短毳毛（长度<10mm）。

（5）感叹号发。

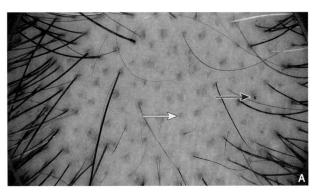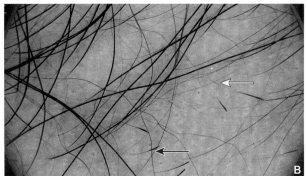

图 13-3 斑秃皮肤镜表现(×20)

A.可见黑点征(红色箭头),黄点征(黄色箭头);B.可见感叹号发(红色箭头),短毳毛(黄色箭头)

各种皮肤镜下表现的意义：
(1) 黄点征和短毳毛是敏感性指标,黑点征、感叹号发和断发是特异性指标。
(2) 感叹号发具有诊断意义,多发生于斑秃的急性脱发过程,与近期毛囊营养不良有关。
(3) 黑点征、感叹号发和短毳毛与疾病活动性相关。

三、拔毛癖

拔毛癖(trichotillomania)是一种人为导致的外伤性脱发,患者因自行拔掉头发,导致头皮斑片状秃发或全秃。拔毛癖的发病与心境、情感、环境、精神等方面异常,以及神经生物学等多种因素相关,临床上需与斑秃、头癣相鉴别诊断。

拔毛癖的皮肤镜表现(图 13-4)：

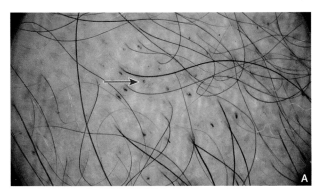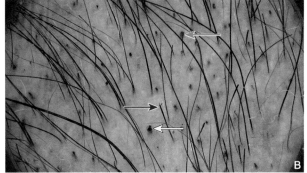

图 13-4 拔毛癖皮肤镜表现(×20)

A.红色箭头所示为黑点征;B.可见不同长度及类型的断发,毛发末端纵裂(红色箭头),火焰样发(黄色箭头),郁金香样发(绿色箭头)

(1) 不同长度的断发。
(2) 黑点征。
(3) 毛发末端纵裂。
(4) 各种类型的断发,包括卷曲发、火焰样发、V 形征、郁金香样发等。
(5) 出血点、血痂。

在拔毛癖和斑秃的鉴别诊断中,皮肤镜下不同长度的断发、毛发纵裂、V 形征、火焰样发多见于拔毛癖,而感叹号样发、毛发尖端变细、黄点征更提示斑秃。

四、梅毒性脱发

梅毒性脱发(syphilitic alopecia)是二期梅毒的临床表现之一。梅毒性脱发发生较晚,常在感染 6 个月后出现,表现为很多小而分散的斑片状脱发,呈虫蚀状,主要发生于颞部及枕部(图 13-5)。有时可发生弥漫性脱发,睫毛、外 1/3 眉毛及体毛也可脱落。

　　梅毒性脱发的皮肤镜表现(图 13-6):

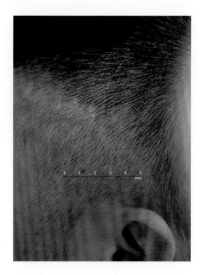

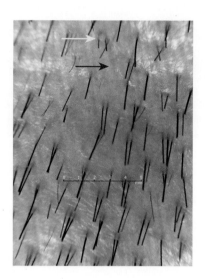

图 13-5　梅毒性脱发患者临床表现:在颞部剃发区域可见散在密集的虫蚀状小脱发斑

图 13-6　梅毒性脱发患者皮肤镜表现:可见局部无毛征(红色箭头),毛囊周围褐色环(黄色箭头)(×20)

　　(1)典型表现为局部无毛征。

　　(2)不同长度的断发。

　　(3)部分毛囊周围可见褐色环。

　　(4)偶见黑点征或黄点征。

小贴士:

　　梅毒性脱发是暂时的,梅毒治疗痊愈后毛发可以再生。

五、盘状红斑狼疮

　　盘状红斑狼疮(discoid lupus erythematosus,DLE)引起的脱发是一种瘢痕性脱发,皮损特点为圆形或盘状的、边界清楚的红斑、斑块或丘疹,表面有毛细血管扩张、鳞屑附着、毛囊口扩张和毛囊角栓形成,后期皮损中央呈现萎缩和色素减退伴脱发,周围色素沉着(图 13-7)。

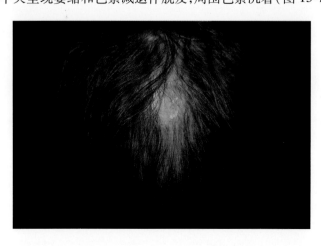

图 13-7　盘状红斑狼疮临床表现:患者头顶部一类圆形脱发区,中央萎缩性红斑伴色素减退,少许鳞屑

盘状红斑狼疮皮肤镜表现(图 13-8)：

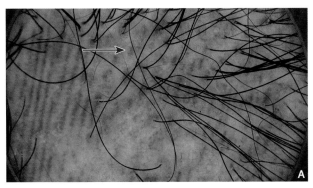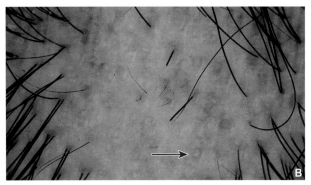

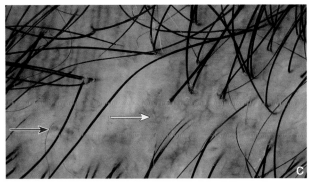

图 13-8　盘状红斑狼疮皮肤镜表现(×20)

A. 可见红点征(红色箭头)，褐色色素颗粒；B. 可见毛囊角栓(红色箭头)，毛囊周围白晕，分支状血管；C. 可见毛囊角栓(红色箭头)，分支状血管(黄色箭头)

（1）红点征。
（2）毛囊周围白晕。
（3）毛囊角栓。
（4）分支状血管。

小贴士：

红点征为环状红斑，多围绕毛囊口分布，是盘状红斑狼疮活动期一个较为特异的改变，并与良好预后相关。

六、头皮硬斑病

硬皮病是以局限性或弥漫性皮肤及内脏器官结缔组织的纤维化或硬化，最后发生萎缩为特点的疾病。可分为系统性硬皮病和局限性硬皮病两种。其中头皮硬斑病(morphea)通常是局限性硬皮病的一种表现。

头皮硬斑病多为硬化性完全性斑状脱发，境界明显，表面干燥光滑，周围有轻度淡红斑，早期毛囊口可存在，但晚期消失，伴有表皮萎缩、变硬。

头皮硬斑病皮肤镜表现(图 13-9)：
（1）皮肤萎缩，毛囊开口消失。
（2）白色区域。
（3）黑点。

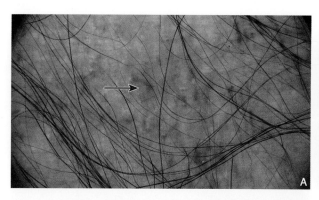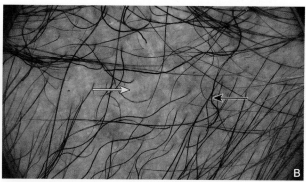

图 13-9 头皮硬斑病皮肤镜表现(×20)

A. 可见脱发区域毛囊开口消失,不规则血管影(红色箭头);B. 可见断发、扭曲状发(红色箭头),白色区域(黄色箭头)

（4）断发、扭曲状发。

（5）不规则血管影。

七、毛发扁平苔藓

毛发扁平苔藓(lichen planopilaris,LPP),又称毛囊性扁平苔藓,多见于 30~70 岁之间的女性,也可见于儿童。临床特点是毛囊周围红斑、毛囊角化过度和局限性或泛发性脱发、瘢痕性脱发。发生于头皮者称为头皮部扁平苔藓,需要与 Brocq 假性斑秃相鉴别。

毛发扁平苔藓皮肤镜表现(图 13-10)：

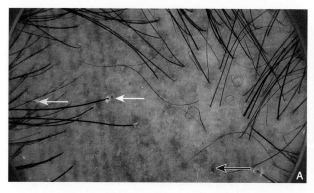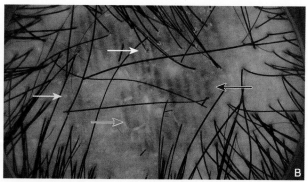

图 13-10 毛发扁平苔藓皮肤镜表现(×20)

A. 可见毛囊周围鳞屑(白色箭头),毛发管型(黄色箭头),毛囊角栓(红色箭头),蓝紫色斑片;B. 可见紫红色背景(红色箭头),Wickham 纹(绿色箭头),白点征(黄色箭头),毛囊周围鳞屑(白色箭头),毛囊开口减少

（1）毛囊角栓。

（2）毛囊周围鳞屑、毛发管型。

（3）蓝紫色斑片,由色素失禁所致。

（4）白点征,见于晚期。

（5）毛囊开口减少或消失。

八、额部纤维素性脱发

额部纤维素性脱发(frontal fibrosing alopecia,FFA)是指患者额部及颞部发际线后移及眉毛脱落,多发生在绝经后女性中,有学者认为其是 LPP 的一种特殊亚型,但仍存在争议,可出现毛囊周围红斑,尤其在发际线处明显。

额部纤维素性脱发皮肤镜表现(图 13-11):

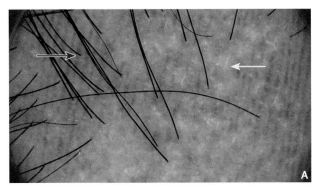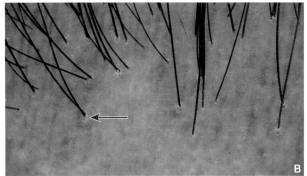

图 13-11 额部纤维素性脱发皮肤镜表现(×20)
A.可见毛发周围红斑(红色箭头),瘢痕性白斑(黄色箭头);B.可见毛囊周围鳞屑(红色箭头)

(1) 毛发周围红斑。
(2) 新生毳毛缺失。
(3) 毛囊周围鳞屑。
(4) 毛囊开口缺失。
(5) 瘢痕性白斑:为白色不规则区域,缺少毛囊开口,与白点不同,瘢痕性白斑通常较大、随机分布、大小不一且形态不规则。

小贴士:

额部纤维素性脱发和毛发扁平苔藓在皮肤镜下和病理方面较难区分,都有毛囊开口缺失、瘢痕性白斑、毛周鳞屑,诊断主要依靠临床表现。

九、秃发性毛囊炎

秃发性毛囊炎(folliculitis decalvans,FD)是一种破坏性、留有永久性秃发的毛囊炎。FD 的病因尚未知,可能是细菌感染(特别是金黄色葡萄球菌)引起的一种异常反应。多数患者有皮脂溢出或长期脂溢性皮炎的病史。临床表现常见为脱发斑片、炎性丘疹、脓疱和毛囊角化过度。自觉瘙痒或无感觉,多发生于青壮年。

秃发性毛囊炎的皮肤镜表现(图 13-12):

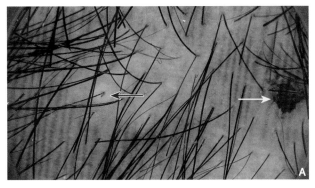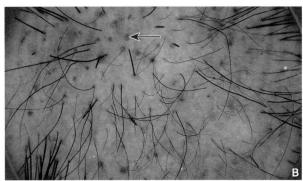

图 13-12 秃发性毛囊炎皮肤镜表现(×20)
A.可见毛囊间毛细血管扩张、毛囊周围脓疱(红色箭头)、溃疡及血痂(黄色箭头);B.可见毛囊开口部分消失、毛囊角栓(红色箭头)

（1）簇状发。

（2）毛囊间毛细血管扩张。

（3）毛囊角栓。

（4）溃疡、血痂。

（5）毛囊周围脓疱。

（6）晚期毛囊开口消失。

十、头部脓肿性穿掘性毛囊周围炎

头部脓肿性穿掘性毛囊周围炎（folliculitis et perifolliculitis capitis abscedens et suffodiens）是一种少见的头皮慢性化脓性皮肤病。其病因及发病机制不清，与毛囊闭锁、细菌感染、免疫因素、性激素、吸烟和肥胖等多种因素相关。其主要临床表现为头皮波动性结节、相互连接的窦道、瘢痕性脱发、红色丘疹伴脓肿，属于瘢痕性脱发的一种类型。

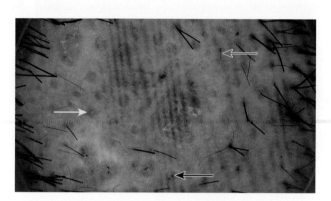

图 13-13 头部脓肿性穿掘性毛囊周围炎皮肤镜表现：可见毛囊开口部分消失，黑点征（红色箭头）、黄点征（黄色箭头）、短毳毛（绿色箭头）（×20）

头部脓肿性穿掘性毛囊周围炎皮肤镜表现（图 13-13）：

（1）毛干减少或消失。

（2）黄点征。

（3）黑点征。

（4）断发、短毳毛。

（5）毛囊角栓。

（6）早期毛囊开口存在，晚期毛囊开口减少或消失。

第二节 甲 病

在甲病的诊疗中，皮肤镜可用来放大肉眼难辨认的细微结构，不仅能观察甲板，还能观察到近端甲皱襞、甲母质、甲床及甲游离缘的微细结构和血管情况，也被称为甲镜（onychoscopy）。

皮肤镜在甲病中的应用已从色素性疾病扩展到多种类型的甲病，减少了不必要的良性皮损活检率，逐渐成为有力的甲病辅助诊断工具。研究表明，皮肤镜可用于多种甲病的诊断，如甲下出血、甲母痣、甲黑色素瘤、绿甲综合征、甲真菌病、甲扁平苔藓、银屑病甲改变和连续性肢端皮炎甲改变等，本节对常见甲病的皮肤镜表现进行介绍。

一、甲下出血

甲下出血（subungual haemorrhage）也称为甲下血肿，指血液在甲母质（或甲床）与甲板间聚集。多由甲部急性创伤或反复慢性损伤引起，急性创伤所致甲下出血结合病史较容易诊断，但反复损伤所致的慢性出血需与恶性黑色素瘤等色素性疾病进行鉴别。甲下出血的临床表现为棕色至黑色的圆点或斑片。随着甲板生长，出血斑逐渐向甲板远端移动。

根据出血发生时间不同，皮肤镜下皮损可呈红色、紫色、棕色及黑色等不同颜色。

甲下出血的皮肤镜表现（图 13-14）：

（1）均质模式。

（2）球形模式。

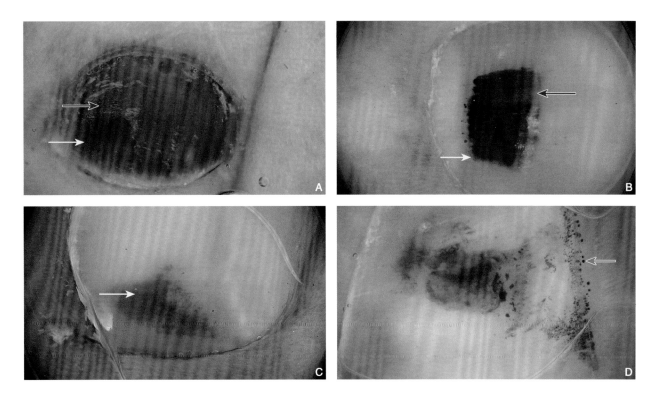

图 13-14　甲下出血皮肤镜表现(×20)

A. 甲板弥漫性棕色至暗红色污斑,中心颜色较深,外周颜色变淡,可见均质模式(红色箭头),条纹模式(黄色箭头);B. 甲板近端可见边界清楚的棕色污斑,表现为均质模式(红色箭头)、外周色素减退(黄色箭头);C. 甲板远端暗红色污斑,呈球形模式(黄色箭头);D. 甲板边界较清的不规则红褐色污斑,甲周可见出血点(绿色箭头)

(3) 条纹模式。
(4) 外周色素减退。
(5) 甲周出血。

小贴士:

　　甲下出血多表现为均质或球状色素模式,一般无纵行甲板全长的条纹,后者更提示为甲黑色素细胞增生性疾病。

皮肤镜下各种征象的意义:
(1) 均质模式为最常见模式,表现为弥漫的颜色均一的污斑,代表干燥的血液颜色。
(2) 球形模式和条纹模式代表聚集的血液。
(3) 外周色素减退表现为色素在由中心向外扩展时颜色逐渐变淡。
(4) 甲周出血表明甲下出血与甲部外伤有关。

二、甲母痣

　　甲母痣(nail matrix nevus,NMN)是由黑色素细胞增生所致,是纵向黑甲的原因之一。皮损多发于儿童期,常累及手指(特别是大拇指)。临床上多表现为甲条带状色素沉着。
　　甲母痣的皮肤镜表现(图 13-15):

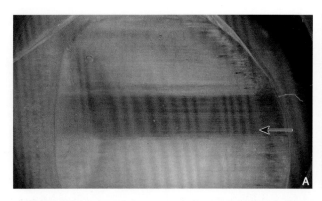
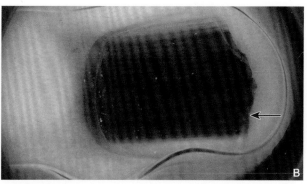

图 13-15　甲母痣皮肤镜表现(×20)

A.甲板可见纵行棕色色素带(红色箭头),颜色均一,呈规则的直线;B.甲板纵行红褐色条带(红色箭头),色素条带间隔、颜色、平行程度均规则

（1）棕色背景。

（2）厚度、间隔、颜色、平行程度均较规则的纵行条纹。

小贴士：

　　甲部规则的棕色色素沉着多为良性痣的表现。

　　有研究表明,相对于成人甲母痣,儿童甲母痣常表现出更多黑色素瘤相关的特征,如宽而不规则的条带、多种颜色、Hutchinson 征等。

三、甲黑色素瘤

　　甲黑色素瘤(nail melanoma)是由黑色素细胞过度增生所致,恶性程度高,5 年存活率仅为 15%。临床上常表现为深棕色至黑色的纵向色素带,可有破溃、出血,伴有甲剥离、甲缺失和甲破坏。

　　甲黑色素瘤的皮肤镜表现(图 13-16):

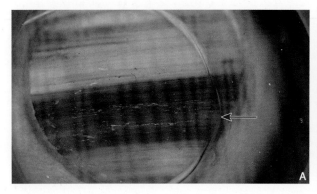
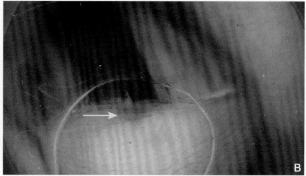

图 13-16　甲黑色素瘤皮肤镜表现(×20)

A.甲部可见颜色深浅不一、宽度不等的纵行棕色色素带(红色箭头),为高危甲的皮肤镜表现,组织病理确诊为甲黑色素瘤;B.甲板纵行不均匀棕色色素条带,甲周组织棕色色素沉着(Hutchinson 征,黄色箭头),甲板破坏,远端裂隙,组织病理确诊为甲黑色素瘤

（1）棕色背景。

（2）厚度、间隔、颜色、平行程度均不规则的棕色至黑色纵行条纹,可呈近端较宽,远端变窄。

（3）Hutchinson 征（即甲周组织色素沉着）。

（4）微 Hutchinson 征（指肉眼不可见但皮肤镜下可见）。

（5）甲板破坏,远端裂隙。

小贴士：

　皮肤镜提示高危征象时,建议活检明确皮损性质。

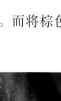

研究发现,在不具有棕色背景及不规则条纹的甲黑色素瘤中,Hutchinson 征均为阳性。而将棕色背景、不规则条纹及 Hutchinson 征三者综合考虑时,甲黑色素瘤的诊断准确率达到了 100%。

四、绿甲综合征

绿甲综合征（green nail syndrome）是由绿脓菌素将指甲染成墨绿色或蓝绿色所致。甲的细菌感染很少累及健康人,但在免疫功能低下、长时间暴露于水或洗涤剂、甲外伤等引起的甲分离者可出现细菌（如铜绿假单胞菌）感染。

绿甲综合征的皮肤镜表现（图 13-17）：

（1）墨绿色色素沉着。

（2）边缘可见绿色减退呈黄色。

图 13-17　绿甲综合征皮肤镜表现:甲板远端可见边界清楚的墨绿色色素沉着斑（红色箭头）,边缘可见绿色减退呈黄色（×20）

五、甲真菌病

甲真菌病（onychomycosis）分远端甲下型、白色浅表型及近端甲下型,其中远端甲下型最见。临床上常表现为甲床角化过度、远端甲板变黄增厚和甲剥离,严重时整个甲床及甲板均受累。

甲真菌病的皮肤镜表现（图 13-18）：

（1）锯齿状边缘,见于正常甲与病变部位交界处,锯齿尖峰朝向甲近端。

（2）甲板黄白色纵行条纹。

（3）远端不规则终止纹。

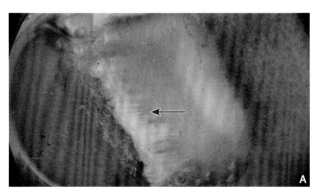
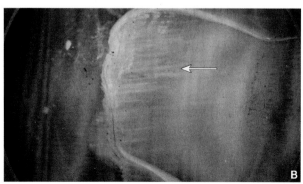

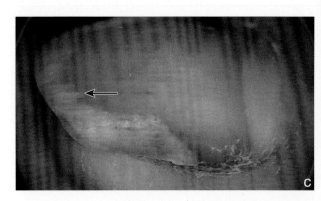
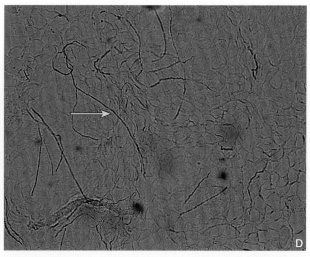

图 13-18　甲真菌病(远端甲下型)

A. 甲板远端毁损,可见锯齿状边缘(红色箭头)(×20);B. 甲板远端毁损,可见黄白色纵行条纹(黄色箭头)(×20);
C. 正常甲与病变部位交界处可见尖峰朝向近端甲的锯齿状边缘(红色箭头)(×20);D. 图 C 患者的真菌镜检,可见大量菌丝(黄色箭头,图 C 皮损处)

小贴士:

锯齿状边缘是甲真菌病和甲银屑病的鉴别要点。

六、甲扁平苔藓

扁平苔藓(nail lichen planus)常累及甲部,且指甲较趾甲更易受累。甲扁平苔藓发展阶段不同,甲改变表现不尽相同,常见的临床表现有甲变薄、甲隆起、甲裂隙、甲背翼状胬肉、甲剥离、甲增厚及黄色变等。

甲扁平苔藓的皮肤镜表现(图 13-19):

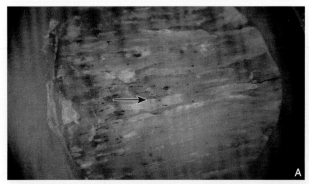
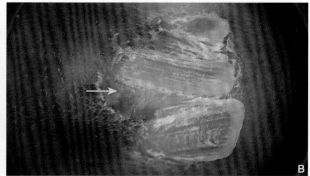

图 13-19　甲扁平苔藓皮肤镜表现(×20)

A. 可见甲板碎裂(红色箭头)、纵行条纹、碎片状出血;B. 可见甲分裂、甲板萎缩、翼状胬肉(黄色箭头)

(1) 甲母质病变的皮肤镜表现为纵行条纹、点状凹陷、甲沟炎、翼状胬肉、甲半月红色斑片、粗糙甲。

(2) 甲床病变的皮肤镜表现为甲碎裂、甲异色、甲松解、甲下角化过度及碎片状出血。

(3) 随病情发展,甲母质、甲床、甲周皮可同时受累,表现为向甲床中心聚集的纵嵴隆起及甲板萎缩,严重病例甚至出现无甲。

七、银屑病甲改变

多达50%的银屑病患者出现甲改变,且甲改变可以是银屑病的唯一表现。银屑病甲改变(nail psoriasis)的典型临床表现包括不规则点状凹陷,甲床油滴现象及甲剥离伴随红斑样边界。此外,还有一些非特异性甲异常,包括甲床角化过度、甲板增厚、碎屑剥脱和甲沟炎。

银屑病甲改变的皮肤镜表现(图13-20):

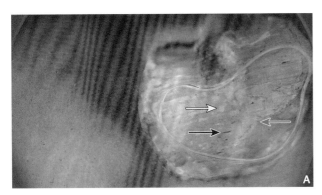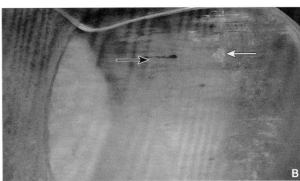

图13-20　银屑病甲改变的皮肤镜表现(×20)

A. 可见甲下碎片状出血(红色箭头)、甲点状凹陷(黄色箭头)、甲远端缺损(绿色箭头);B. 可见甲点状凹陷(黄色箭头)、纵行甲下出血(红色箭头)

(1) 碎片状出血。

(2) 甲点状凹陷。

(3) 远端甲剥离。

(4) 甲下毛细血管扩张。

其中皮肤镜下的甲下毛细血管扩张、甲横纹、甲沟炎、甲点状凹陷等与疾病的严重程度呈正相关。

八、连续性肢端皮炎甲改变

连续性肢端皮炎甲改变(acrodermatitis of the nail)是该病的典型临床特征之一,常表现为甲周和甲板下反复发作的脓疱。其他症状包括甲剥离、脱甲、甲床和甲周鳞屑等。

连续性肢端皮炎甲改变的皮肤镜表现(图13-21):

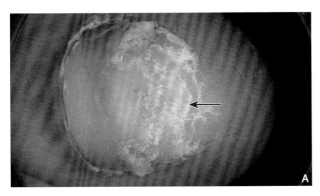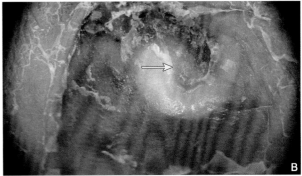

图13-21　连续性肢端皮炎甲改变的皮肤镜表现(×20)

A. 甲板部分缺失,远端黄白色鳞屑(红色箭头);B. 甲板缺失,甲床可见黄色脓疱(黄色箭头)、鳞屑

(1) 黄白色角化过度/鳞屑。

(2) 脓疱。

小贴士：

甲床小脓疱具有特征性！

九、甲营养不良

甲营养不良（onychodystrophy）是指各种因素造成的甲形态及结构异常，其临床发生率较高，可表现为甲变薄、浑浊、变形等，部分患者甚至可合并多种损害。甲营养不良的病因复杂，可与其他皮肤病如银屑病、湿疹以及全身疾病有关，另外，药物和局部因素也可引起该病，部分患者发病无明显诱因，称特发性甲营养不良。

甲营养不良的皮肤镜表现（图13-22）：

（1）规则斑片。

（2）部分或完全均质背景。

十、甲鳞状细胞癌

甲鳞状细胞癌为最常见的甲附属器恶性肿瘤，最常累及中年男性手指甲，临床上可见慢性生长的甲周或甲下包块，可能破溃和出血，常见甲周肿胀及炎症。

甲鳞状细胞癌的皮肤镜表现（图13-23）：

（1）纵行甲黑线或甲红线。

（2）不规则血管。

（3）片状出血。

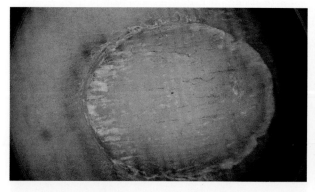

图13-22 甲营养不良皮肤镜表现：可见甲板规则斑片、裂隙（×20）

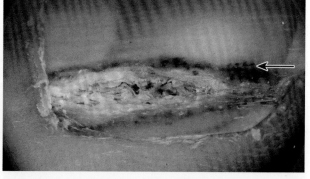

图13-23 甲鳞状细胞癌皮肤镜表现：甲板纵行甲红线，其内可见黄白色鳞屑、肿物、片状出血（红色箭头）（×20）

参考文献

[1] TRUEB R M，REZENDE H D，DIAZ MFRG. Dynamic Trichoscopy[J]. JAMA Dermatol，2018，154（8）：877-878.

[2] 中西医结合学会皮肤性病学专业委员会皮肤影像学亚专业委员会. 毛发疾病皮肤镜诊断专家共识. 中国麻风皮肤病杂志，2016，32（3）：129-132.

[3] PIRMEZ R，TOSTI A. Trichoscopy Tips[J]. Dermatol Clin，2018，36（4）：413-420.

[4] KARADAGKOSE O，GULEC A T. Clinical evaluation of alopecias using a handheld dermatoscope[J]. J Am Acad Dermatol，2012，67（2）：206-214.

［5］ MAHMOUDI H,SALEHI M,MOGHADASS,et al. Dermoscopic Findings in 126 Patients with Alopecia Areata:A Cross-Sectional Study［J］. Int J Trichol,2018,10(3):118-123.

［6］ TAWFIK SS,SOROUR OA,ALARINY AF,et al. White and yellow dots as new trichoscopic signs of severe female androgenetic alopecia in dark skin phototypes［J］. Int J Dermatol,2018,57(10):1221-1228.

［7］ RAKOWSKA A,SLOWINSKA M,KOWALSKA-OLEDZKA E,et al. Dermoscopy in female androgenic alopecia:method standardization and diagnostic criteria［J］. Int J Trichol,2009,1(2):123-130.

［8］ WASKIEL A,RAKOWSKA A,SIKORA M,et al. Trichoscopy of alopecia areata:An update［J］. J Dermatol,2018,45(6):692-700.

［9］ LACARRUBBA F,MICALI G,TOSTI A. Scalp dermoscopy or trichoscopy［J］. Curr Probl Dermatol,2015,47:21-32.

［10］ KHUNKHET S,VACHIRAMON V,SUCHONWANIT P. Trichoscopic clues for diagnosis of alopecia areata and trichotillomania in Asians［J］. Int J Dermatol,2017,56(2):161-165

［11］ PIRACCINI B M,BROCCOLI A,STARACEM,et al. Hair and Scalp Manifestations in Secondary Syphilis:Epidemiology,Clinical Features and Trichoscopy［J］. Dermatology,2015,231(2):171-176.

［12］ DOCHE I,HORDINSKY M K,VALENTE N Y,et al. Syphilitic Alopecia:Case Reports and Trichoscopic Findings［J］. Skin Appendage Disord,2017,3(4):222-224.

［13］ LALLAS A,APALLA Z,LEFAKI I,et al. Dermoscopy of discoid lupus erythematosus［J］. Br J Dermatol,2013,168:284-288.

［14］ SACEDA-CORRALO D,TOSTI A. Trichoscopic Features of Linear Morphea on the Scalp［J］. Skin Appendage Disord,2018,4(1):31-33.

［15］ SACEDA-CORRALO D,FERNANDEZ-CREHUET P,et al. Clinical Description of Frontal Fibrosing Alopecia with Concomitant Lichen Planopilaris［J］. Skin Appendage Disord,2018,4(2):105-107.

［16］ NASCIMENTO L,ENOKIHARA M,VASCONCELLOS M. Coexistence of chronic cutaneous lupus erythematosus and frontal fibrosing alopecia［J］. An Bras Dermatol,2018,93(2):274-276.

［17］ ALESSANDRINI A,STARACE M,PIRACCINI B M. Dermoscopy in the Evaluation of Nail Disorders［J］. Skin Appendage Disord,2017,3(2):70-82.

［18］ MUN J H,KIM G W,JWA S W,et al. Dermoscopy of subungual haemorrhage:its usefulness in differential diagnosis from nail-unit melanoma［J］. Br J Dermatol,2013,1138(13):1224-1229.

［19］ OHN J,CHOE Y S,MUN J H. Dermoscopic features of nail matrix nevus(NMN)in adults and children:A comparative analysis［J］. J Am Acad Dermatol,2013,75(3):535-540.

［20］ OHN J,JO G,CHO Y,et al. Assessment of a Predictive Scoring Model for Dermoscopy of Subungual Melanoma In Situ［J］. JAMA Dermatol,2018,154(8):890-891.

［21］ INOUE Y,MENZIES S W,FUKUSHIMA S,et al. Dots/globules on dermoscopy in nail-apparatus melanoma［J］. Int J Dermatol,2014,53(1):88-92.

［22］ ROMASZKIEWJCZ A,SLAWINSKA M,SOBJANEK M,et al. Nail dermoscopy(onychoscopy)is useful in diagnosis and treatment follow-up of the nail mixed infection caused by Pseudomonas aeruginosa and Candida albicans［J］. Postepy Dermatol Alergol,2018,35(3):327-329.

［23］ BHAT Y J,MIR M A,KEEN A,et al. Onychoscopy:an observational study in 237 patients from the Kashmir Valley of North India［J］. Dermatol Pract Concept,2018,8(4):283-291.

［24］ NAKAMURA R,BROCE A A,PALENCIA D P et al. Dermatoscopy of nail lichen planus. International［J］J Dermatol,2013,52(13):1384-1387.

［25］ GOLINSKA J,SAR-POMIAN M,RUDNICKA L. Dermoscopic features of psoriasis of the skin,scalp and nails-A systematic review［J］. J Eur Acad Dermatol Venereol,2019,33:648-660.

［26］ YORULMAZ A,ARTUZ F. A study of dermoscopic features of nail psoriasis［J］. Postepy Dermatol Alergol,2017,34(1):28-35.

［27］ ERRICHETTI E,STINCO G. Dermoscopy in facilitating the recognition of acrodermatitis continua of Hallopeau［J］. J Dermatol,2017,44(11):e286-e287.

［28］ RAMOS PINHEIRO R,DOMINGUES T D,SOUSA V,et al. A Comparative Study of Onychomycosis and Traumatic Toenail

Onychodystrophy Dermoscopic Patterns[J]. J Eur Acad Dermatol Venereol,2019,33:786-792.

[29] 中国医疗保健国际交流促进会皮肤科分会皮肤影像学组,中华医学会皮肤性病学分会皮肤病数字化诊断亚学组,中国中西医结合学会皮肤性病专业委员会皮肤影像学组,等.鳞状细胞肿瘤皮肤镜特征专家共识(2017)[J].中华皮肤科杂志,2018,51(2):87-91.

第十四章

皮肤镜产品介绍

目前市场上的皮肤镜产品主要分为经典型手持式皮肤镜、可连接数码相机的手持式皮肤镜、自带图像采集配件的皮肤镜、可连接智能手机的皮肤镜、台式皮肤镜系统、全身偏振照相系统六大类,本章将对其分别进行简要介绍。由于目前多数产品在各种国内外会议、网络渠道获取均相对较为方便,且国内外代理商变动较为频繁,本书中将不再对产品获取渠道进行介绍。

一、经典型手持式皮肤镜

指主要用于肉眼直接检查皮损的皮肤镜,多配置有内部标准的照明光源,优点为方便携带使用,直接在体观察皮损,皮损信息更为真实丰富,且价格相对低廉。但单纯手持式皮肤镜无法记录和保存影像,较适合作为门诊快速筛查使用。

手持式皮肤镜同样根据消除表皮反光的方式不同分为偏振式和非偏振式(浸润式)。非偏振式(浸润式)皮肤镜更为古老且经典,目前一些皮肤镜厂商仍然在生产类似设备。浸润式皮肤镜通过液体浸润镜头和皮损,消除表面反光,可获得较深层次的图像信息,但每次均需消毒、选择、涂抹并擦拭浸润液等,使用不便,且镜头接触皮肤可能压闭血管,影响观察,目前必须使用的场景已经较少。

浸润式皮肤镜需浸润液,一般来说折射率超过空气的液体都可作为浸润液,如乙醇凝胶、水、液状石蜡、超声耦合剂等,无破损的皮损可选择乙醇凝胶(如免洗手消毒液等),可同时起消毒作用。破损皮肤可选择液状石蜡等无水浸润液,使用后需用乙醇棉片或纱布浸湿乙醇擦拭消毒皮肤镜镜头。

偏振式皮肤镜使用更为方便,无须接触皮损,避免压迫血管,并可观察到某些偏振式皮肤镜下独有现象(如亮白色条纹、十字花瓣征、彩虹现象等),且即取即用,无须耗材或使用前准备。但偏振式皮肤镜对于某些皮损特征可能遗漏,如脂溢性角化病中对于粟粒样囊肿的观察可能不清楚,对甲襞毛细血管观察效果不理想等。因此,近几年上市的皮肤镜均同时具有偏振式和非偏振式观察所用的镜头(或光源)。该类设备包括:美国 3Gen 的 Dermlite DL100、Carbon、美国 Canfiled 的 VISIOMED Luminis、德国 Heine 的 mini-i3000、NC1 等。

二、可连接数码相机的手持式皮肤镜

由于皮肤镜图像同皮损照片一样为客观的皮损表现证据,因此很多时候留存皮肤镜影像进行观察及研究,对皮肤病学的发展有较为重大的作用,因此连接数码相机的皮肤镜逐渐出现。初期的设备仅为连接体视镜和数码相机之间的转接套件,后来则有专门供数码相机使用的皮肤镜。这类皮肤镜的优点在于,配合高像素的单反数码相机可以获得视野宽阔并且高质量的皮肤镜照片。但拍摄过程较为烦琐,需标定靶皮损,并由经过培训的摄影师进行拍照,因此通常仅用于专业医疗机构及皮肤镜学相关专家。该类设备包括德国 Heine 的 Delta 20T、德国 DermoScan 的 DermoGenius Ⅱ、美国 3Gen 的 Dermlite Foto 系列、美国 Canfiled 的 VEOS SLR 等。

三、自带图像采集配件的皮肤镜

指皮肤镜镜头与图像采集器(如 CCD)集成于同一设备的一体型皮肤镜。其优点在于设备经过生产商预先调试后,镜头与图像采集器的匹配度更好,可以放大非常高的倍数,无须进行焦距调整及图像采集

区设定,机身往往集成屏幕,可以即时进行图像查看,也可通过无线信号将图像传输到电脑屏幕或智能设备中观看及处理。但集成设备往往图像采集较慢,有时图像色彩还原度偏低,价格偏贵,且图像采集器不易进行升级换代,更适合进行毛发观察、出具皮肤镜报告及医疗美容机构应用。该类设备包括美国 Canfield 的 VISIOMED D200EVO、E50+、美国 3Gen 的 DermLite Cam、德国 DermoScan 的 Dynamify、广州创弘的 CH-DS50 等。

四、可连接智能手机的皮肤镜

随着智能手机的逐渐进步,很多手机的图像拍摄效果已经可以媲美专业的数码相机,且拍照迅捷,因此用于连接智能手机的皮肤镜在目前皮肤市场上有独特的亮点。该类设备的优点在于,可以方便地通过卡扣、磁吸或夹子等连接方式与智能手机连接,并可将皮肤镜取下单独消毒,使用和清洁均较为方便,图像质量也较高(根据所用手机的成像质量而异),在某些大屏幕设备上可以直接观察到皮损的细节。结合了手持皮肤镜的易用性和集成一体式皮肤镜的存储、保存、分析功能,有的 App 可直接用于分析图像(如色素痣的危险程度等),深受皮肤科医师喜爱,为高质量图像和方便使用兼顾的折中方案。但该类皮肤镜同时受到皮肤镜本身和手机镜头清洁的影响,如灰尘及镜头油污等,更容易发生成像质量方面的问题。并且手机容易跌落和丢失,数据安全方面尤其需要关注。该类设备包括美国 3Gen 的 DermLite DL1、DL200、DL3N、DL4、HÜD,德国 Fotofinder 的 Handyscope,德国 Heine 的 iC1、NC2,加拿大 MetaOptima 的 MoleScope Ⅱ美国 Canfield 的 VEOS HD1、HD2、DS3,韩国 Illuco 的 IDS-1100,北京德麦特的 DMT-100、DMT-200,北京锐像的 Polairis-1,南京倍宁的 BN-FDJ-I 等。

五、台式皮肤镜系统

多用于医疗机构,可对患者进行建档、管理、存储、分析、监测皮损信息(包括毛发信息分析处理),也可整合为皮肤影像管理系统,供医学、教育及研究应用。台式皮肤镜也可用于批量检查及多种皮肤检查方式的集成和综合应用(偏振、非偏振、紫外、毛发、全身偏振照相和三维照相等)。台式设备的优点在于,其成像质量和视野方面类似单反数码相机,在镜头和图像采集器的匹配性方面类似集成一体式皮肤镜,在易用性和功能方面比智能手机更强,数据安全储存、备份等方面更容易实现。但该类设备体积较大,不易携带,某些检查量较大的机构可能需配备专门操作系统的技术人员,适合医疗机构出具检查报告、管理患者及数据二次开发时应用。该类设备包括奥地利 Derma Medical Systems 的 MoleMax HD,英国 Pixience 的 C-Cube 2,美国 Canfield 的 VISIOMED,德国 FotoFinder 的 Dermoscope,德国 DermoScan 的 DermoGenius ultra,意大利 Horus 的 HS500,北京德麦特的 Dermoscopy-Ⅱ,广州创宏的 CH-DSIS-2000、2000 Plus、南京倍宁的 BN-PFMF-8001,中国台湾晋弘的 DDC/DSC-100,中国台湾 CBS 的 CBS-907/908 等。

六、全身偏振照相系统

独立于皮肤镜系统之外,但常与台式皮肤镜系统共同出现。全身皮肤偏振照相系统可以捕捉全身几乎整个皮肤表面的宏观精细影像和皮肤表面的几乎所有损害信息。所配备的图像分析软件可方便临床医生绘制、测量和跟踪色素性病变等皮损,并记录和监测全身分布的皮肤损害的变化,减少病人评估所需的时间。结合已配备的数字化皮肤镜系统,可快速定位皮损并归类皮肤镜图像,对皮肤肿瘤的随访提供了客观的记录和简捷的查阅方式。

全身三维偏振照相系统更可获得皮肤表面纹理情况和体积信息,可用于色素性病变和全身分布的病变进行跟踪,包括恶性黑素瘤、发育不良痣综合征、非黑素性皮肤肿瘤、银屑病、皮肤 T 细胞淋巴瘤、重症药疹、整形外科及乳腺外科术前术后评估、烧伤管理、淋巴水肿管理、白癜风,以及神经纤维瘤病等的记录和分析。该类设备包括德国 FotoFinder 的 Bodystudio ATBM、奥地利 MoleMax 的 Derma Medical Systems、美国 Canfield 的 Vectra 3D、德国 DermoScan 的 DermoScan X2 等。

皮肤镜设备多种多样,具体选择方面,需考虑成本、成像质量、使用方便程度,并结合自身需求进行选择。作为皮肤科医生的"听诊器",笔者更推荐医师个人日常选择便携性更高、开机更快、使用更方便的便携式手持产品或连接智能手机皮肤镜;而机构用户用于照片存档、分析整理、出具报告时,台式设备相对更符合机构应用的要求。总结其便捷性:经典手持皮肤镜>连接智能手机皮肤镜>连接相机的设备>台式设备;保存图像质量:连接单反数码相机的皮肤镜≈台式设备>智能手机皮肤镜>集成式皮肤镜设备。

参考文献

[1] MASSONE C,DI-STERFANI A,SOYER H P. Dermoscopy for skin cancer detection[J]. Curr Opin Oncol,2005,17(2): 147-153.

[2] Dermoscopic equipment,in DERMOSCOPEDIA[EB/OL].[2019-10-30]. https:∥dermoscopedia. org/Overview_dermoscopic_ equipment.

第十五章

皮肤镜图像智能辅助诊断

尽管皮肤镜能够帮助医生确诊皮肤病变,但依靠肉眼对皮肤病变进行诊断,主观性大,即使训练有素的专家其诊断也存在较大的差异。皮肤镜图像智能辅助诊断系统正是解决这个问题的有效途径,其可以对病变组织自动提取、智能识别,具有定量测量和分析的功能,使诊断更加精确、客观。

皮肤镜图像辅助诊断系统包括预处理去噪、图像分割、特征提取和分类识别等四个环节,如图 15-1 所示。预处理主要用来去除图像中的模糊、光照不均、毛发噪声等,以提高图像的质量;图像分割用来将皮损目标从正常皮肤背景中提取出来;特征提取是将皮损目标的描述转化成数学能够计算的方式;分类识别则是根据特征提取得到的数据对目标进行识别,确定病变类型。

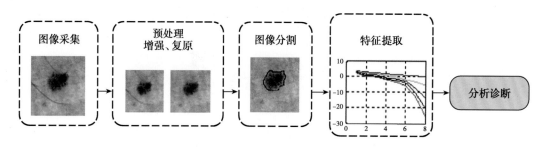

图 15-1　皮肤镜图像智能辅助诊断流程

皮肤镜图像智能辅助诊断技术的方法有很多,我们可以大致将其分为基于传统机器学习的方法和基于深度学习的方法。基于传统机器学习的辅助诊断方法严格按照这几个步骤依次进行处理,最后得出分析诊断的结果。而基于深度学习的辅助诊断方法则主要是利用卷积神经网络进行端到端的处理,它可以省掉预处理过程而直接产生分割结果,也可以将图像输入网络后直接对皮损目标进行分类识别。本章将从传统机器学习和深度学习两个方面,对皮肤镜图像的智能辅助诊断技术进行介绍。

第一节　基于传统机器学习的皮肤镜图像智能辅助诊断

传统的机器学习方法将皮肤镜图像辅助诊断系统的各个步骤看作独立的过程,每个过程单独处理,将这些过程的处理结果前后串联起来,就得到分析诊断的结果。针对每个过程有不同的图像处理方法,比如在图像分割部分,有基于大津阈值的分割方法、基于区域生长的分割方法、基于统计区域融合的分割方法等,这些分割方法都可以从图像中分割出皮损目标;而在分类识别步骤,则可以用反向传播(back propagation,BP)神经网络对皮损进行识别,也可以用支持向量机(support vector machine,SVM)对皮损进行识别。考虑到本书面向的是医学专业人员,其重点关注的是对皮肤镜图像辅助诊断系统的理解,因此本章针对每个处理步骤,都是采用比较简单的图像处理方法,而对较深入的图像处理知识,本书不做过多讨论。

一、皮肤镜图像预处理

预处理工作是用来提高皮肤镜图像质量的,我们以毛发为例,来阐述图像预处理过程。

1. 基于闭 Top-Hat 变换的毛发提取　闭 Top-Hat 变换是常用的一种形态学滤波器,利用它可以从图像中检测出较周围背景暗的结构。令 f 为输入图像,g 为结构元素,利用 g 对 f 作闭运算表示为 $f \cdot g$,其定义为:

$$f \cdot g = [f \oplus (-g)] \ominus (-g) \tag{1}$$

其中 $-g$ 是 g 关于坐标原点的对称集,由 g 相对原点旋转 180° 得到。即闭运算是用 $-g$ 对 f 进行膨胀,将其结果再用 $-g$ 进行腐蚀。则闭 Top-Hat 变换的定义为:

$$Vally(f) = (f \cdot g) - f \tag{2}$$

闭 Top-Hat 算子能检测出图像中的谷结构,因此也叫波谷检测器。在皮肤镜图像中,毛发的亮度值较周围像素要暗,恰好可以看作波谷信号。对图 15-2A 做波谷检测的结果见图 15-2B,可以看出,弱毛发和强毛发一起被凸显出来,毛发区域与其他非毛发像素间的对比度大大提高了。再将图 15-2B 进行二值化,即可将毛发目标提取出来,如图 15-2C 所示。

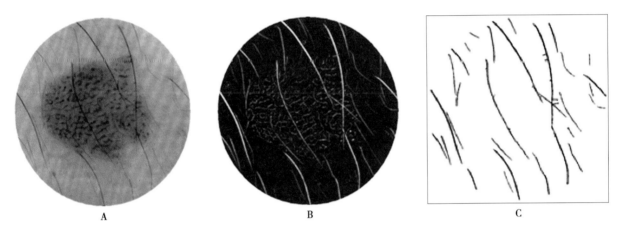

图 15-2　基于 Top-Hat 变换的毛发增强和二值化实例
A. 原图;B. Top-Hat 变换;C. 二值化

2. 基于偏微分方程的毛发去除　假设待修复的初始图像为 $I_0(i,j)$,图像修复的过程就是一个得到逐渐改善版本的过程,将这个过程中得到的一系列中间结果看作是一个迭代变化的图像系列 $I_n(i,j)$。将这个过程用数学语言描述如下:

$$I^{n+1}(i,j) = I^n(i,j) + \frac{\lambda}{s} \sum_{p \in D} c(\nabla^t I(i,j)) \nabla I^t(i,j) \tag{3}$$

上式 (i,j) 表示像素点坐标,D 表示像素 (i,j) 的邻域(通常为上下左右 4 个相邻点),s 表示邻域点个数,常量 λ 是一个正数,反映分布系数权值,也就是平滑程度,n 表示目前的步骤即迭代次数,$\nabla I(i,j)$ 表示像素 (i,j) 的拉普拉斯梯度,c 是扩散系数,t 是图像的梯度阶数,通常 t 取 1~2,取值过大可能破坏非毛发部分的信息。

针对彩色的皮肤黑素细胞瘤图像,利用图 15-2C 获得的毛发区域作为掩模图像,对掩模处的像素采用公式(3)在 R、G、B 三个域上分别进行重复迭代,即可得到图像修复的结果。图 15-3 是毛发遮挡信息恢复的实例结果,其中 λ 取 0.8,邻域 D 为上下左右四个像素,迭代次数为 30 次。从图中可以看出,所修复的结果与人眼对皮损目标纹理的理解相一致。

二、皮肤镜图像的分割

大津阈值(Otsu's thresholding),也叫最大类间方差阈值,是 1980 年由日本的大津展之提出,它是在判别与最小二乘法原理的基础上推导出来的,可得到较好的结果。

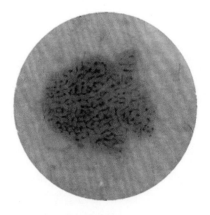

图 15-3 采用 PDE 方法对毛发遮挡信息修复实例

设一幅图像的灰度值为 $1 \sim m$ 级，灰度值 i 的像素数为 n_i，然后用 t 将其分成两组 $C_0 = \{1 \sim t\}$ 和 $C_1 = \{t+1 \sim m\}$，则两组间的方差用下式求出

$$\delta^2(t) = w_0 w_1 (\mu_1 - \mu_0)^2 \tag{4}$$

其中，μ 和 μ 是两组的均值，w_0 和 w_1 是两组产生的概率。

从 $1 \sim m$ 之间改变 t，求上式为最大值时的 t，即求 $\max \delta^2(t)$ 时的 t^* 值，此时，t^* 便是阈值。图 15-4 是对两幅皮肤镜图像进行大津阈值分割的实例，其中 A 是待分割图像，B 是它的直方图，可以看到图像的目标和背景对应了两个峰值，最佳阈值落在两个峰之间，用该阈值进行二值化，得到 C 所示的大津阈值结果，D 是将 C 的边界线叠加到原图上的效果，可以看到目标被成功分割出来。

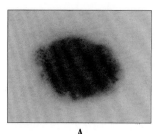 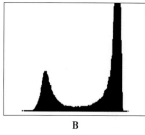 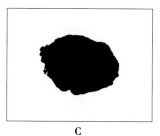 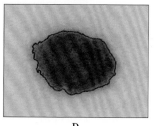

A   B   C   D

图 15-4 大津阈值分割实例

三、皮损目标的特征描述

图像经过分割后会得到目标所在区域。而为了让计算机能识别皮损，必须对皮损目标的颜色、纹理、形状和边界等用更加简洁明确的数值和符号进行描述，这些从原始图像中产生的数值和符号反映了目标的最重要信息和主要特性。我们以纹理特征为例，来介绍皮肤镜图像的特征提取过程。

一般地说，纹理就是指在图像中反复出现的局部模式和它们的排列规则，是图像像素灰度级或颜色的某种规律性的变化，这种变化是与空间统计相关的，如图 15-5 所示。灰度共生矩阵是最常用的纹理统计分析方法之一，它通过计算图像中特定方向和特定距离的两像素间从某一灰度过渡到另一灰度的概率，反映图像在方向、间隔、变化幅度及快慢的综合信息。设 $f(x,y)$ 为一幅 $N \times N$ 的灰度图像，$d = (dx, dy)$ 是一个位移矢量，其中 dx 是行方向上的位移，dy 是列方向上的位移，L 为图像的最大灰度级数。灰度共生矩阵定义为从 $f(x,y)$ 的灰度为 i 的像素出发，统计与距离为 $\delta = (dx^2 + dy^2)^{\frac{1}{2}}$，灰度为 j 的像素同时出现的概率 $p(i, j | d, \theta)$，如图 15-6 所示。用数学表达式则为：

$$p(i,j | d, \theta) = \{(x,y) | f(x,y) = i, f(x+dx, y+dy) = j\} \tag{5}$$

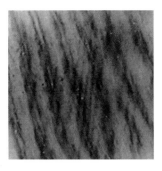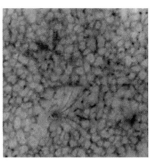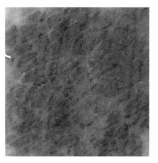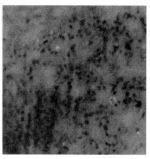

图 15-5　几种皮肤镜图像的纹理

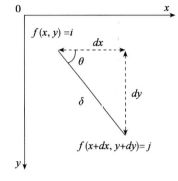

图 15-6　灰度共生矩阵的像素对

对其归一化可得：

$$\hat{p}(i,j\,|\,d,\theta)=\frac{p(i,j\,|\,d,\theta)}{S} \tag{6}$$

其中 S 为各元素之和。

灰度共生矩阵反映了图像灰度分布关于方向、邻域和变化幅度的综合信息,但它并不能直接提供区别纹理的特性。因此,有必要进一步从灰度共生矩阵中提取描述图像纹理的特征,用来定量描述纹理特性。下面是最常用的五种特征量计算公式：

1. 对比度

$$CON=\sum_i\sum_j(i-j)^2\hat{p}(i,j\,|\,d,\theta) \tag{7}$$

图像的对比度可以理解为图像的清晰度,即纹理清晰程度。在图像中,纹理的沟纹越深,其对比度越大,图像的视觉效果越清晰。

2. 能量

$$ASM=\sum_i\sum_j\hat{p}(i,j\,|\,d,\theta)^2 \tag{8}$$

能量(或角二阶矩)是对图像灰度分布均匀性的度量。当灰度共生矩阵的元素分布较集中于主对角线时,说明从局部区域观察图像的灰度分布是较均匀的。从图像的整体来观察,纹理较粗,ASM 较大,即粗纹理含有较多的能量;反之,细纹理则 ASM 较小,含有较少的能量。

3. 相关性

$$C(d,\theta)=\frac{\sum_i\sum_j ij\hat{p}(i,j\,|\,d,\theta)-\mu_1\mu_2}{\sigma_1^2\sigma_2^2} \tag{9}$$

其中,$\mu_1=\sum_i i\sum_j\hat{p}(i,j\,|\,d,\theta)$,$\mu_2=\sum_j j\sum_i\hat{p}(i,j\,|\,d,\theta)$

$$\sigma_1^2=\sum_i(i-\mu_1)^2\sum_j\hat{p}(i,j\,|\,d,\theta),\sigma_2^2=\sum_j(j-\mu_2)^2\sum_i\hat{p}(i,j\,|\,d,\theta)$$

相关能够被用来衡量灰度共生矩阵的元素在行的方向或列的方向的相似程度。

4. 熵

$$ENT=-\sum_i\sum_j\hat{p}(i,j\,|\,d,\theta)\log_2\hat{p}(i,j\,|\,d,\theta) \tag{10}$$

熵是图像所具有信息量的度量,纹理信息也属于图像的信息。若图像没有任何纹理,则灰度共生矩阵几乎为零矩阵,熵值接近为零;若图像有较多的细小纹理,则灰度共生矩阵中的数值近似相等,则图像的熵值最大;若图像中分布着较少的纹理,则该图像的熵值较小。

5. 逆差矩

$$Hom = \sum_i \sum_j \frac{\hat{p}(i,j \mid d,\theta)}{1+(i-j)^2} \tag{11}$$

逆差矩是图像纹理局部变化的度量,反映了纹理的规则程度。纹理越规则,逆差矩就越大,反之亦然。

以上是用灰度共生矩阵提取了皮损的 5 个纹理特征。对于纹理特征的描述方法,还有 Gabor 特征、LBP 特征等各种方法。实际上,对于皮损目标的特征提取,包括颜色、边界、形状等各个方面,都可以有很多的特征描述方法。因此在计算机辅助诊断系统中,对于皮损目标的特征提取,通常可以达到几十个甚至上千个的数据。而这些数据,将输入到分类器来得到皮损的类型。

四、皮损目标的分类识别

图像数据经过滤波、增强或复原、分割等处理后,即可将目标物(感兴趣)区域从背景中分离出来,进入目标物分类识别阶段。分类方法有很多种,但每一种都有其优缺点,需要根据实际需求选择合适的分类方法及相应的特征。BP 神经网络是一种前馈型多层神经网络,被很多研究者用于皮损的分类,而且 BP 网络的结构也与当前深度学习网络密不可分,因此本书用 BP 网络为例,来对皮损进行分类。

1. BP 神经网络原理　神经网络中最基本的成分是神经元(neuron)模型。在生物神经网络中,每个神经元与其他神经元相连,当它兴奋时,就会向相连的神经元发送化学物质,从而改变这些神经元内的电位;如果某个神经元的电位超过了一个阈值(threshold),那么它就会被激活。

1943 年,McCulloch 和 Pitts 将上述情形抽象为图 15-7 所示的简单模型,这就是一直沿用至今的 M-P 神经元模型。在这个模型中,单神经元接受到来自 n 个其他神经元传递来的输入信号,通过带权重的连接进行传递,经过激活函数的处理以产生神经元的输出。图中 x_i 表示来自第 i 个神经元的输入,w_i 表示第 i 个神经元的连接权重,θ 代表阈值,y 表示该神经元的输出值。

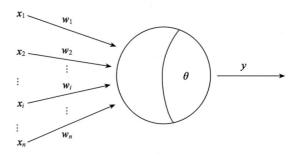

图 15-7　M-P 神经元模型

理想中的激活函数是图 15-8(A)所示的阶跃函数,它将输入值映射为输出值"0"或"1",显然"1"对应于神经元兴奋,"0"对应于神经元抑制。然而,阶跃函数具有不连续、不光滑等不太好的性质,因此实际常用 Sigmoid 函数作为激活函数,公式如下所示:

$$f(x) = \frac{1}{1+e^{-x}} \tag{12}$$

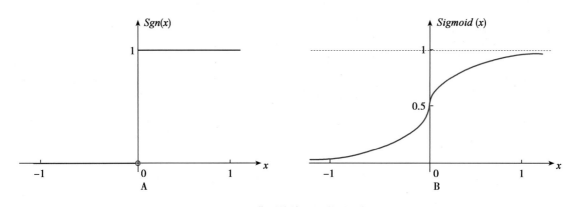

图 15-8　典型的神经元激活函数
A. 阶跃函数;B. Sigmoid 函数

经典的 Sigmoid 函数如图 15-8(B)所示,它把可能在较大范围内变化的输入值挤压到(0,1)输出值范围内,因此有时也称为挤压函数。

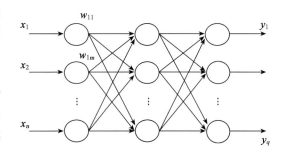

图 15-9　三层 BP 网络模型

一个 BP 神经网络包括一个输入层和一个输出层,输入层和输出层之间包括若干个隐层,且以单向前馈方式形成耦合关系,同层神经元之间不存在相互连接,图 15-9 即是一个含一个隐层的简单 BP 网络模型。根据 BP 学习算法,当给定网络的一个输入模式时,它由输入层单元送到隐层单元,经隐层单元逐层处理后再送到输出层单元,由输出层单元处理之后得到一个输出模式,因此称之为前馈型组织结构。如果输出响应与期望输出模式之间有误差,且不满足要求,则通过误差的反向传播实现权值的修正和优化。

BP 神经网络学习采用梯度下降法,主要分为输入模式顺传播和输入误差逆传播两部分。首先需要利用输入模式求出它所对应的实际输出,如式(13)所示。

$$y_k = f(s_k) = \frac{1}{1 + \exp\left(-\sum_{j=1}^{p} v_{kj} b_j + \theta_k\right)}, k = 1, 2, \cdots, q \tag{13}$$

其中,y_k 是输出层第 k 个单元值,s_k 为隐含层各神经元的激活值,v_{kj} 是隐含层到输出层的权值,b_j 为隐含层 j 单元的输出值,θ_k 是输出层单元阈值。

在模式顺传播计算中我们得到了网络的实际输出值,当这些实际的输出值与期望的输出值误差大于所限定的数值时,就要对网络进行修正。这里的修正是从后向前进行的,所以叫做误差逆向传播,计算时从输出层到隐含层,再从隐含层到输入层。

我们首先计算输出层的修正误差为如式(14)所示。

$$d_k = (O_k - y_k) y_k (1 - y_k), k = 1, 2, \cdots, q \tag{14}$$

式中,y_k 是实际输出,O_k 是期望输出。

随后计算隐含层各单元的修正误差为:

$$e_j = \left[\sum_{k=1}^{q} v_{kj} d_k\right] b_j (1 - b_j), j = 1, 2, \cdots, p \tag{15}$$

输出层到隐含层连接权和输出层阈值的修正量如式(16)(17)所示:

$$\Delta v_{kj} = \alpha \cdot d_k \cdot b_j \tag{16}$$

$$\Delta \theta_k = \alpha \cdot d_k \tag{17}$$

式中,b_j 为隐含层 j 单元的输出,d_k 为输出层的修正误差,α 是大于 0 小于 1 的学习系数。

隐含层到输入层的修正量如式(18)(19)所示:

$$\Delta w_{ji} = \beta \cdot e_j \cdot x_i \tag{18}$$

$$\Delta \theta_j = \beta \cdot e_j \tag{19}$$

式中,e_j 为隐含层 j 单元的修正误差,β 为大于 0 小于 1 的学习系数。

为使网络的输出误差趋于极小值,对于 BP 神经网络输入的每一组训练模式,一般要经过数百次甚至上万次的循环记忆训练,才能使网络记住这一模式。这种循环记忆训练实际上就是反复重复上面介绍的输入模式。当每次循环记忆训练结束后,都要进行学习结果的判别。判别的目的主要是检查输出误差是否已经小到可以允许的程度。如果是,就可以结束整个学习过程,否则还要继续循环训练。

2. 基于 BP 网络的黑素细胞肿瘤良恶性分类　基于传统机器学习方法的皮肤镜图像分类主要是针对

皮肤黑素细胞肿瘤的良恶性分类。我们收集了黄色人种黑素细胞肿瘤图像共 240 幅进行分类实验,其中恶性样本 80 张、良性样本 160 张。这 240 张图像数据集的 50% 用于训练集,50% 用于测试集。根据黄种人皮肤黑素细胞肿瘤图像的特点,采用上文所述的特征描述方法,我们在 RGB 彩色空间进行颜色、纹理、形状等特征的提取,共获得 57 个特征。这 57 个特征用来作为 BP 网络的输入,即图 15-7 中的 $x_1, x_2, \cdots,$ x_n,此处 $n = 57$。BP 网络结构为 N-N-1,学习率为 0.7,最大训练轮次 1 000 轮,期望错误率为 0.03,激活函数使用 Sigmoid 函数。我们用训练集采用上面的步骤来训练 BP 网络,训练完成后,用训练好的 BP 模型对测试集进行测试,最后得到 80.0% 的敏感度和 93.75% 的特异度,最终分类准确率为 89.17%。

第二节 基于深度学习的皮肤镜图像智能辅助诊断

传统方法往往需对原始图像进行繁杂的预处理,需要有经验的工程师手动设计特征提取器、选择合适的分类器进行分类,泛化能力不强,难以实现复杂的多分类任务。随着大数据时代的到来和计算机硬件的发展,深度学习技术逐渐在医学图像领域中发挥优势。基于深度学习的辅助诊断方法主要是利用卷积神经网络进行端到端的处理,它可以略去预处理过程而输出分割结果,也可以直接对输入网络的皮损目标进行分类识别。本节先简要介绍卷积神经网络的基本组成,再分别讨论深度学习方法在皮损分割、分类中的应用。

一、卷积神经网络原理

作为深度学习方法的一种,卷积神经网络(convolutional neural networks,CNN)是一种深度前馈人工神经网络。普通神经网络的输入层和隐含层一般都采用全连接,这会导致参数巨多,并且提取的特征不具有空间信息。而卷积神经网络最主要的特点就是它采用局部感受野,通过卷积层提取有效的空间信息。此外,局部感受野和权值共享的方法还能大幅度降低参数数量。

1. 卷积神经网络的组成部件 一般来说,CNN 的网络结构中包含有数据输入层、卷积层、池化层、全连接层、激活函数层、输出层和损失函数层。

(1) 数据输入层:输入一张图像,若输入彩色图像,那么输入数据的大小为 M×N×3,M×N 为图像的分辨率,3 是通道数,即 R、G、B 三通道。

(2) 卷积层(convolutional layer):是 CNN 的核心,绝大多数的计算都是由卷积层产生的。卷积层最重要的思想是局部感受野和权值共享。局部感受野使得提取到的特征包含局部信息。卷积层的卷积核数量确定了输入数据经过这层卷积层后得到的特征图数量。而卷积核的大小则确定了局部感受野的大小,即每个神经元只和部分输入神经元相连,这个局部区域的深度和输入数据的深度相同,如图 15-10 所示。

卷积运算为利用卷积核在输入的二维数据上滑动计算,并通过激活函数得到最终的计算结果,即特征图。卷积核的值为权重系

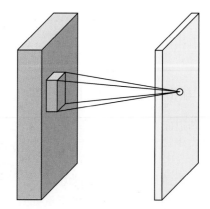

图 15-10 卷积核感受野示意图

数,每次卷积计算的过程是将输入数据的每个通道图像和卷积核所对应位置的值进行加权求和并加上偏置项,公式如下:

$$x_j^l = \sum_{i \in M_j} x_j^{l-1} \cdot k_{ij}^l + b_j^l \tag{20}$$

式(20)中,l 指网络的第 l 层,x_j^l 为该层输出的第 j 张特征图,M_j 为该卷积核对应的像素点集,k_{ij}^l 为该卷积核中的第 i 个参数,b_j^l 为偏置项。

为了进一步减少参数数量,通常还会采用权值共享的方法,即每个神经元对应的卷积核参数一致。

（3）池化层(pooling layer)：也叫下采样层。它通常位于卷积层之后。池化操作是对输入数据进行降采样，以此来减少参数，降低计算量，防止过拟合。此外在一定程度上，特征图也引入了不变性，因为池化滤波器是用一个值来代替整个窗口，这样可以忽略特征的位置或方向信息，起到关注特征其它内容的作用。池化计算的公式如下：

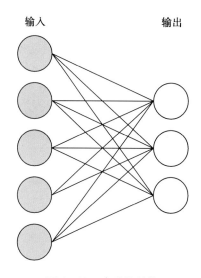

图 15-11 全连接结构

$$x_j^l = \text{down}\left(x_j^{l-1}\right) \tag{21}$$

$\text{down}(x)$ 为下采样函数，常用的下采样函数为取窗口内的平均值、中间值、最大值等。

（4）全连接层(fully connected layer)：通常处于卷积神经网络的最后几层，包括最后的输出层。全连接指的是该层输出的每一个神经元和输入数据的所有神经元相连，图 15-11 为全连接示意图。一般全连接层是为了将特征信息映射到最后输出层的样本标记空间，最终输出该样本是每一类的概率，以此对特征进行分类。但是，由于全连接层和输入数据的每一个神经元都相连，而且它不能采用权值共享，因此全连接层的参数非常多。为了减少网络模型的参数，也可以用全局平均池化来代替全连接层。

（5）激活函数层：主要目的是引入非线性因素，非线性网络的表达能力比线性网络强得多。激活函数不仅需要满足非线性，还需要满足处处可导、单调性和有限输出范围。最早使用的激活函数是 Sigmoid 函数，如公式（12）所示。但是 Sigmoid 函数有一个缺点，就是导数值较小，尤其在远离 0 的时候，导数接近 0，这会导致在训练过程中很容易产生梯度消失问题。之后 ReLU 函数被提出了，公式如下：

$$\text{ReLU}(x) = \begin{cases} x & x > 0 \\ 0 & x \leq 0 \end{cases} \tag{22}$$

如图 15-12 所示，当输入大于 0 时该函数输出等于输入，当输入小于等于 0 时则该函数输出为 0，这样和神经元的激活机制更为相似。并且它的实际使用效果，比起 Sigmoid 函数，网络的收敛速度变得更快，并且准确率也会有所提高。

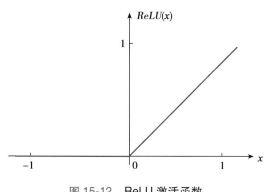

图 15-12 ReLU 激活函数

（6）Softmax 输出层：归一化指数函数，即 Softmax 函数，实际上是有限项离散概率分布的梯度对数归一化。经过全连接层的神经元参数范围往往难以确定，这不利于后续网络训练过程中的反向传播计算。因此，实际应用中常以 Softmax 函数作为神经网络最终的输出层，多用于多分类问题中。

Softmax 函数原理图如图 15-13 所示。函数第一步将模型的预测结果 z 转化到指数函数上，保证输出概率的非负性。为了确保各个预测结果的概率之和等于 1，需要将转换后的结果 e^z 进行归一化处理。随后，将转化后的结果除以所有指数结果之和，即为转化后结果占总数的百分比，从而将多分类输出转化为概率值 y。最终的概率值 y 满足两条性质：预测的概率为非负数；各种预测结果概率之和等于 1。

（7）损失函数层：是 CNN 的一个关键部分。卷积神经网络基本都是监督学习，因此需要损失函数来计算网络模型的期望输出结果和真实输出结果之间的差距来衡量模型的好坏。CNN 训练过程的核心就是反向传播算法，即根据当前损失进行反向传播，改变每一层参数的值，然后反复迭代，使得损失不断降低，直到最后收敛。

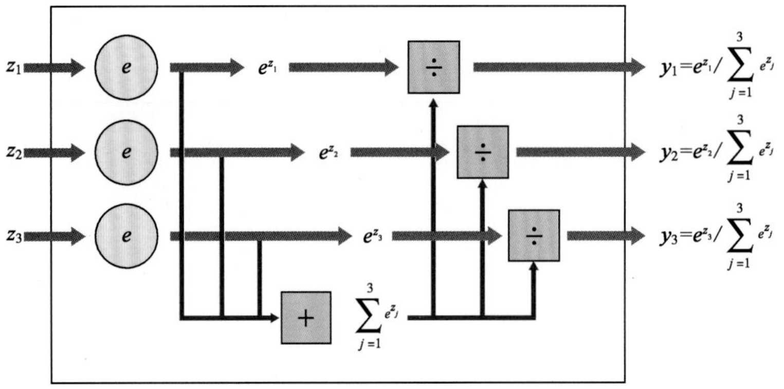

图 15-13 Softmax 函数原理图

分割任务采用骰子系数损失函数(dice coefficient)。这种方法受二分类问题的启发,本质思想是计算测试结果与真值间的重合程度,输出范围为 0 到 1,表示从完全不重合到完全重合的过程。训练过程中网络向损失函数缩小的范围进行,故实际损失函数是骰子系数的补集,其计算公式为:

$$loss = 1 - DC = 1 - \frac{2(A \cap G)}{A + G} \tag{23}$$

其中 DC 表示骰子系数,A 表示实际分割结果,G 表示分割真值。网络训练过程中,根据 $loss$ 减小的方向更新网络参数,使分割结果与真值重合程度越来越高。

分类问题采用经典的交叉熵损失函数。交叉熵最初被应用于信息论,目的是描述测试向量与真值向量的距离。实际问题中,当我们得到一组预测向量后,将向量与真值二值向量进行交叉熵计算。交叉熵越小,则表明它们的概率分布越接近,预测效果越好。通过不断降低交叉熵,神经网络计算得到更合适的参数,损失函数如下所示。

$$loss = \frac{1}{n} \sum_{i=1}^{n} \left[y_i \log(\hat{y}_i) + (1 - y_i) \log(1 - \hat{y}_i) \right] \tag{24}$$

其中 n 表示每个批次中的图像个数,y_i 表示类别真值标签,若原图像为黑色素瘤,则 $y_i = 1$;反之,$y_i = 0$。$\hat{y}_i$ 表示实际的预测概率,范围从 0 到 1。网络训练中,根据 $loss$ 减小的方向更新网络参数,不断提高正确预测类别的概率。

一般的 CNN 网络结构都将卷积层、池化层和非线性激活函数层顺序连接作为一个整体,交替叠加这种结构,起到提取网络局部特征的作用,最后加几层全连接层,将提取到的特征映射为最终的分类概率或是所需要的最终结果。

2. 卷积神经网络的训练过程 卷积神经网络与 BP 网络的训练过程大体相似,通过前向传播得到预测值后,再用反向传播算法链式求导,计算损失函数对每个权重的偏导数,然后使用梯度下降法对权重进行更新。卷积神经网络的训练中超参数的选取尤为重要,神经网络的收敛结果很大程度取决于这些参数的初始化,理想的参数初始化方案使得模型训练事半功倍,不好的初始化方案不仅会影响网络收敛效果,甚至会导致梯度弥散或梯度爆炸。

一般的卷积神经网络采用的是有监督学习的方法进行训练,其训练过程如下:

(1) 选取训练样本集;

(2) 初始化网络各权值和阈值;

(3) 从训练样本集中选取一个向量对输入进网络;

(4) 对选取的样本计算其实际输出值并与理想输出值进行比较,计算出它们的误差值;

(5) 利用得到的误差值按极小化误差方法反向传播调整网络中各权值和阈值;

（6）最后判断网络调整后的总误差 E 与给定的误差阈值 ε 之间的大小,如果 $E \leqslant \varepsilon$,则进入下一步;如果 $E > \varepsilon$ 则网络还没有达到预期目标,需要返回第 3 步继续训练;

（7）训练结束,得到一个学习好的卷积神经网络。

然而实际应用场景由于各种条件限制,往往缺乏足够多有标出的数据。从头训练的网络需要大量带有标注的图片数据,这将耗费大量物力、人力及时间成本。针对实际场景中资源有限的情况,研究人员提出了迁移学习的方法训练网络模型。该方法在已训练好的模型参数迁移到新的模型来帮助新模型训练。考虑到大部分数据或任务都是存在相关性的,迁移学习的训练方法可以利用已经学到的模型参数,加快并优化模型的学习效率,原理如图 15-14 所示。

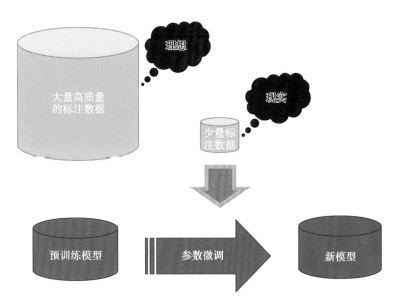

图 15-14　迁移学习在网络训练中的应用

迁移学习是一种新型的模型训练方法,目前已广泛应用在包括医学影像诊断在内的各个领域。在图像数据总量急剧增长而标定数据不足的现状下,通过将大数据训练的模型迁移到小数据上,迁移学习有着强烈的实际需求,其重要性也日益突出。

二、典型的卷积神经网络模型

卷积神经网络是受生物神经学启发并结合人工神经网络而产生的开创性研究成果之一。与传统方法相比,卷积神经网络具有适用性强、特征提取与分类同时进行、泛化能力强、全局优化训练参数少等特点,已经成为目前深度学习领域的重要基石。近年来,随着计算能力和硬件性能的提高,卷积神经网络深度不断加深,产生了包括 AlexNet、GoogLeNet 在内的众多典型的网络结构,这些网络在皮肤镜图像的分割和分类中都有良好的表现。下面介绍这几种常见的网络。

1. AlexNet　2012 年,Alex 设计的 8 层卷积神经网络结构,卷积核尺寸为 11×11,使用 ReLU 作为激活函数、双并行 GPU 实现网络训练,在 ImageNet 图像类（1 000 类,约 128 万张）竞赛上获得冠军,并远超第二名十个百分点。网络结构如图 15-15 所示。

第一层卷积网络操作如图 15-16 所示,左方块是输入层,尺寸为 224×224 的 3 通道图像。右边的小方块是卷积核,尺寸为 11×11,深度为 3。每用一个卷积核对输入层做卷积运算,我们就得到一个深度为 1 的特征图。本步卷积使用 48 个卷积核分别进行卷积,因此最终得到多个特征图组成的 55×55×48 的输出结果。

因此在 AlexNet 网络中,输入图像长宽像素数均为 224,深度为 3。经过五个卷积层的特征计算,后三层的全连接层将二维特征信息映射到最后输出层的样本标记空间,最终输出该样本是每一类的概率,以此对病种进行分类。

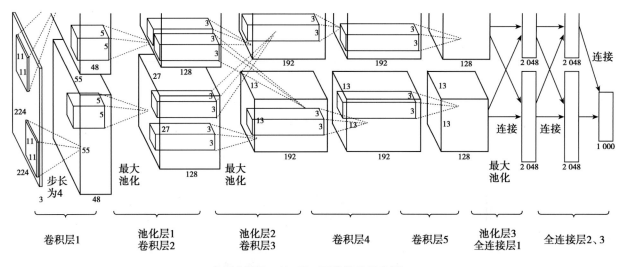

图 15-15 AlexNet 网络结构示意图

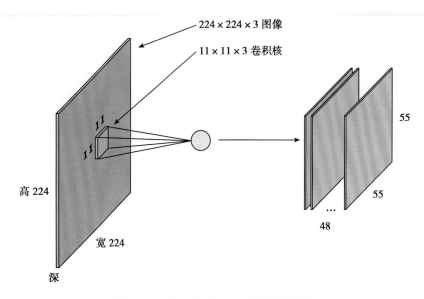

图 15-16 AlexNet 第一层卷积网络操作

2. VGG-Nets VGG-Nets 是牛津大学 VGG（visual geometry group）提出的，它是 2014 年 ImageNet 竞赛定位任务第一名和分类任务的第二名。VGG 可看成是 AlexNet 的加深版，都采用卷积层加全连接层的结构。根据网络深度的不同，VGG 可以分为 VGG16 和 VGG19，图 15-17 展示了一个 VGG16-Nets 的结构。相比 AlexNet 的结构设计，VGG 采用了连续的几个 3×3 的卷积核代替 AlexNet 中的较大卷积核，在保证具有相同感知野的条件下，提升了网络的深度，在一定程度上增强了网络学习更复杂模式的能力。

3. GoogLeNet GoogLeNet 在 2014 年的 ImageNet 分类任务上击败了 VGG-Nets 夺得冠军。该网络引入 Inception 结构代替了单纯的卷积激活的传统操作。Inception 是一种网中网（network in network）的结构，图 15-18 给出了 v1 和 v3 两个版本的 Inception 结构。可以看到，Inception 结构模块将卷积和池化操作堆叠在一起，最后将相同尺寸的输出特征拼接，一方面增加了网络的宽度，另一方面也增加了网络对尺度的适应性。

原始的 GoogLeNet 的整体结构由多个 Inception-v1 模块串联而成，如图 15-19 所示。随着对网络结构进一步地挖掘和改进，Inception 历经多个版本的升级，构成了适用于实际问题的更为复杂的网络结构，在不增加过多计算量的同时，进一步提高了网络的表达能力。

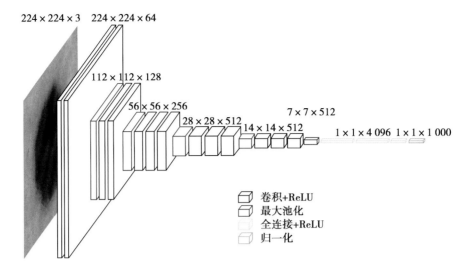

图 15-17 VGG16-Nets 网络结构示意图

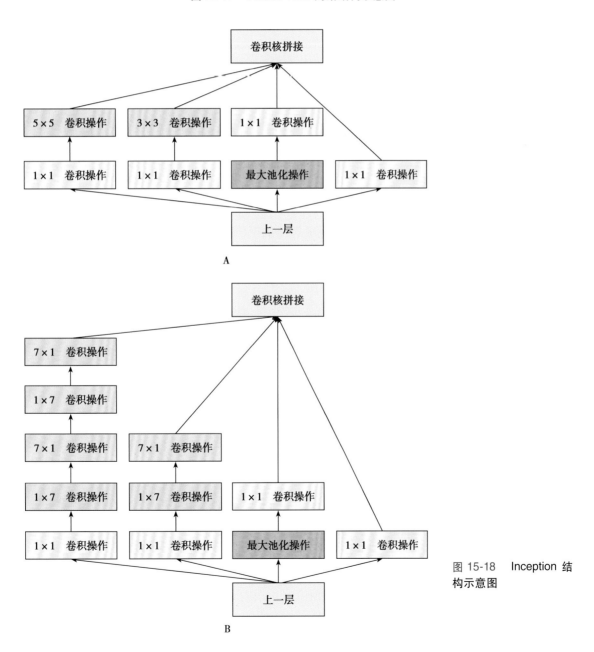

图 15-18 Inception 结构示意图

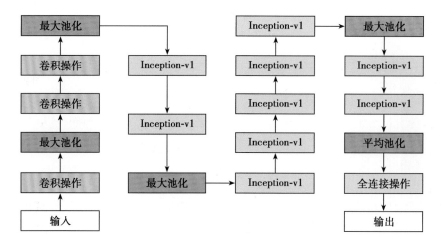

图 15-19 GoogLeNet 网络结构示意图

4. ResNet 传统的卷积网络在信息传递的时候会存在信息丢失,同时还会导致梯度消失或者梯度爆炸,从而很深的网络无法训练。ResNet 直接将输入信息绕道传到输出,保护信息的完整性,整个网络只需要学习输入、输出差别的那一部分,简化学习目标和难度。图 15-20 给出了一个残差学习单元(residual unit)的示意图。假定某神经网络的输入是 x,期望输出是 $H(x)$,如果我们直接把输入 x 传到输出作为初始结果,那么此时我们需要学习的目标就是 $F(x) = H(x)-x$。ResNet 相当于将学习目标改变了,不再是学习一个完整的输出 $H(x)$,只输出和输入的差别 $H(x)-x$,即残差,从而达到简化学习难度的目的。

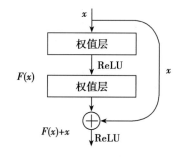

图 15-20 残差学习单元示意图

基于这种独特的残差单元结构,图 15-21 展示了一个 34 层的残差网络,实际问题中层数可以高达 100 多层,大大提高了网络的泛化能力。

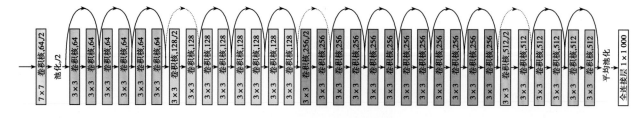

图 15-21 ResNet 网络示意图

三、基于多尺度全卷积神经网络的皮肤镜图像分割

在针对皮损的自动化诊断流程中,图像分割具有非常重要的意义,精确的皮损边界能为后续皮损类型的分析提供可靠依据。然而由于皮损区域经常存在颜色复杂多样、边界模糊不清、毛发遮挡严重等情况,使得皮肤镜图像的分割非常具有挑战性。

利用深度学习解决图像分割问题,主要采用的是全卷积神经网络(fully convolutional networks,FCN)。和经典 CNN 不同的是,FCN 中没有在网络的后面部分使用全连接层,而是把全连接层全部换成了卷积层,这也是它被称为全卷积网络的原因。FCN 的输入图像经过卷积、池化等层之后得到尺寸较小的"热图"(heatmap),然后再使用上采样,把热图恢复到和输入图像相同的大小,然后作为分割后的结果直接输出。这个过程可以用图 15-22 直观表示。

实际问题中,有时会遇到皮损区域为小目标的情况。这时可以采用多尺度全卷积神经网络进行皮肤

全卷积操作

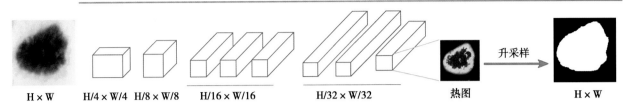

H × W　　　H/4 × W/4　H/8 × W/8　　H/16 × W/16　　　H/32 × W/32　　　热图　　　　　H × W

升采样

图 15-22　全卷积神经网络示意图

镜图像的分割。图 15-23 是笔者课题组设计的一个多尺度全卷积神经网络结构,该网络由一个底层主干部分和两个具有不同尺度感受野的分支组成。主干部分由 VGG16 网络的前十层微调得到,用来将特征映射到高维空间。全局分支由 VGG16 网络的第 11 层至第 15 层微调得到,为了获取全局特征,该分支采用填零法(hole algorithm)来扩大感受野。局部分支由四个卷积核大小为 3×3 的卷积层组成,卷积核参数由随机初始化得到。与全局分支相比,局部分支的感受野更小、更加关注小面积皮损目标。我们将全局特征和局部特征级联起来用于生成预测概率图,并用双线性插值法将预测概率图放大到原始图像尺寸,最终的分割结果由 Softmax 分类器逐像素分类得到。

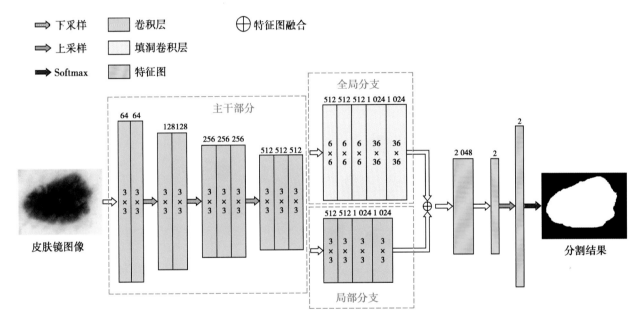

图 15-23　多尺度全卷积神经网络示意图

图 15-24 展示了一组多尺度网络不同结构分支产生的分类结果。可以看到,全局分支首先确保较大的皮损目标被分割,同时局部分支将可能存在皮损的小目标分割出来。通过两分支的整合,最终形成了适用于大、小目标的分割结果。

■ 四、基于卷积神经网络的皮损目标识别

具备分类性能强大的网络、大量的训练样本和合适的训练策略,深度学习就能在计算机辅助诊断中发挥巨大的优势。2017 年 1 月,斯坦福大学人工智能实验室与斯坦福医学院合作,采用深度学习方法对皮肤镜和临床皮损图像进行自动分类,并在《自然》杂志上发表了相关研究成果,受到人们广泛关注。

计算机辅助诊断工作中,除了需要采用分类性能强大的神经网络,更需要充足的训练数据,否则 CNN 很难学到合适的特征,从而陷入"过拟合"的困境。斯坦福团队构建了数量高达 129 450 幅的庞大的皮肤影像数据库,包括多达 2 032 种不同疾病,为 CNN 的训练提供了强大助推力。在数据准备阶段,该团队提

出了一种简称为 PA(diseasepartitioning algorithm)的自动递归算法,将 2 032 种皮肤病依照图 15-25 所示的皮肤病分类树形结构图聚合成分布更均匀的 757 类(训练类),在保证微粒度分类的同时让每一类均有充足的训练数据。

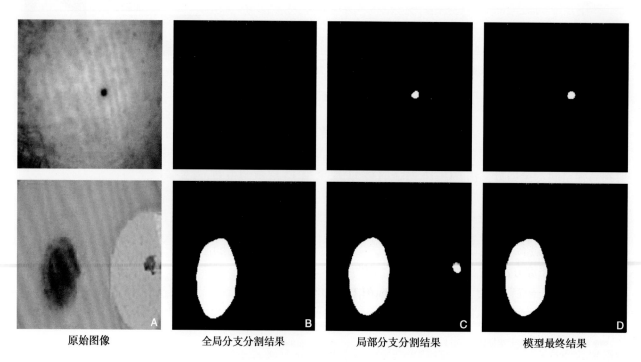

| 原始图像 | 全局分支分割结果 | 局部分支分割结果 | 模型最终结果 |

图 15-24 多尺度网络分割结果

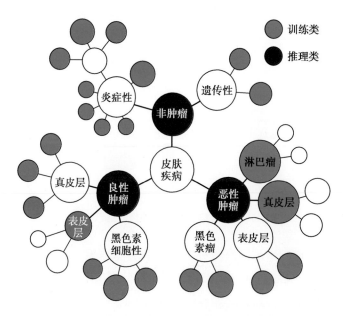

图 15-25 皮肤疾病分类树形结构示意图

该团队选择 GoogLeNet Inception-v3 作为其分类网络并将迁移学习技术应用到自己的数据库上,网络结构如图 15-26 所示。GoogLeNet Inception-v3 是目前分类性能最强的 CNN 模型之一,通过 ImageNet 数据库中近 130 万幅的图像数据预先训练而成,具备极强的数据抽象能力、特征提取能力和图像分类能力。该团队用自己的皮损图像数据库对已经训练好的 GoogLeNet Inception-v3 网络进行参数微调,得到了最终用于皮损分类的 CNN 模型。通过 3 类或 9 类粗粒度标签进行分类实验,并与及两名专业医生的分类结果进行对比。该模型在 3 分类和 9 分类任务上的分类精度分别可达 72.1% 和 55.4%,而两名专业医生则分别是 65.6%、53.3% 和 66.0%、55.0%,因此验证了基于深度学习的皮肤镜图像分类算法能够达到甚至超过专业医生的人眼判别水平。

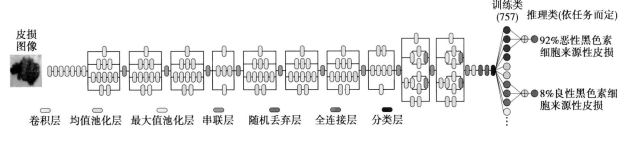

图 15-26　基于 GoogLeNet Inception-v3 的皮损分类模型

目前,各国学者们通过构建不同的皮肤疾病数据集、使用不同的 CNN 网络结构和 CNN 评价方法探索深度学习在皮肤科影像辅助诊断方面的应用,均取得不错的分类结果,说明深度学习,尤其是 CNN,在皮肤疾病影像的辅助诊断中具有良好的应用价值,但目前仍存在不少问题:①尚缺乏统一的数据库和统一的评价方法对 CNN 进行训练和评估,导致不同团队的实验结果无法进行相互比较,未来需要将更多的数据库公开化、CNN 评价方法规范化;②目前的深度学习大多为单中心、单一人种的研究,由于世界人种、肤色的不同,尚不存在一个适用于世界所有人种的 AI 模型;③目前仅局限于单一影像资料的深度学习研究,尚缺乏将患者的病史信息(年龄、性别、发病年龄、病程长短等)、皮损临床特点(视诊、触诊信息等)、实验室检查结果及多维度皮肤影像结果进行结合分析的方法;④目前的研究涉及的病种较少,与临床实际工作中实际遇到的场景不同,尚需扩大深度学习研究的疾病种类;⑤目前的深度学习应用大多局限于皮肤影像的辅助诊断,然而实际工作中肿瘤恶性程度的判断、治疗方式的选择等对皮肤科医师来说同样重要,因此,应加强深度学习在皮肤科工作诊疗中其他方面应用的研究。未来仍需要多中心合作,进一步探索深度学习在皮肤科的应用。

参考文献

[1] KRIZHEVSKY A,SUTSKEVER I,HINTON G. Image Net Classification with Deep Convolutional Neural Networks[J]. NIPS, 2012,25(2):1097-1105.

[2] SIMONYAN K,ZISSERMAN A. Very Deep Convolutional Networks for Large-Scale Image Recognition[C]. ICLR,2015:1-5.

[3] HE K,ZHANG X,REN S,et al. Deep Residual Learning for Image Recognition[C]//2016 IEEE Conference on Computer Vision and Pattern Recognition(CVPR)[J]. IEEE Comp Soc,2016:770-778.

[4] LONG J,SHELHAMER E,DARRELL T. Fully Convolutional Networks for Semantic Segmentation[J]. PAMI,2014,39(4): 640-651.

[5] ESTEVA A,KUPREL B,NOVOA R A,et al. Dermatologist-level classification of skin cancer with deep neural networks[J]. Nature,2017,542(7639):115-118.

[6] 王诗琪,刘洁,朱晨雨,等. 皮肤科医师与深度卷积神经网络诊断色素痣和脂溢性角化病皮肤镜图像比较[J]. 中华皮肤科杂志,2018,51(7):486-489.

[7] ZHANG XY,WANG SQ,LIU J,et al. Towards improving diagnosis of skin diseases by combining deep neural network and human knowledge[J]. BMC Medical Informatics Decision Making,2018,18(S2):69-76.

中文索引